SPANISH
TERMINOLOGY
for the
VETERINARY TEAM

TERMINOLOGÍA
EN ESPAÑOL
para el
EQUIPO VETERINARIO

SPANISH
TERMINOLOGY
for the
VETERINARY TEAM

TERMINOLOGÍA
EN ESPAÑOL
para el
EQUIPO VETERINARIO

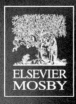

ELSEVIER
MOSBY

ELSEVIER
MOSBY

11830 Westline Industrial Drive
St. Louis, Missouri 63146

SPANISH TERMINOLOGY   ISBN-13: 978-0-323-02563-8
FOR THE VETERINARY TEAM   ISBN-10: 0-323-02563-3
Copyright © 2006 by Mosby, Inc.

Notice

Neither the Publisher nor the Editors assume any responsibility for any loss or injury and/or damage to persons or property arising out of or related to any use of the material contained in this book. It is the responsibility of the treating practitioner, relying on independent expertise and knowledge of the patient, to determine the best treatment and method of application for the patient.

The Publisher

ISBN-13: 978-0-323-02563-8
ISBN-10: 0-323-02563-3

Publishing Director: Linda L. Duncan
Senior Editor: Liz Fathman
Developmental Editor: John Dedeke
Publishing Services Manager: Julie Eddy
Project Manager: Kelly E.M. Steinmann
Design Manager: Bill Drone
Designer: Andrea Lutes

Printed in the United States of America

Last digit is the print number: 9   8   7   6   5   4   3   2   1

Preface

The Hispanic population in the US and Canada is growing by leaps and bounds. Consequently, small animal veterinarians, technicians, and front desk personnel are more likely to interact with Spanish-speaking clients whose English skills are poorly developed; large animal veterinarians have already been interacting with Hispanic ranch hands for the past few years.

Spanish Terminology for the Veterinary Team represents a very practical "how-to" approach to communicating with Spanish-speaking pet owners and caregivers. It is designed as a series of questions and statements in Spanish, and their translation into English, in similar fashion to the common "travel books." It is aimed at the veterinarians, technicians, and front desk personnel involved in client interactions.

The first few chapters are devoted to general questions and statements that pertain to both small and large animal medicine and surgery. The book then addresses broad specialty areas (for example, internal medicine, soft tissue surgery, orthopedic surgery, etc.).

The book is easy to read, and the statements and questions are very easy to locate in the appropriate sections/chapters. Although it may appear redundant, several of the general questions and statements are included again in individual chapters dealing with specific disorders and conditions. This approach facilitates finding the specific questions/statements the veterinarian, technician, or front desk personnel needs.

Spanish Terminology for the Veterinary Team will be a great addition to the library in every general or specialty practice interacting with Spanish-speaking owners or caregivers!

C. Guillermo Couto, DVM, DACVIM

Instructions to the User

Instrucciones al Usuario

This book is intended to be used as a reference resource for the non-Spanish speaking veterinary staff that needs to communicate with Spanish-speaking clients. This book provides basic questions and statements that apply to all stages of the client's visit to the clinic. This book, however, is not meant to be used as a primary reference for assessment, diagnosis, and treatment of veterinary medical and surgical diseases. The information in this book may guide the staff member's communication with the client until a translator is contacted.

Most conditions presented include General Questions / Statements, Diagnostic Procedures, and Treatment sections. Not all statements in every section necessarily apply to every pet.

A Patient Information Form is included at the back of the book. This form may be completed by the client while waiting to be seen by the veterinarian.

INSTRUCCIONES AL USUARIO

El objetivo de este libro es que pueda ser usado como una referencia para personal veterinario que no habla el idioma español y que necesita comunicarse con clientes que solamente hablan en español. El contenido de este libro proporciona preguntas y respuestas básicas, así como oraciones preconstruidas que pueden usarse en todas las etapas de una consulta con un cliente hispano, que tenga que visitar la clínica cuando su mascota requiera cuidados médicos. Sin embargo, este libro ni deberá ser usado como referencia primaria para evaluar al paciente y establecer un diagnostico adecuado, ni tampoco para proporcionar tratamiento recurriendo a procedimientos de medicina interna veterinaria o de cirugía, en animales enfermos. La información que ha sido compilada en este libro solo podrá servir como una guía para facilitar la comunicación entre el cliente y el personal de la clínica, mientras que un intérprete pueda ser contactado para que asista en el proceso de comunicación.

La mayoría de las condiciones de salud animal que han sido presentadas en este libro incluyen las siguientes secciones: Preguntas Generales/Aseveraciones/Diagnostico/Procedimientos/Tratamiento

No todas las aseveraciones que han sido incluidas en cada una de las secciones podrán necesariamente ser aplicadas a todas las mascotas.

Al final del libro, aparece una forma titulada "Forma de Información General del Paciente". La forma descrita puede ser llenada por el cliente durante su estancia en la sala de espera antes de pasar a ver al Médico Veterinario.

Spatial and temporal words	Palabras de espacio y de tiempo
After	Después
Around	Cerca de
At	En (ubicación)/a las (tiempo)
Before	Antes
By	Cerca de
In	En
Inside	Adentro
On	Sobre
Outside	Afuera
Over	Sobre
Since	Desde
To	Para
Under	Debajo
With	Con

Directions with respect to the body	Dirección con respecto al cuerpo
Back	Atrás
Bottom	Abajo
Front	Enfrente
Left	Izquierda
Rear	Traser(a/o)
Right	Derecha
Top	Arriba

Contents

Contenido

Chapter 4
Anesthesia, 75

Chapter 5
Radiology, 81

Chapter 6
Internal Medicine, 92

Chapter 7
Dentistry, 219

Chapter 8
Ophthalmology, 230

Chapter 9
Skin and Ear Disorders, 260

Chapter 16
Euthanasia, 374

Chapter 17
Exotic Pets, 378

Chapter 18
Large Animals, 441

Chapter 19
Reporting Results to the Client, 539

Chapter 20
Referring a Client to Another Veterinarian, 541

Chapter 1
The Waiting Room

Capítulo 1
La Sala de Espera

COMMON WORDS, SHORT SENTENCES AND BASIC PHRASES
PALABRAS COMUNES, ORACIONES CORTAS Y FRASES BÁSICAS

Please.
Por favor.

Thank you.
Gracias.

Mr.
Señor

Mrs.
Señora

Miss
Señorita

May I help you (with your pet)?
¿Puedo ayudarle (con su mascota)?

Excuse me.
Discúlpeme.

I'm sorry.
Lo siento.

Goodbye.
Adiós.

GREETING THE PATIENT
SALUDAR AL PACIENTE

Hello.
Hola.

Good (morning / afternoon / evening).
(Buenos días / buenas tardes / buenas noches).

It is nice to meet you.
Me da gusto el conocerle.

My name is _____.
Mi nombre es _____.

I am a (receptionist / veterinary assistant / veterinary technician / veterinary doctor).
Yo soy (el / la) (recepcionista / asistente veterinario / técnico veterinario / médico veterinario).

Do you have an appointment today?
¿Usted tiene una cita para hoy?

What is your name?
¿Cuál es su nombre?

Can you spell / say that slowly please.
¿Lo puede deletrear / decir despacio por favor?

What is your pet's name?
¿Cuál es el nombre de su mascota?

How old is your pet?
¿Qué edad tiene su mascota?

Is this your current address?
¿Es ésta su dirección actual?

Is this your current phone number?
¿Es éste su número de teléfono actual?

What is your (current / new) (address / phone number)?
¿Cuál es su [dirección (actual / nueva) / número de teléfono (actual / nuevo)]?

Please write your new address and phone number.
Por favor escriba su dirección y número de teléfono nuevos.

Has your pet been seen here before?
¿Su mascota ya ha sido atendida aquí anteriormente?

Has your pet ever been treated by a veterinarian?
¿Su mascota ha sido atendida por un veterinario alguna vez?

Who is your regular veterinarian?
¿Quién es su veterinario regular?

Is your pet vaccinated?
¿Su mascota está vacunada?

Please be seated.
Tome asiento por favor.

The restroom is (over there / down that hall / on your right / on your left).
El baño está (allá / por ese pasillo / a su derecha / a su izquierda).

I will tell the doctor that you are here.
Le diré al doctor que usted está aquí.

Dr. _____ will see you today.
El Dr. _____ le atenderá hoy.

Dr. _____ is very busy today.
El Dr. _____ está muy ocupado hoy.

The wait will be approximately _____ minutes.
La espera será de aproximadamente _____ minutos.

Here is a form with questions.
Aquí tiene un formulario con preguntas.

Please fill this out while you are waiting.
Por favor llene estos formularios mientras espera.

TAKING THE PET'S WEIGHT, TEMPERATURE, PULSE, AND RESPIRATORY RATE
TOMAR EL PESO, LA TEMPERATURA, EL PULSO Y EL RITMO RESPIRATORIO

I am _____.
Yo soy _____.

Please come with me.
Por favor venga conmigo.

I will weigh your pet.
Voy a pesar a su mascota.

Please walk your pet onto the scale.
Por favor camine a su mascota a la báscula.

I will gently place your pet on the scale.
Voy a colocar a su mascota suavemente en la báscula.

Your pet weighs _____ (pounds / kilograms).
Su mascota pesa _____ (libras / kilogramos).

Your pet is very nervous today.
Su mascota está muy nerviosa hoy.

I will place a muzzle on your pet's nose.
Voy a ponerle un bozal a su mascota.

Your pet can still breathe through the holes in the muzzle.
Su mascota aún podrá respirar a través de los hoyos del bozal.

This will prevent (him / her) from biting.
Esto evitará que (él / ella) muerda.

Then I can take your pet's temperature.
Entonces yo podré tomar la temperatura de su mascota.

I will ask a co-worker to help hold _____.
Le voy a pedir a otro empleado que me ayude a sujetar a

_____.

Please wait one moment.
Por favor espere un momento.

This is _____.
Éste(a) es _____.

_____, this is (Mr./ Mrs. / Miss / Ms.) _____.
_____, éste(a) es (el señor / la señora / la señorita) _____.

I will gently take your pet's temperature.
Le voy a tomar la temperatura a su mascota suavemente.

Your pet's temperature is _____ degrees.
La temperatura de su mascota es _____ grados.

I will listen to your pet's heart and lungs with the stethoscope.
Le voy a escuchar el corazón y los pulmones de su mascota con el estetoscopio.

I will gently hold your pet's mouth closed.
Le voy a mantener la boca cerrada a su mascota suavemente.

This will allow me to hear the heart.
Esto me ayudará a escuchar el corazón.

Your pet's heart rate is _____ beats per minute.
El ritmo cardíaco de su mascota es de _____ latidos por minuto.

Your pet's respiratory rate is _____ breaths per minute.
El ritmo respiratorio de su mascota es de _____ respiraciones por minuto.

This is normal (slightly) (high / low).
Esto es normal (un poco) (alto / bajo).

The doctor will talk with you about this.
El doctor hablará con usted acerca de esto.

Please wait here.
Por favor espere aquí.

The doctor will be in soon.
El doctor estará aquí muy pronto.

_____ is a very good (boy / girl) today.
_____ es un(a) muy buen(a) (niño / niña) hoy.

Your pet is very good today.
Su mascota se porta muy bien hoy.

You are a very good (boy / girl).
Tú eres un(a) muy buen(a) (niño / niña).

ESTIMATING THE COST / PAYING FOR SERVICES
ESTIMAR EL COSTO / PAGO DE SERVICIOS

**The cost of the (office visit / tests / treatment /
   medicine / surgery / hospitalization) (is / will be)
   $ _____.**
El costo de (la consulta / las pruebas del laboratorio /
   el tratamiento / las medicinas / la cirugía / la hospitalización)
   (es / será) $ _____.

Your visit today costs _____ dollars.
El costo de la consulta de hoy es de _____ dólares.

Treatments are added to this amount.
El costo de los tratamientos es adicional a esta cantidad.

Do you have pet insurance?
¿Usted tiene seguro para su mascota?

May I see your insurance card?
¿Puedo ver su tarjeta del seguro?

I will make a photocopy of it.
Voy a hacer una fotocopia de ella.

How will you pay for services today?
¿Cómo va a pagar por los servicios de hoy?

We accept personal checks and credit cards.
Nosotros aceptamos cheques personales y tarjetas de crédito.

We accept VISA, Mastercard, and Discover.
Nosotros aceptamos VISA, Mastercard y Discover.

I'm sorry. We do not accept _____.
Lo siento. No aceptamos _____.

We can set up a payment plan for you.
Podemos tramitar un plan de pagos para usted.

You can pay a little every month.
Usted puede pagar un poco cada mes.

We require an initial deposit.
Requerimos un depósito inicial.

The initial deposit required today is _____ dollars.
El depósito inicial requerido hoy es de _____ dólares.

The remainder of the cost is approximately _____ dollars.
El resto del costo es aproximadamente _____ dólares.

You must pay the rest when you pick your pet up.
Usted deberá pagar el resto cuando recoja a su mascota.

I'm sorry. We do not offer payment plans.
Lo siento. No ofrecemos ningún plan de pagos.

Do you have a(n) (driver's license / identification card)?
¿Usted tiene su (licencia de conducir / tarjeta de identificación)?

Please sign here.
Por favor firme aquí.

Here is your receipt.
Aquí está su recibo.

Thank you very much.
Muchas gracias.

SCHEDULING THE NEXT APPOINTMENT
PROGRAMAR LA PRÓXIMA CITA

The doctor would like to see _____ again in _____ (days / weeks / months).
Al doctor le gustaría ver a _____ nuevamente en _____ (días / semanas / meses).

We can schedule an appointment now.
Podemos hacer una cita ahora.

Here is a calendar.
Aquí tiene un calendario.

What day can you return?
¿Qué día usted puede regresar?

Can you be here at _____ o'clock?
¿Puede estar aquí a las _____ en punto?

Your appointment is scheduled for _____ at _____ o'clock.
Su cita está programada para el día _____ a las _____ en punto.

Here is our card with that date and our phone number.
Aquí está su tarjeta con esa fecha y nuestro número de teléfono.

Please call if you need to reschedule your next visit.
Por favor llame si necesita cambiar la fecha de su próxima visita.

Do you have any questions?
¿Usted tiene alguna pregunta?

Please call if you have questions.
Por favor llame si usted tiene alguna pregunta.

It was nice to meet you and _____.
Fue un placer el conocerle a usted y a _____.

Goodbye.
Adiós.

LEAVING THE PET FOR TREATMENT / BOARDING
DEJAR A LA MASCOTA PARA TRATAMIENTO / HOSPITALIZACIÓN

Has your pet eaten since last night?
¿Su mascota ha comido desde anoche?

Has your pet had water since last night?
¿Su mascota ha bebido agua desde anoche?

What time did your pet eat last?
¿A qué hora fue la última vez que su mascota comió?

What time did your pet drink last?
¿A qué hora fue la última vez que su mascota bebió?

Please take your pet's (lead / collar / crate / carrier) so that we don't lose it.
Por favor guarde (la cadena / el collar / la jaula / el transportador) de su mascota para que no se pierda.

Please bring it with you when you pick _____ up.
Por favor tráigala consigo cuando recoja a _____.

Did you bring a stool sample?
¿Trajo una muestra de heces de su mascota?

Did you bring _____'s medicine?
¿Trajo las medicinas de _____?

We will call you when _____ is awake.
Le llamaremos en cuanto _____ despierte.

_____ will be ready to go home (this afternoon / this evening).
_____ estará listo(a) para ir a casa (esta tarde / esta noche).

Please call before you come to get (him / her).
Por favor llame antes de venir por (él / ella).

We will see you in _____ days / on the _____.
Le veremos en _____ días / el día _____.

We will take very good care of _____.
Nosotros tomaremos muy buen cuidado de _____.

PICKING THE PET UP AFTER TREATMENT / BOARDING *(See Instructions for Home Care)*
RECOGER A LA MASCOTA DESPUÉS DEL TRATAMIENTO / HOSPITALIZACIÓN *(Vea Instrucciones para el Cuidado en Casa)*

Your pet did very well.
Su mascota se portó muy bien.

_____ is very brave / sweet.
_____ es muy valiente / dulce.

Did you bring your lead?
¿Trajo su cadena?

Did you bring your crate / carrier?
¿Trajo su jaula / transportador?

Your pet may be sleepy for the rest of the day.
Es posible que su mascota esté durmiendo por el resto del día.

Here are instructions for you to take home.
Aquí tiene instrucciones para que las lleve a casa.

UNDERSTANDING THE OWNER
ENTENDER AL DUEÑO

I'm sorry.
Lo siento.

I did not understand you.
No le pude entender.

Please repeat that.
Repítalo por favor.

Please speak more slowly.
Por favor hable más despacio.

Please speak in very simple sentences.
Por favor hable usando oraciones simples.

My Spanish is very limited.
Mi español es muy limitado.

Please write that word / sentence.
Por favor escriba esa palabra / oración.

What does that word mean?
¿Qué significa esa palabra?

Did you say this _____?
¿Usted dijo esto _____?

I will (call / get) someone who understands Spanish.
Voy a (llamar / traer) a alguien que entiende español.

Please wait while I (call / go get) (him / her).
Por favor espere mientras (lo / la) (llamo / traigo).

This is _____. (He / she) speaks Spanish.
Éste(a) es _____. (Él / ella) habla español.

Thank you for your patience.
Gracias por su paciencia.

OWNERS' QUESTIONS
PREGUNTAS DEL DUEÑO

How much will this cost?
¿Cuánto costará esto?

How long is the wait?
¿Qué tan larga es la espera?

Do you take credit cards?
¿Ustedes aceptan tarjetas de crédito?

Do you take personal checks?
¿Ustedes aceptan cheques personales?

Where is the restroom?
¿Dónde está el baño?

Will my pet be (knocked out / sedated / anesthetized)?
¿Mi mascota estará (inconsciente / sedada / anestesiada)?

When can I pick my pet up?
¿Cuándo puedo recoger a mi mascota?

Will someone be here overnight?
¿Alguien estará aquí durante la noche?

Do you board pets?
¿Ustedes hospitalizan mascotas?

When can I feed my pet again?
¿Cuándo puedo alimentar a mi mascota otra vez?

GENERAL QUESTIONS
PREGUNTAS GENERALES

I'm going to ask you some questions about your pet.
Le voy a hacer algunas preguntas acerca de su mascota.

Why are you here today?
¿Por qué vino hoy?

Please point to the body part(s) on this picture that hurt on your pet.
Por favor señale la(s) parte(s) del cuerpo que le duele(n) a su mascota.

Please point to your pet's problems on this list.
Por favor señale los problemas de su mascota en esta lista.

Was your pet injured?
¿Se lastimó su mascota?

What happened?
¿Qué pasó?

When did you first notice this problem?
¿Cuándo usted notó este problema por primera vez?

_____ **(minutes / hours / days / weeks / months) ago.**
Hace _____ (minutos / horas / días / semanas / meses).

Does your pet have a previously diagnosed illness?
¿Su mascota ha sido diagnosticada con alguna enfermedad en el pasado?

What is the name of the illness?
¿Cuál es el nombre de la enfermedad?

Does your pet take medicine?
¿Su mascota toma alguna medicina?

What is the name of the medicine?
¿Cuál es el nombre de la medicina?

When did your pet start taking this medicine?
¿Cuándo su mascota comenzó a tomar esta medicina?

_____ **(minutes / hours / days / weeks / months) ago.**
Hace _____ (minutos / horas / días / semanas / meses).

Is your pet allergic to any medicine(s)?
¿Su mascota es alérgica a alguna(s) medicina(s)?

Which one(s)?
¿Cuál(es)?

How old is your pet?
¿Qué edad tiene su mascota?

_____ **(days / weeks / months / years).**
_____ (días / semanas / meses / años).

SIGNALMENT
MARCAS DE IDENTIFICACIÓN

Age / Gender
Edad / Sexo

How old is your pet?
¿Qué edad tiene su mascota?

_____ **(days / months / years).**
_____ (días / meses / años).

Is your pet male or female?
¿Su mascota es macho o hembra?

Is your pet (neutered / castrated / spayed)?
¿Su mascota está (esterilizada / castrada / histerectomizada)?

How old was your pet when (neutered / castrated / spayed)? _____ **(months / years).**
¿Qué edad tenía su mascota cuando fue (esterilizada / castrada / histerectomizada)? _____ (meses / años).

Is your pet pregnant?
¿Su mascota está preñada?

When is she due to give birth?
¿Cuándo parirá?

Breeds *(See Boxes A-12 and A-13)*
Razas *(Vea los Cuadros A-12 y A-13)*

What breed is your pet?
¿Cuál es la raza de su mascota?

ENVIRONMENT
MEDIO AMBIENTE

How long have you had your pet?
¿Por cuánto tiempo ha tenido a su mascota?

_____ **(days / weeks / months / years).**
_____ (días / semanas / meses / años).

Was your pet a stray when you found (him / her)?
¿Su mascota era callejera cuando usted la encontró?

Where did you get your pet?
¿Dónde adquirió a su mascota?

Possible answers include: (pet shop / animal shelter / humane society / friend / relative).
Posibles respuestas incluyen: (tienda de mascotas / refugio de animales / sociedad protectora / amigo / familiar).

Do you have other pets?
¿Usted tiene otras mascotas?

(Is / are) (this / these) pet(s) sick?
¿Esta(s) mascota(s) está(n) enferma(s)?

What is wrong with them?
¿Qué les pasa?

Do you know the name of the illness?
¿Usted sabe el nombre de la enfermedad?

Is (are) your other pet(s) better now?
¿Se ha(n) mejorado su(s) otra(s) mascota(s)?

Does your pet hunt in the woods?
¿Su mascota caza en el bosque?

How long ago did your pet last hunt?
¿Cuándo fue la última vez que su mascota fue de cacería?

_____ (hours / days / weeks / months) ago.
Hace _____ (horas / días / semanas / meses).

Does your pet ever swim in lakes or ponds?
¿Su mascota nada en lagos o lagunas?

How long ago did your pet last swim in a lake or pond?
¿Cuánto tiempo hace que su mascota nadó por última vez en
  un lago o en una laguna?

_____ (hours / days / weeks / months) ago.
Hace _____ (horas / días / semanas / meses).

Chapter 3
Emergency and Critical Care Medicine

Capítulo 3
Medicina de Emergencia y de Cuidado Crítico

GENERAL QUESTIONS / STATEMENTS
PREGUNTAS GENERALES / ASEVERACIONES

How many (minutes / hours / days / weeks / months) ago did you first notice this problem?
¿Hace cuánt(os/as) (minutos / horas / días / semanas / meses) usted notó este problema por primera vez?

Was your pet injured?
¿Se lastimó su mascota?

What happened?
¿Qué pasó?

Has this ever happened before?
¿Ha sucedido esto antes?

Does your pet take medicine?
¿Su mascota toma alguna medicina?

What is the name of the medicine?
¿Cuál es el nombre de la medicina?

What is the name of the your pet's illness?
¿Cuál es el nombre de la enfermedad de su mascota?

How old is your pet?
¿Qué edad tiene su mascota?

Is your pet pregnant?
¿Su mascota está preñada?

Is your pet allergic to any medicines?
¿Es su mascota alérgica a alguna medicina?

Which one(s)?
¿Cuál(es)?

We (may / will) need to change the dosage.
(Podríamos necesitar / necesitaremos) cambiar la dosis.

We (may / will) need to change the medicine.
(Podríamos necesitar / necesitaremos) cambiar la medicina.

Do you have a veterinarian?
¿Tiene un veterinario?

What is (his / her) name?
¿Cuál es su nombre?

We will try to contact your veterinarian.
Trataremos de contactar a su veterinario.

Do you have any questions?
¿Tiene alguna pregunta?

Diagnostic Procedures and Treatment (See Boxes A-2 and A-3)
Procedimientos y Tratamientos Diagnósticos (Vea los Cuadros A-2 y A-3)

The estimate for (tests / treatment / hospitalization / everything) is approximately $_____ to $_____.
El estimado del costo para (las pruebas / el tratamiento / la hospitalización / todo) es de aproximadamente $ _____ a $ _____.

This estimate may change, depending on your pet's progress.
Este estimado puede cambiar, dependiendo del progreso de su mascota.

Do we have permission to treat your pet?
¿Tenemos su autorización para tratar a su mascota?

Do we have permission to perform (this / these) test(s)?
¿Tenemos su autorización para efectuar esta(s) prueba(s)?

Your pet should remain hospitalized here until we contact (your veterinarian / the emergency clinic / the veterinary specialist). (*See Referring the Patient*)
Su mascota deberá permanecer hospitalizada aquí hasta que contactemos (a su veterinario / a la clínica de emergencias / al veterinario especialista). (*Vea Referir al Paciente*)

We cannot (treat your pet / perform these tests) here.
No podemos (tratar a su mascota / hacer estas pruebas) aquí.

We will (recommend / contact) a veterinary specialist for you.
Le (recomendaremos / contactaremos) a un veterinario especialista.

We will stabilize your pet (overnight) before you take (him / her) to (your veterinarian / the emergency clinic / the veterinary specialist).
Vamos a estabilizar a su mascota (durante la noche) antes que usted la lleve (a su veterinario / a la clínica de emergencias / al veterinario especialista).

Acting Against Medical Advice
Actuar en Contra del Consejo Médico

If you leave without having your pet treated, you will be acting against medical advice.
Si usted decide irse sin tratar a su mascota, usted actuará en contra del consejo médico.

Please sign this paper indicating that you choose to act against medical advice.
Por favor firme este documento indicando que usted decidió actuar en contra del consejo médico.

I'm sorry.
Lo siento.

Your pet's condition is very advanced.
La condición de su mascota está muy avanzada.

Treatment will not help at this point. *(See Euthanasia)*
El tratamiento no ayudará en este estado. *(Vea Eutanasia)*

BURNS
QUEMADURAS

Your pet is (badly) burned.
Su mascota presenta quemaduras muy severas.

Burns can cause _____. *(See Box 3-1)*
Las quemaduras pueden causar _____. *(Vea el Cuadro 3-1)*

Small to Moderate Surface Area Burns
Quemaduras de Primer Grado

Treatment
Tratamiento

We (will apply / applied) cold packs.
(Aplicaremos / aplicamos) compresas frías.

We (will clip and clean / clipped and cleaned) the area.
(Rasuraremos y limpiaremos / rasuramos y limpiamos) el área.

We (will apply / applied) an antibiotic ointment.
(Aplicaremos / aplicamos) un ungüento con antibiótico.

Box 3-1. Burns can cause:	Cuadro 3-1. Lass quemaduras pueden causar:
• low body temperature	temperatura corporal baja
• protein loss	pérdida de proteínas
• infections	infecciones
• shock	choque

We (will begin / have begun) to give intravenous (IV) fluids.
(Comenzaremos / comenzamos) a dar fluidos por vía intravenosa (IV).

The dead skin (will be / was) removed.
La piel muerta (será / fue) removida.

The wounds will be sutured closed in stages.
Las heridas serán suturadas para que sanen en diferentes etapas.

This (will / may) take several weeks.
Esto (tomará / podría tomar) varias semanas.

We will keep your pet warm.
Mantendremos a su mascota a una temperatura corporal adecuada.

Your pet (needs / may need) a blood plasma transfusion to replace lost proteins. (See Blood / Plasma Transfusion)
Su mascota (necesita / podría necesitar) una transfusión de plasma sanguíneo para reemplazar las proteínas perdidas. (Vea Transfusión de Sangre / Plasma)

We (will give / gave) (antibiotics / pain medicine).
Le (daremos / dimos) (antibióticos / analgésicos).

Skin Graft
Injertos de Piel

Your pet (needs / may need) (a) skin graft(s).
Su mascota (necesita / podría necesitar) (un / varios) injerto(s) de piel.

Healthy skin (will be / was) taken from another part of the body to replace lost skin.
Piel sana (será / fue) tomada de otra parte del cuerpo para reemplazar la piel que se ha perdido.

Large Surface Area
Quemaduras de Grado Mayor

**Your pet has been burned on approximately _____%
of the body.**
Su mascota sufre quemaduras en aproximadamente _____%
del cuerpo.

Your pet is in shock. *(See Shock)*
Su mascota está en estado de choque. *(Vea Estado de Choque)*

Your pet may not survive this trauma.
Su mascota puede que no sobreviva a este trauma.

CARDIOPULMONARY ARREST /
CARDIOPULMONARY RESUSCITATION
PARO CARDIOPULMONAR / RESUCITACIÓN
CARDIOPULMONAR

Basic Life Support
Apoyo de Vida Básico

Your pet has stopped breathing.
Su mascota ha dejado de respirar.

We cannot detect a pulse.
No podemos detectar un pulso.

**Our staff is (performing basic life support / trying to
resuscitate your pet).**
Nuestro personal está (aplicando un tratamiento de apoyo de
vida básico / tratando de resucitar a su mascota).

**Resuscitation of animals is similar to the procedure for
humans.**
La resucitación de animales es similar al procedimiento para los
humanos.

**A tube has been inserted into the trachea (windpipe)
so that we can breathe for him/her.**
Se insertó un tubo en la tráquea para que podamos respirar
por su mascota.

We are performing chest compressions that may help to stimulate the heart to start again.
Estamos aplicando compresiones del tórax que pueden ayudar a estimular al corazón a volver a funcionar.

Advanced Life Support
Apoyo de Vida Avanzado

We need to give your pet drugs to save (his / her) life.
Necesitamos darle a su mascota algunos medicamentos para salvarle la vida.

There is no guarantee that we can save your pet's life; however, if we stop now your pet will not survive.
No hay ninguna garantía de que podamos salvar la vida de su mascota. Sin embargo, si paramos el tratamiento en este momento su mascota no sobrevivirá.

Do we have permission to give these drugs?
¿Tenemos su autorización para dar estos medicamentos?

We have attempted to resuscitate your pet for _____ minutes unsuccessfully.
Hemos intentado resucitar a su mascota por ____ minutos sin éxito.

I recommend that we stop now.
Le recomiendo que paremos el tratamiento en este momento.

Do we have your permission to stop CPR?
¿Tenemos su autorización para suspender la resucitación cardiopulmonar (RCP)?

If (your pet stops breathing / the heart stops) while hospitalized, do you want our staff to attempt to resuscitate your pet?
¿Si (su mascota deja de respirar / el corazón se detiene) durante la hospitalización, usted desearía que nuestro personal intente resucitar a su mascota?

We will call you if your pet requires cardiopulmonary resuscitation (CPR).
Le llamaremos si su mascota requiere resucitación cardiopulmonar (RCP).

What number should we call?
¿Cuál es el número de teléfono al que debemos llamar?

I do not recommend cardiopulmonary resuscitation (CPR), given the advanced stage of the illness.
No recomiendo la resucitación cardiopulmonar (RCP), dado el avanzado estado de la enfermedad.

Very few animals survive attempts at cardiopulmonary resuscitation (CPR).
Muy pocos animales sobreviven los intentos de resucitación cardiopulmonar (RCP).

The quality of life for the few animals who do survive is usually poor.
La calidad de vida de los pocos animales que sobreviven es usualmente pobre.

CARDIOVASCULAR EMERGENCIES
EMERGENCIAS CARDIOVASCULARES

Cardiac Arrhythmias
Arrítmias Cardiacas

We (will run / have run) an electrocardiogram (ECG).
(Haremos / hemos hecho) un electrocardiograma (ECG).

Your pet's heartbeat is irregular.
El ritmo del corazón de su mascota es irregular.

This condition is life-threatening.
Esta condición pone en riesgo la vida de su mascota.

This problem is often caused by your pet's primary illness.
Este problema es causado frecuentemente por la enfermedad primaria de su mascota.

The cause of this condition is unknown at this time.
La causa de esta condición se desconoce en este momento.

More tests can be performed when your pet is more stable.
Se pueden hacer más pruebas cuando su mascota esté más estable.

Diagnostic Procedures
Procedimientos Diagnósticos

See Box A-2.
Vea el Cuadro A-2.

Treatment
Tratamiento

See Box A-3.
Vea el Cuadro A-3.

We (are giving/ will give) your pet (medicine / oxygen).
Le (estamos dando / daremos) (medicina / oxígeno) a su mascota.

When the primary illness is treated, the abnormal heart rhythm should resolve.
Cuándo se trate la enfermedad primaria, el ritmo anormal del corazón deberá desaparecer.

Congestive Heart Failure
Insuficiencia Cardiaca Congestiva

Your pet (has / may have) congestive heart failure.
Su mascota (tiene / puede tener) una insuficiencia cardiaca congestiva.

Your pet's (heart / lungs) sound(s) abnormal.
(El corazón / los pulmones) de su mascota suena(n) anormal(es).

The healthy heart pumps blood to the rest of the body.
Un corazón sano bombea sangre al resto del cuerpo.

Your pet's heart is failing.
El corazón de su mascota está fallando.

The cause is unknown at this time.
La causa se desconoce en este momento.

This may cause other serious problems.
Esto puede causar otros problemas serios.

Fluid may back up and collect in the belly, chest, and lungs.
Se pueden acumular fluidos en el abdomen, el tórax y los pulmones.

Diagnostic Procedures
Procedimientos Diagnósticos

See Box A-2.
Vea el Cuadro A-2.

We (will take / took) X-rays.
(Tomaremos / tomamos) unas radiografías.

We (will perform / performed) an ultrasound examination.
(Haremos / hicimos) un examen con ultrasonido.

Treatment
Tratamiento

See Box A-3.
Vea el Cuadro A-3.

We (will give / are giving) your pet oxygen.
Le (daremos / estamos dando) oxígeno a su mascota.

We (will give / are giving) your pet a medicine to pull fluid out of abnormal locations.
Le (daremos / estamos dando) medicina a su mascota para mobilizar los fluidos que se han acumulado anormalmente en varios sitios del cuerpo.

Your pet should urinate more frequently and at larger volumes.
Su mascota deberá orinar más frequentemente y en volúmenes más grandes.

It is important to treat the underlying cause if possible.
Es importante tratar la causa subyacente, si es posible.

More tests can be performed when your pet is more stable.
Se pueden hacer más pruebas cuando su mascota esté más estable.

Dilated Cardiomyopathy
Cardiomiopatía Dilatada

Your pet (has / may have) dilated cardiomyopathy.
Su mascota (tiene / puede tener) una cardiomiopatía dilatada.

Your pet's heart is enlarged and weak.
El corazón de su mascota está agrandado y débil.

The cause is unknown at this time.
La causa se desconoce en este momento.

Diagnostic Procedures
Procedimientos Diagnósticos

See Box A-2.
Vea el Cuadro A-2.

We (will take / took) X-rays.
(Tomaremos / tomamos) unas radiografías.

We (will perform / performed) an ultrasound examination.
(Haremos / hicimos) un examen con ultrasonido.

Treatment
Tratamiento

> **See Box A-3.**
> *Vea el Cuadro A-3.*

> **We (will give / are giving) your pet oxygen.**
> Le (daremos / estamos dando) oxígeno a su mascota.

> **We (will give / are giving) your pet medicine to help the heart beat more forcefully.**
> Le (daremos / estamos dando) medicina a su mascota para ayudar al corazón a latir con más fuerza.

> **More tests can be performed when your pet is more stable.**
> Se pueden hacer más pruebas cuando su mascota esté más estable.

Hypertrophic Cardiomyopathy
Cardiomiopatía Hipertrófica

> **Your pet (has / may have) hypertrophic cardiomyopathy.**
> Su mascota (tiene / puede tener) una cardiomiopatía hipertrófica.

> **The walls of your pet's heart are thickened.**
> Las paredes del corazón de su mascota están engrosadas.

> **This makes the heart work less efficiently.**
> Esto hace que el corazón trabaje con menos eficiencia.

> **The cause is unknown at this time.**
> La causa se desconoce en este momento.

Diagnostic Procedures
Procedimientos Diagnósticos

> **See Box A-2.**
> *Vea el Cuadro A-2.*

We (will take / took) x-rays.
(Tomaremos / tomamos) unas radiografías.

We (will perform / performed) an ultrasound examination.
(Haremos / hicimos) un examen con ultrasonido.

Treatment
Tratamiento

See Box A-3.
Vea el Cuadro A-3.

We (will give / are giving) your pet oxygen.
Le (daremos / estamos dando) oxígeno a su mascota.

We (will give / are giving) your pet medicine.
Le (daremos / estamos dando) medicina a su mascota.

More tests can be performed when your pet is more stable.
Se pueden hacer más pruebas cuando su mascota esté más estable.

Pericardial Effusion
Efusión Pericardial

Your pet (has / may have) pericardial effusion.
Su mascota (tiene / puede tener) una efusión pericardial.

Fluid is collecting around your pet's heart.
Se está acumulando fluido alrededor del corazón de su mascota.

This prevents the heart from working well.
Esto impide que el corazón trabaje bien.

Diagnostic Procedures
Procedimientos Diagnósticos

See Box A-2.
Vea el Cuadro A-2.

Box 3-2. Causes of pericardial effusion include:	Cuadro 3-2. Las causas de efusión pericardial incluyen:
• cancer	cáncer
• congestive heart failure	fallo cardíaco congestivo
• low blood protein	baja de proteínas de la sangre
• unknown	desconocidas
• infections	infecciones
• ingestion of rodenticides	ingestión de rodenticidas
• some types of hernias	algunos tipos de hernias
• kidney disease (insufficiency / failure)	enfermedad renal (insuficiencia / fallo)

We (will take / took) x-rays.
(Tomaremos / tomamos) unas radiografías.

We (will perform / performed) an ultrasound examination.
(Haremos / hicimos) un examen con ultrasonido.

Treatment
Tratamiento

See Box A-3.
Vea el Cuadro A-3.

We (will perform / performed) a pericardiocentesis.
(Haremos / hicimos) una pericardiocentesis.

The fluid (will be / was) removed with a needle and syringe.
El fluido (será / fue) removido con una aguja y una jeringa.

We (will give / are giving) your pet oxygen.
Le (daremos / estamos dando) oxígeno a su mascota.

Other tests will be performed when your pet is more stable.
Se harán más pruebas cuando su mascota esté más estable.

GASTROINTESTINAL DISORDERS
TRASTORNOS GASTROINTESTINALES

Gastric Dilatation / Volvulus (GD/V)
Dilatación Gástrica / Vólvulo (DG/V)

Your pet (has / may have) gastric dilatation / volvulus (GD/V).
Su mascota (tiene / puede tener) una dilatación gástrica / vólvulo (DG/V).

GD/V is a life-threatening condition.
DG/V es una condición que pone en riesgo la vida de su mascota.

The stomach fills with air and rotates around in the abdomen.
El estómago se llena de aire y rota en el abdomen.

The blood supply to the stomach (and spleen) may be decreased.
El suministro de sangre al estómago (y al bazo) puede disminuir.

How many (minutes / hours) ago did you notice that your pet's abdomen was enlarged?
¿Hace cuánt(os/as) (minutos / horas) usted notó que el abdomen de su mascota estaba agrandado?

Has your pet been (vomiting / trying to vomit)?
¿Su mascota ha estado (vomitando / tratando de vomitar)?

For how many (minutes / hours) has your pet been unable to stand up?
¿Hace cuánt(os/as) (minutos / horas) hace que su mascota no ha podido levantarse?

Diagnostic Procedures
Procedimientos Diagnósticos

See Box A-2.
Vea el Cuadro A-2.

We (will take / took) X-rays.
(Tomaremos / tomamos) unas radiografías.

Treatment
Tratamiento

> **See Box A-3.**
> *Vea el Cuadro A-3.*
>
> **We (will place / placed) a tube into the stomach.**
> (Insertaremos / insertamos) un tubo en el estómago.
>
> **We can remove air and stomach contents through the tube.**
> Podemos remover el aire y los contenidos del estómago a través del tubo.
>
> **Surgery is recommended.**
> Se recomienda cirugía.
>
> **We (will tack / tacked) the stomach down to the body wall so that it cannot rotate.**
> (Fijaremos / fijamos) el estómago a la pared de la cavidad abdominal de tal forma que no podrá rotar.
>
> **After surgery, there is a small chance that this condition may recur.**
> Después de la cirugía, hay una pequeña posibilidad de que esta condición recurra.
>
> **Without surgery, there is a great chance that this condition will recur.**
> Sin la cirugía, hay una gran posibilidad de que esta condición recurrirá.
>
> **In the future, avoid feeding large amounts of food at one time.**
> En el futuro, evite alimentar cantidades grandes de alimentos a la vez.
>
> **Feed smaller volumes more frequently.**
> Alimente volúmenes más pequeños de alimento con más frecuencia.

Do not allow your pet to exercise just before or after meals.
No permita que su mascota haga ejercicios inmediatamente antes o después de comer.

The exact cause of GD/V is unknown.
La causa exacta de DG/V se desconoce.

HEAD INJURY
LESIONES DE LA CABEZA

Your pet has suffered head trauma.
Su mascota ha sufrido una lesión en la cabeza.

(His / her) brain may be injured.
Su cerebro puede estar lesionado.

It is too soon to know (the extent of the injury / whether the injury is permanent / whether your pet will fully recover).
Es muy pronto para saber (la extensión de la lesión / si la lesión es permanente / si su mascota se recuperará completamente).

We (will / are giving) your pet (oxygen / fluids / medicine).
Le (daremos / estamos dando) (oxígeno / fluidos / medicina) a su mascota.

We will examine your pet every ____ hours to determine whether (he / she) is improving.
Examinaremos a su mascota cada ____ horas para determinar si está mejorando.

Your pet cannot breathe independently and must be placed on a ventilator.
Su mascota no puede respirar por sí misma y debe de ser mantenida con un respirador.

A ventilator is a machine that will breathe for your pet.
Un respirador es una máquina que respirará por su mascota.

Your pet is not responding to treatment.
Su mascota no está respondiendo al tratamiento.

(Euthanasia / putting your pet down / putting your pet to sleep) is appropriate at this time.
(La eutanasia / el poner a su mascota a dormir) es lo apropiado en este momento.

METABOLIC EMERGENCIES
EMERGENCIAS METABÓLICAS

Complications of Diabetes Mellitus (See Diabetes Mellitus)
Complicaciones de la Diabetes Mellitus (Vea Diabetes Mellitus)

Questions Regarding Diabetes Mellitus
Preguntas Relacionadas con la Diabetes Mellitus

Is your pet diabetic?
¿Su mascota es diabética?

Does your pet have any illnesses that you know of?
¿Usted sabe si su mascota tiene alguna enfermedad?

Do you give your pet insulin injections?
¿Usted le da inyecciones de insulina a su mascota?

Do you treat your pet for this condition?
¿Usted trata a su mascota para esta condición?

How?
¿Cómo?

We (will take / took) a blood sample.
(Tomaremos / tomamos) una muestra de sangre.

Your pet's blood sugar is _____mg/dl.
El nivel de azúcar en la sangre de su mascota es de _____ mg/dl.

This is too (high / low).
Esto es muy (alto / bajo).

When did your pet eat last?
¿Cuándo fue la última vez que su mascota comió?

Did your pet receive an extra insulin injection (today / recently)?
¿Su mascota recibió una inyección adicional de insulina (hoy / recientemente)?

Did your pet miss an insulin injection (today / recently)?
¿Se le saltó una inyección de insulina a su mascota (hoy / recientemente)?

When did you buy the insulin bottle that you are using?
¿Cuándo compró usted el frasco de insulina que está usando?

Have you kept the insulin bottle refrigerated?
¿Ha mantenido usted el frasco de insulina refrigerada?

Did you gently mix the bottle of insulin before using it?
¿Agitó suavemente el frasco de insulina antes de usarlo?

Are you using a different type of syringe?
¿Está usted usando un tipo de jeringa diferente?

Does the new syringe look like this?
¿La nueva jeringa se parece a ésta?

Did someone else give the insulin today?
¿Alguna otra persona administró la insulina hoy?

What do you feed your pet?
¿Qué usted alimenta a su mascota?

Has your pet's appetite been increased or decreased lately?
¿El apetito de su mascota ha aumentado o disminuido últimamente?

Diabetic Coma
Coma Diabética

> **Your pet is in a coma.**
> Su mascota está en coma.

> **The coma is a complication of poorly regulated diabetes mellitus.**
> La coma es una complicación de una diabetes mellitus controlada pobremente.

Diagnostic Procedures
Procedimientos Diagnósticos

> **See Box A-2.**
> *Vea el Cuadro A-2.*

Treatment
Tratamiento

> **See Box A-3.**
> *Vea el Cuadro A-3.*

> **Your pet needs to be hospitalized.**
> Su mascota necesita ser hospitalizada.

> **We (will give / are giving) drugs to control the seizures.**
> Le (daremos / estamos dando) medicamentos para controlar las convulsiones.

> **We (will give / are giving) a fluid (with sugar in it).**
> Le (daremos / estamos dando) un fluido (glucosado).

Diabetic Ketoacidosis
Cetoacidósis Diabética

> **Your pet (has / may have) diabetic ketoacidosis (DKA).**
> Su mascota (tiene / puede tener) cetoacidósis diabética (CAD).

> **Diabetic ketoacidosis is a serious complication of diabetes mellitus.**
> La cetoacidósis diabética es una complicación seria de la diabetes mellitus.

Diagnostic Procedures
Procedimientos Diagnósticos

> **See Box A-2.**
> *Vea el Cuadro A-2.*

> **We (will take / took) a (blood / urine) sample.**
> (Tomaremos / tomamos) un muestra de (sangre / orina).

> **When your pet is more stable, more tests can be done.**
> Se pueden hacer más pruebas cuando su mascota esté más
> estable.

Treatment
Tratamiento

> **See Box A-3.**
> *Vea el Cuadro A-3.*

Heat Exhaustion / Heat Stroke
Agotamiento por Calor / Insolación

> **Your pet (has / may have) (heat exhaustion / heat
> stroke).**
> Su mascota (tiene / puede tener) (agotamiento por calor /
> insolación).

Questions Regarding Heat Exhaustion / Heat Stroke
Preguntas Relacionadas con el Agotamiento por Calor / Insolación

> **Has your pet been confined in a car with the windows
> rolled up recently?**
> ¿Su mascota ha estado confinada recientemente en un
> automóvil con las ventanas cerradas?

> **When?**
> ¿Cuándo?

> **Has your pet been left in the sun without access to
> shade or water?**
> ¿Su mascota ha sido dejada en el sol sin acceso a la sombra
> o al agua?

When?
¿Cuándo?

Has your pet exercised with you or anyone in the heat recently?
¿Su mascota se ha ejercitado con usted o con alguna otra persona en el calor recientemente?

When?
¿Cuándo?

For how long?
¿Por cuánto tiempo?

Your pet's temperature is _____°C.
La temperatura de su mascota es de _____ °C.

This is high.
Esto es muy alto.

Many parts of the body can be damaged when the temperature is this high.
Muchas partes del cuerpo pueden ser dañadas cuando la temperatura está así de elevada.

Diagnostic Procedures
Procedimientos Diagnósticos

See Box A-2.
Vea el Cuadro A-2.

We (will take / took) your pet's temperature.
(Tomaremos / tomamos) la temperatura de su mascota.

We (will take / have taken) a blood sample.
(Tomaremos / tomamos) una muestra de sangre.

We are monitoring your pet's heart rhythm.
Estamos monitoreando el ritmo cardíaco de su mascota.

Treatment
Tratamiento

See Box A-3.
Vea el Cuadro A-3.

We (will cool / are cooling) your pet slowly.
(Enfriaremos / estamos enfriando) a su mascota lentamente.

We (will give / are giving) your pet oxygen.
Le (daremos / estamos dando) oxígeno a su mascota.

We (will place / have placed) a catheter into the bladder to monitor urine production.
(Colocaremos / hemos colocado) un catéter en la vejiga para monitorear la producción de orina.

We (will give / are giving) fluids.
Le (daremos / estamos dando) fluidos.

We (will give / are giving) medicine.
Le (daremos / estamos dando) medicina.

Treatment may take up to _____ days.
El tratamiento podrá durar hasta _____ días.

It is too soon to determine if permanent damage has occurred.
Es muy pronto para determinar si el daño que ha ocurrido es permanente.

Hepatic Lipidosis
Lipidosis Hepática

Your pet (has / may have) hepatic lipidosis.
Su mascota (tiene / puede tener) lipidosis hepática.

This means that the liver is not working properly.
Esto significa que el hígado no está trabajando apropiadamente.

The cause is often due to decreased food intake.
La causa frecuentemente se debe a una disminución en el consumo de alimento.

Questions Regarding Hepatic Lipidosis
Preguntas Relacionadas con la Lipidosis Hepática

Has your cat experienced a stressful event recently such as (boarding / surgery / a diet change / a change in living arrangement)?
¿Su gato ha sufrido algún evento estresante recientemente tal como (estar en una guardería de animales / cirugía / un cambio en la dieta / un cambio en la forma de vida)?

Has your cat's appetite decreased recently?
¿El apetito de su gato ha disminuido recientemente?

Has your cat stopped eating?
¿Su gato ha dejado de comer?

Diagnostic Procedures
Procedimientos Diagnósticos

See Box A-2.
Vea el Cuadro A-2.

We (will take / took) a (blood / urine) sample.
(Tomaremos / tomamos) una muestra de (sangre / orina).

Treatment
Tratamiento

See Box A-3.
Vea el Cuadro A-3.

Hepatic lipidosis is treated with aggressive nutritional therapy and by allowing the liver to rest.
La lipidosis hepática se trata con una terapia nutricional agresiva y dejando reposar al hígado.

We (will place / placed) a catheter to give fluids.
(Colocaremos / colocamos) un catéter para suministrar fluidos.

We (will place / placed) a tube in the nose that extends down toward the stomach.
(Colocaremos / colocamos) un tubo en la nariz que se extiende hasta el estómago.

We (will place / placed) a tube in the stomach that will be sutured in place and left for several weeks.
(Colocaremos / colocamos) un tubo en el estómago que será sujetado con suturas y que permanecerá insertado por varias semanas.

Your pet (will be / is being) fed through this tube.
Su mascota (será / está siendo) alimentada usando este tubo.

Eventually, you will be able to take your pet home with this tube in place and feed (him / her) yourself.
Eventualmente, usted podrá llevarse su mascota a casa con este tubo puesto y alimentarla usted mismo(a).

After your pet can eat without vomiting, the tube will be removed.
El tubo será removido después que su mascota pueda comer sin vomitar.

OCULAR EMERGENCIES
EMERGENCIAS OCULARES

Glaucoma / Lens Luxation / Perforated Corneal Ulcer (See Ophthalmic Disorders)
Glaucoma / Luxación del Lente / úlcera Corneal Perforada (Vea Trastornos Oftálmicos)

Proptosis
Proptosis

Your pet's eye is proptosed.
Su mascota tiene proptosis en el ojo.

Stress has caused the eyeball to come out of the socket. (*See Box 3-3*)
Un fuerte estado de tensión ha causado que el ojo se salga de la cavidad. (*Vea el Cuadro 3-3*)

Treatment
Tratamiento

See Box A-3.
Vea el Cuadro A-3.

Box 3-3. Causes of proptosis include:	Cuadro 3-3. Las causas de proptosis incluyen:
• Being hit by a car	Atropellamiento automovilístico
• Any force to the head	Presión en la cabeza
• Fighting with another animal	Peleas con otros animales
• Physically pulling the skin on the neck as to suddenly prevent a fight	Tirar físicamente de la piel del cuello para detener una pelea súbitamente
• Any tension placed on the skin around the eye	Cualquier presión sobre la piel alrededor del ojo

Enucleation
Enucleación

The eyeball has been out for too long to save it.
El globo ocular ha estado fuera de la cavidad por mucho
tiempo como para poder salvarlo.

There are no signs of any remaining vision.
No hay señales de que quede visión en el ojo.

We (will remove / removed) the eyeball.
(Removeremos / removimos) el globo ocular.

**The eyelids (will be / were) sutured closed
permanently.**
Los párpados (serán / fueron) suturados para que permanezcan
cerrados permanentemente.

Most pets do very well with vision in only one eye.
La mayoría de las mascotas se adaptan muy bien a la visión con
sólo un ojo.

Temporary Tarsorrhaphy
Tarsorrafía Temporal

The prognosis for the eye is favorable but it is too soon to know for sure if vision remains.

El pronóstico del ojo es favorable, pero es muy pronto para saber si todavía queda visión en el ojo.

We (will replace / replaced) the eye in the socket and suture(d) the eyelids closed.

(Regresaremos / regresamos) el ojo a su posición normal en la cavidad y (suturaremos / suturamos) los párpados para que permanezcan cerrados.

There will be a small opening into which medicine will be given.

Habrá una apertura pequeña por dónde se suministrará la medicina.

In approximately _____ weeks, we will remove the stitches and test vision again.

En aproximadamente _____ semanas, removeremos las suturas y evaluaremos la visión otra vez.

REPRODUCTIVE EMERGENCIES
EMERGENCIAS REPRODUCTIVAS

Dystocia
Distocia

Your pet (has / may have) dystocia.
Su mascota (tiene / puede tener) distocia.

Your pet is having trouble giving birth.
Su mascota está teniendo problemas durante el parto.

This condition can be life-threatening for your pet and her babies.
Esta condición puede poner en riesgo la vida de la madre y de las crías.

Questions Regarding Dystocia
Preguntas Relacionadas con la Distocia

Do you know when your pet is due to have babies?
¿Usted sabe para cuándo su mascota parirá sus crías?

Pregnancy lasts for approximately _____ days.
La preñez dura aproximadamente _____ días.

How many babies has she had so far?
¿Cuántas crías ha tenido hasta ahora?

How long ago was the last one born?
¿Hace cuánto tiempo que tuvo la última cría?

Has she ever given birth before?
¿Ella ha parido antes?

Were there complications?
¿Hubo complicaciones?

What happened?
¿Qué pasó?

Has she taken any medicine during this pregnancy?
¿Ella ha tomado alguna medicina durante la preñez?

Have you seen any vaginal discharge?
¿Usted ha visto alguna descarga vaginal?

How long ago?
¿Hace cuánto tiempo?

What color was it?
¿De qué color era?

Do you know how many babies she has?
¿Usted sabe cuántas crías tiene?

How many are there?
¿Cuántas son?

Have you taken her temperature during the last 48 hours?
¿Ha tomado la temperatura de su mascota durante las últimas 48 horas?

When?
¿Cuándo?

What was it?
¿Cuántos grados registró el termómetro?

Has your pet shown (restlessness / pacing / panting / shivering / contractions)?
¿Su mascota ha mostrado señales de (intranquilidad / pasearse / jadeo / escalofríos / contracciones)?

Have you seen your pet pass the placenta (birth sac)?
¿Usted ha visto si su mascota ya pasó la placenta?

How old is your pet?
¿Qué edad tiene su mascota?

Diagnostic Procedures
Procedimientos Diagnósticos

See Box A-2.
Vea el Cuadro A-2.

We (will take / took) x-rays.
(Tomaremos / tomamos) unas radiografías.

A fetus is blocking the birth canal.
Un feto está bloqueando el canal pélvico.

Treatment
Tratamiento

See Box A-3.
Vea el Cuadro A-3.

Manual Removal of the Fetus(es)
Remoción Manual (del / de los) Feto(s)

> **I will manually try to pull it out.**
> Trataré de extraerlo manualmente.

> **I am unable to manually remove the fetus.**
> No puedo remover al feto manualmente.

Induction of Uterine Contractions
Inducción de Contracciones Uterinas

> **We (will give / gave) medicine that stimulates uterine contractions.**
> Le (daremos / dimos) medicina para estimular las contracciones uterinas.

> **The medicine was not effective.**
> La medicina no fue efectiva.

Cesarean Section and Ovariohysterectomy
Cesárea y Ovariohisterectomía

> **We (will perform / performed) surgery to remove the fetuses.**
> (Haremos / hicimos) una cirugía para remover los fetos.

> **This problem is likely to occur during the next pregnancy.**
> Este problema es probable que vuelva a ocurrir durante la próxima preñez.

> **Do you (plan to breed her again / want her to have more babies)?**
> ¿Usted (planea aparearla otra vez / quiere que ella tenga más crías)?

> **If not, I recommend that we remove her reproductive organs during surgery.**
> Si no, le recomiendo que extirpemos sus órganos reproductivos durante la cirugía.

> **This will prevent her from becoming pregnant again.**
> Esto evitará que ella quede preñada otra vez.

Eclampsia
Eclampsia

Your pet (has / may have) eclampsia.
Su mascota (tiene / puede tener) eclampsia.

Eclampsia is a low calcium level in the blood.
La eclampsia se refiere a un nivel bajo de calcio en la sangre.

Calcium is lost (to fetuses during pregnancy / in mother's milk during nursing).
El calcio se pierde (a los fetos durante la gestación / en la leche materna durante la lactación).

The signs usually start approximately 2 weeks after giving birth but can begin earlier.
Las señales clínicas generalmente comienzan aproximadamente 2 semanas después del parto, pero pueden comenzar antes.

Eclampsia can cause stiffness, muscle spasms, seizures, and death.
La eclampsia puede causar rigidez muscular, espasmos musculares, convulsiones y muerte.

This disease must be treated immediately.
La enfermedad debe ser tratada inmediatamente.

Questions Regarding Eclampsia
Preguntas Relacionadas con la Eclampsia

When did your pet give birth?
¿Cuándo parió su mascota?

Did your pet have previous litters?
¿Su mascota ha tenido camadas previas?

How many?
¿Cuántas?

When?
¿Cuándo?

Did your pet have this problem after previous pregnancies?
¿Su mascota ha tenido este problema después de las gestaciones previas?

What do feed your pet?
¿Qué usted alimenta a su mascota?

Has your pet's appetite been decreased recently?
¿El apetito de su mascota ha disminuido recientemente?

How old is your pet?
¿Qué edad tiene su mascota?

Diagnostic Procedures
Procedimientos Diagnósticos

See Box A-2.
Vea el Cuadro A-2.

We (will take / took) a blood sample to measure calcium.
(Tomaremos / tomamos) una muestra de sangre para medir la concentración de calcio.

Treatment
Tratamiento

See Box A-3.
Vea el Cuadro A-3.

We (will give / gave) calcium.
Le (daremos / dimos) calcio.

You will need to give calcium supplements to your pet at home for approximately _____ days.
Usted necesitará darle suplementos de calcio a su mascota en la casa por aproximadamente _____ días.

The babies should be weaned now (if they are older than 3 weeks) and hand-fed.
Las crías deben de ser destetadas de inmediato (si son mayores de 3 semanas) y usted deberá alimentarlas con un biberón.

Pyometra
Piometra

> **Your pet (has / may have) pyometra.**
> Su mascota (tiene / puede tener) piometra.

> **Pyometra is a serious infection in the uterus.**
> La piometra es una infección seria del útero.

> **It is usually caused by a bacterial infection.**
> Es causada usualmente por una infección bacteriana.

> **The bacteria can release toxins into the blood.**
> Las bacterias pueden liberar toxinas en la sangre.

> **This is a life-threatening situation.**
> Ésta es una situación que pone en riesgo la vida de su
>   mascota.

Questions Regarding Pyometra
Preguntas Relacionadas con la Piometra

> **Is your pet pregnant?**
> ¿Su mascota está preñada?

> **Have you seen any vaginal discharge?**
> ¿Usted ha visto alguna descarga vaginal?

Diagnostic Procedures
Procedimientos Diagnósticos

> **See Box A-2.**
> *Vea el Cuadro A-2.*

> **We (will take / took) x-rays.**
> (Tomaremos / tomamos) unas radiografías.

Treatment
Tratamiento

> **See Box A-3.**
> *Vea el Cuadro A-3.*

We (will remove / removed) your pet's reproductive organs.
(Removeremos / removimos) los órganos reproductivos de su mascota.

This condition will never occur again if she has surgery now.
Esta condición nunca ocurrirá otra vez si hacemos la cirugía ahora.

Your pet will be unable to have litters in the future.
Su mascota no podrá tener más camadas en el futuro.

RESPIRATORY EMERGENCIES
EMERGENCIAS RESPIRATORIAS

Anaphylaxis / Allergic Reactions
Anafilaxia / Reacciones Alérgicas

Your pet is experiencing anaphylaxis.
Su mascota está sufriendo de anafilaxia.

Anaphylaxis is a severe, life-threatening allergic reaction.
La anafilaxia es una reacción alérgica severa que pone en riesgo la vida.

We do not know the stimulus for this reaction at this time.
No sabemos qué fue lo que causó esta reacción por el momento.

The bumps on the skin are called hives.
Las erupciones en la piel se llaman urticaria.

Many things can cause a severe, life-threatening allergic reaction. *(See Box 3-4)*
Muchas cosas pueden causar una reacción alérgica severa que pone en riesgo la vida. *(Vea el Cuadro 3-4)*

Box 3-4. Causes of anaphylaxis	Cuadro 3-4. Causas de anafilaxis
• Bee sting	Picaduras de abejas
• Inhaled allergens	Inhalación de alérgenos
• Some medicines	Algunas medicinas
• Some snake bites	Algunas mordidas de serpientes
• Specific foods	Alimentos específicos
• Some spider bites	Algunas picaduras de arañas
• Unknown causes	Causas desconocidas
• Some vaccinations	Algunas vacunaciones

Treatment
Tratamiento

This condition must be treated immediately.
Esta condición debe ser tratada inmediatamente.

We (will give / gave) medicine to decrease inflammation.
Le (daremos / dimos) medicina para disminuir la inflamación.

We (will give / are giving) fluids.
Le (daremos / estamos dando) fluidos.

We place a breathing tube in your pet's windpipe to help (him / her) breathe.
Colocamos un tubo en la tráquea para ayudarle a respirar.

Although your pet appears to be improving, (he / she) should (stay in the hospital tonight / be transferred to an emergency clinic) for overnight observation.
Aunque parece que su mascota se mejora, debería (permanecer hospitalizada esta noche / ser transferida a una clínica de emergencias) para su observación durante la noche.

Secondary reactions can occur in a few hours.
Pueden ocurrir reacciones secundarias dentro de algunas horas.

Asthma (Feline)
Asma (Felino)

Your cat (has / may have) asthma.
Su gato (tiene / puede tener) asma.

Does your pet take heartworm preventative medicine?
¿Su mascota está tomando medicina para prevenir la
  filariasis?

**Has your cat ever been diagnosed with heartworm
disease?**
¿Su gato alguna vez ha sido diagnosticado con filariasis?

Feline asthma can be caused by many things.
El asma felino puede tener muchas causas.

The exact cause often remains unknown.
La causa exacta frecuentemente queda desconocida.

There are ways to decrease episodes of asthma. *(See
Box 3-6)*
Hay maneras de disminuir los episodios de asma. *(Vea el
  Cuadro 3-6)*

Box 3-5. Asthma can be triggered by:	Cuadro 3-5. El asma puede ser inducido por:
• air pollution	contaminación del aire
• bacterial infection of the airways	infecciones bacterianas del tracto respiratorio
• dust from central heating/cooling	polvo originado en el sistema de aire acondicionado y calefacción
• dusty kitty litter	polvo de aserrín
• tobacco smoke	humo del tabaco
• unknown causes	causas desconocidas

Box 3-6. Ways to decrease the number of asthma episodes	**Cuadro 3-6. Formas de reducir el número de episodios de asma**
• Forbid smoking in your home.	Prohiba el fumar en la casa.
• Replace the filter on your heating/ cooling system regularly.	Reemplace el filtro del sistema de aire acondicionado y calefacción regularmente.
• Purchase non-dusty kitty litter or use shredded paper in place of kitty litter.	Compre aserrín sin polvo o use tiras de papel en la bandeja sanitaria.
• Run an air purifier in your home.	Use un purificador de aire en su casa.

Diagnostic Procedures
Procedimientos Diagnósticos

> **See Box A-2.**
> *Vea el Cuadro A-2.*

> **We (will take / took) x-rays.**
> (Tomaremos / tomamos) unas radiografías.

> **We (will take / took) a fecal sample to test for parasites.**
> (Tomaremos / tomamos) una muestra fecal para analizar para parásitos.

> **Some intestinal parasites may cause signs similar to asthma.**
> Algunos parásitos intestinales pueden causar síntomas similares al asma.

Treatment
Tratamiento

> **See Box A-3.**
> *Vea el Cuadro A-3.*

We (will give / are giving) your cat oxygen.
Le (daremos / estamos dando) oxígeno a su gato.

We (will give / gave) your cat an injection to help (him / her) breathe more easily.
Le (daremos / dimos) una inyección a su gato para que pueda respirar más fácilmente.

Your cat must remain undisturbed for a while.
Su gato debe permanecer tranquilo por un rato.

You can give medicine at home to help decrease the number and severity of episodes.
Usted le puede dar medicina en la casa para ayudar a reducir el número y la severidad de los episodios.

Even with treatment, asthma attacks usually recur.
Aún con el tratamiento, los ataques de asma generalmente recurren.

Collapsing Trachea
Colapso de la Tráquea

Your pet (has / may have) a collapsed windpipe.
Su mascota (tiene / puede tener) un colapso de la tráquea.

In some animals, the windpipe may close off to varying degrees.
En algunos animales, la tráquea puede cerrarse en varios grados.

This usually occurs in toy and miniature breeds.
Esto ocurre usualmente en las razas miniaturas.

Questions Regarding Collapsing Trachea
Preguntas Relacionadas con el Colapso de la Tráquea

Has your pet been coughing?
¿Su mascota ha estado tosiendo?

Does the cough usually occur (when your pet is resting / when your pet is excited / when your pet is exercising)?
¿La tos ocurre usualmente cuándo su mascota está (descansando / exitada / haciendo ejercicio)?

How long has your pet had this cough?
¿Por cuánto tiempo su mascota ha tenido esta tos?

Does the cough usually produce phlegm or is it dry?
¿La tos usualmente produce flema o es seca?

Diagnostic Procedures
Procedimientos Diagnósticos

See Box A-2.
Vea el Cuadro A-2.

We (will take / took) x-rays.
(Tomaremos / tomamos) unas radiografías.

Treatment
Tratamiento

See Box A-3.
Vea el Cuadro A-3.

Medical Management
Manejo Médico

You can give medicine to your pet at home.
Usted puede darle medicinas en la casa a su mascota.

Weight loss may help your pet.
La pérdida de peso podría ayudarle a su mascota.

Use a harness instead of a collar.
Use un harnés en lugar de un collar.

Do not let your pet become overheated or overly excited.
No deje que su mascota se sobrecaliente o se sobreexcite.

Surgical Management
Manejo Quirúrgico

> **If medicine does not help, surgery may be an option.**
> Si la medicina no ayuda, la cirugía puede ser una opción.

> **Your pet is not responding well to medical management.**
> Su mascota no está respondiendo bien al manejo médico.

> **We will refer you to a veterinary specialist.**
> Le referiremos a un veterinario especialista.

Laryngeal Paralysis
Parálisis Laríngea

> **Your pet (has / may have) laryngeal paralysis.**
> Su mascota (tiene / puede tener) una parálisis laríngea.

> **The larynx is the voice box.**
> La laringe es la caja de la voz.

> **The voice box is like a door to the windpipe and lungs.**
> La caja de la voz es como una puerta hacia la tráquea y a los pulmones.

> **Your pet's voice box does not open widely enough to allow enough air to enter the lungs.**
> La caja de la voz de su mascota no se abre lo suficiente como para permitir que entre suficiente aire a los pulmones.

> **There are many potential causes.**
> Hay muchas posibles causas.

> **The cause usually remains unknown.**
> La causa usualmente permanece desconocida.

Diagnostic Procedures
Procedimientos Diagnósticos

> **See Box A-2.**
> *Vea el Cuadro A-2.*

Box 3-7. Causes of laryngeal paralysis include:	**Cuadro 3-7. Las causas de la parálisis laríngea incluyen:**
• hypoadrenocorticism	hipoadrenocorticismo
• hypocalcemia	hipocalcemia
• hypothyroidism	hipotiroidismo
• immune-mediated	inmune
• scar tissue	tejido de cicatrización
• some toxins	algunas toxinas
• trauma	trauma
• tumors	tumores
• unknown	desconocidas

Treatment
Tratamiento

See Box A-3.
Vea el Cuadro A-3.

We (will give / are giving) medicine.
Le (daremos / estamos dando) medicina.

Your pet requires strict rest at this moment.
Su mascota requiere reposo estricto por el momento.

Your pet may need surgery.
Su mascota puede necesitar cirugía.

We will refer you to a veterinary specialist.
Le referiremos a un veterinario especialista.

SHOCK
ESTADO DE CHOQUE

Your pet (is / may be) in shock.
Su mascota (está / podría estar) en estado de choque (shock).

Box 3-8. Procedures for relieving respiratory distress include:

Cuadro 3-8. Los procedimientos para aliviar la dificultad respiratoria incluyen:

Chest Tube Placement

(Air / fluid) (is / was) accumulating around your pet's lungs.

A tube (will be / was) placed into your pet's chest.

Through this tube, we (will be / are) removing the (air / fluid).

This tube (will be / is) sutured to the body and will be removed when the condition resolves.

The tube (will be / is) attached to a machine that continuously removes the unwanted (air / fluid).

Oxygen Therapy

Your pet (needs / needed) oxygen.

Oxygen helps your pet (breathe more easily / feel less anxious).

We (will give / are giving) your pet oxygen (through a face mask / through a tube placed in the nose / in a special box).

Colocación de un Tubo en el Tórax

(Aire / fluido) se (está / estaba) acumulando alrededor de los pulmones de su mascota.

Un tubo (será / fue) colocado en el tórax de su mascota.

A través de este tubo, (removeremos / estamos removiendo) el (aire / fluido).

El tubo (será / es) suturado al cuerpo y será removido cuando la condición se resuelva.

El tubo (será / es) conectado a un aparato que continuamente remueve el (aire / fluido).

Oxígenoterapia

Su mascota (necesita / necesitó) oxígeno.

El oxígeno ayuda a su mascota a (respirar más fácilmente / sentir menos ansiedad).

Le (daremos / estamos dando) a su mascota oxígeno (a través de una mascarilla / a través de un tubo en la nariz / en una caja especial).

Thoracocentesis

(Air / fluid) (is / was)
accumulating around your
pet's lungs.
We (will remove / removed)
this (air / fluid) with a needle
and syringe.
The fluid (will be / was) analyzed.
This procedure may need
to be repeated.

Tracheostomy

Your pet (is / was) having
trouble breathing.

Something (is / was) blocking
the windpipe.
A small hole (will be / was)
made in the windpipe on the
neck.
A breathing tube (will be / was)
inserted.
The tube (will be / was)
sutured in place.
Your pet (will be able to
breathe / is breathing)
through this tube.
This tube will be in place
temporarily.
This procedure (is / was)
necessary for your pet
to survive.
Once this tube is in place and
your pet is stable, more tests
can be performed.

Toracocentesis

Se (está / estaba) acumulando
(aire / fluido) alrededor de
los pulmones.
(Removeremos / removimos)
el (aire / fluido) con una
aguja y una jeringa.
El fluido (será / fue) analizado.
Este procedimiento podría
ser repetido.

Traqueotomía

Su mascota (está / estaba)
teniendo dificultad para
respirar.
Algo (está / estaba)
bloqueando la tráquea.
Se (hará / hizo) una pequeña
perforación en la tráquea, a
nivel del cuello.
Un tubo respiratorio
(será / fue) insertado.
El tubo (será / fue) fijado con
suturas.
Su mascota (podrá respirar /
está respirando) a través de
este tubo.
Este tubo será colocado
temporalmente.
Este procedimiento (es / fue)
necesario para que su
mascota sobreviva.
Una vez que este tubo se
coloca y que su mascota
está estable, se pueden
efectuar más pruebas.

The body is not getting enough blood.
El cuerpo no está recibiendo suficiente sangre.

Blood contains nutrients and oxygen.
La sangre contiene nutrientes y oxígeno.

Many or all organs in the body can be damaged.
Muchos o todos los órganos del cuerpo pueden dañarse.

We need to start treatment immediately.
Necesitamos iniciar el tratamiento inmediatamente.

Shock has many causes.
El estado de choque tiene muchas causas.

The cause is unknown at this time.
La causa se desconoce por el momento.

When your pet is more stable we can begin to perform other tests.
Cuando su mascota esté más estable podemos empezar
a efectuar otras pruebas.

Treatment
Tratamiento

We (will give / are giving) your pet (fluids / oxygen / medicine).
Le (daremos / estamos dando) (fluidos / oxígeno / medicina)
a su mascota.

POISONING
INTOXICACIONES

Ethylene Glycol Poisoning
Intoxicación con Etilenglicol

Your pet (has / may have) antifreeze poisoning.
Su mascota (tiene / podría tener) una intoxicación con
anticongelante.

Questions Regarding Ethylene Glycol Intoxication
Preguntas Relacionadas con la Intoxicación con Etilenglicol

Did you see your pet drink antifreeze?
¿Usted vió a su mascota bebiendo anticongelante?

Approximately how much did (he / she) swallow?
¿Aproximadamente cuánto ingirió?

At what time did this happen?
¿A qué hora pasó ésto?

Knowing the time of ingestion is important because it tells us how to treat your pet.
El saber el tiempo de ingestión es importante porque nos indicará cómo tratar a su mascota.

This poison causes kidney failure in cats 12 hours after ingestion.
Este veneno causa fallo renal en gatos después de 12 horas de la ingestión.

This poison causes kidney failure in dogs 48 hours after ingestion.
Este veneno causa fallo renal en perros 48 horas después de la ingestión.

We are giving your pet oxygen to help (him / her) breathe more easily.
Le estamos dando oxígeno a su mascota para ayudarle a respirar más fácilmente.

We are giving your pet a drug to help control seizures.
Le estamos dando a su mascota un medicamento para ayudar a controlar las convulsiones.

Diagnostic Procedures
Procedimientos Diagnósticos

See Box A-2.
Vea el Cuadro A-2.

Box 3-9. Sources of ethylene glycol include:	Cuadro 3-9. Las fuentes de etilenglicol incluyen:
• Antifreeze (radiator fluid)	Anticongelante (fluido para radiador)
• Solvents	Solventes
• Rust removers	Removedores de óxidos
• Film processing solutions	Soluciones para procesar película fotográfica

Box 3-10. Signs of ethylene glycol poisoning include:	Cuadro 3-10. Las señales de intoxicación con etilenglicol incluyen:
• diarrhea	diarrea
• excessive urination	micción (orina) excesiva
• excessive water consumption	consumo excesivo de agua
• kidney (impairment / failure)	(disfunción / fallo) renal
• mental dullness / depression	(confusión / depresión) mental
• seizures	convulsiones
• vomiting	vómito
• walking unsteadily	incoordinación al caminar

We (will take / took) a (blood / urine) sample.
(Tomaremos / tomamos) una muestra de (sangre / orina).

Treatment Immediately After Ingestion
Tratamiento Inmediato Después de la Ingestión

> **See Box A-3.**
> *Vea el Cuadro A-3.*

> **We (will make / made) your pet vomit in order to remove the poison from (his / her) stomach.**
> (Haremos / hicimos) vomitar a su mascota para poder eliminar el veneno de su estómago.

We (will place / placed) a tube in the stomach to flush out the contents.
(Colocaremos / colocamos) un tubo en el estómago para evacuar sus contenidos.

When your pet is alert, we will give (him / her) a drug to bind up the poison in the intestines.
Cuando su mascota esté alerta, le daremos un medicamento para neutralizár el veneno en los intestinos.

Your pet will eliminate the poison when (he / she) has a bowel movement.
Su mascota eliminará el veneno cuando defeque.

We will give the antidote which is alcohol.
Le daremos alcohol como antídoto.

Treatment Within the First Few Hours of Ingestion
Tratamiento en las Primeras Horas Después de la Ingestión

See Box A-3.
Vea el Cuadro A-3.

Your pet needs to be hospitalized.
Su mascota necesita ser hospitalizada.

We are giving your pet (oxygen / fluids).
Nosotros le estamos dando (oxígeno / fluidos) a su mascota.

We are giving medicine to help control seizures.
Le estamos dando medicinas para ayudar a controlar las convulsiones.

Treatment lasts approximately _____ days.
El tratamiento dura aproximadamente _____ días.

Lead Poisoning
Intoxicación con Plomo

Your pet (has / may have) lead poisoning.
Su mascota (tiene / podría tener) una intoxicación con plomo.

How old is your house?
¿Qué edad tiene su casa?

Does your pet eat paint chips?
¿Su mascota come pintura descascarada de la pared?

Could your pet have swallowed something containing lead?
¿Podría haber tragado su mascota algo que contenga plomo?

Sources of lead include _____. *(See Box 3-11)*.
Las fuentes de plomo incluyen _____. *(Vea el Cuadro 3-11)*

Box 3-11. Sources of lead include:	Cuadro 3-11. Las fuentes de plomo incluyen:
• batteries	baterías
• fishing sinkers	pesas para pescar
• golf balls	pelotas de golf
• lead pipes	tubos de plomo
• lead-based paint	pinturas con base de plomo
• roofing materials	materiales para techados
• rug padding	acolchonamiento para alfombras

Box 3-12. Signs of lead poisoning include:	Cuadro 3-12. Las señales de la intoxicación con plomo incluyen:
• blindness	ceguera
• decreased appetite	disminución del apetito
• diarrhea	diarrea
• hysteria	histeria
• seizures	convulsiones
• tremors	temblores musculares
• vomiting	vómito
• walking unsteadily	incoordinación al caminar

Diagnostic Procedures
Procedimientos Diagnósticos

> **See Box A-2.**
> *Vea el Cuadro A-2.*
>
> **We (will take / took) a blood sample.**
> (Tomaremos / tomamos) una muestra de sangre.
>
> **It (will be / was) sent to a lab to test for lead poisoning.**
> Ésta (será / fue) enviada al laboratorio para hacer la prueba de intoxicación con plomo.

Treatment
Tratamiento

> **See Box A-3.**
> *Vea el Cuadro A-3.*
>
> **We (will give / gave) your pet a drug to cause vomiting.**
> Le (daremos / dimos) un medicamento a su mascota para causar el vómito.
>
> **Vomiting may remove the poison from (his / her) stomach.**
> El vomitar podría eliminar el veneno de su estómago.
>
> **We (will flush / flushed) out the stomach contents.**
> (Evacuaremos / evacuamos) el contenido del estómago.
>
> **We (will give / gave) a drug to bind up the poison in the intestines.**
> Le (daremos / dimos) un medicamento para neutralizar el veneno en los intestinos.
>
> **We (will give / gave) your pet an enema.**
> Le (daremos / dimos) una enema a su mascota.
>
> **Your pet will eliminate the poison when (he / she) has a bowel movement.**
> Su mascota eliminará el veneno cuando defeque.

Your pet will be hospitalized for approximately _____ days.
Su mascota será hospitalizada por aproximadamente _____ días.

Organophosphate Poisoning
Intoxicación con Organofosforados

Your pet (has / may have) organophosphate poisoning.
Su mascota (tiene / podría tener) una intoxicación con organofosforados.

Organophosphates are poisons used to kill insects.
Los organofosforados son venenos que se usan para matar insectos.

Does your pet wear a flea collar?
¿Su mascota usa un collar antipulgas?

Has your pet been dipped or sprayed for fleas or other parasites recently?
¿Su mascota ha sido tratada recientemente contra pulgas u otros parásitos por baño o con aeorosol?

What is the name of the (collar / dip / spray)?
¿Cuál es el nombre (del collar / de la solución del baño / del aerosol)?

When was your pet (dipped / sprayed)?
¿Cuándo fue su mascota (bañada / tratada)?

Diagnostic Procedures
Procedimientos Diagnósticos

See Box A-2.
Vea el Cuadro A-2.

Treatment
Tratamiento

See Box A-3.
Vea el Cuadro A-3.

Box 3-13. Signs of organophosphate poisoning include:	Cuadro 3-13. Las señales de intoxicación con organofosforados incluyen:
• diarrhea	diarrea
• difficulty breathing	dificultad para respirar
• muscle tremors	temblores musculares
• salivation	salivación
• seizures	convulsiones
• vomiting	vómito
• weakness	debilidad

We (will give / are giving) your pet oxygen to help (him / her) breathe more easily.
Le (daremos / estamos dando) oxígeno a su mascota para ayudarle a respirar más fácilmente.

We (will give / gave) your pet medicine to control seizures.
Le (daremos / dimos) medicina a su mascota para controlar las convulsiones.

We (will bathe / bathed) your pet to remove the chemical from his / her coat.
(Bañaremos / bañamos) a su mascota para remover el químico de la piel.

We (will give / gave) medicine to counteract the poison.
Le (daremos / dimos) medicina para contrarrestar los efectos del veneno.

We (will give / gave) fluids to flush the poison from the body.
Le (daremos / dimos) fluidos para eliminar el veneno del cuerpo.

**Your pet must be hospitalized for approximately
_____ days.**
Su mascota debe de ser hospitalizada por aproximadamente
_____ días.

Rodenticide Toxicity
Intoxicación con Raticida

Your pet (has / may have) rodenticide poisoning.
Su mascota (tiene / podría tener) una intoxicación con raticida.

This is a life-threatening problem.
Esto es un problema que pone en riesgo la vida de su mascota.

Questions Regarding Rodenticide Poisoning
Preguntas Relacionadas con la Intoxicación con Raticida

A rodenticide is a poison that kills mice and rats.
Un raticida es un veneno que mata ratas y ratones.

Do you keep poisons at home to kill mice and rats?
¿Usted guarda en casa venenos para matar ratas y ratones?

Do you know the name of the poison?
¿Usted sabe el nombre del veneno?

Can you call home and ask someone?
¿Usted puede llamar a su casa y preguntarle a alguien?

**Does your cat catch mice that may have eaten this
poison?**
¿Su gato caza ratones que puedan haber comido este veneno?

**Knowing which poison helps to determine the length of
treatment.**
El conocer el tipo de veneno ayuda a determinar la duración
del tratamiento.

Rodenticides cause the rodent to bleed internally.
Los raticidas causan hemorragias internas en los roedores.

Box 3-14. Signs of rodenticide poisoning include:	**Cuadro 3-14. Las señales de envenenamiento con rodenticidas incluyen:**
• Bloody stools	Heces con sangre
• Decreased appetite	Disminución del apetito
• Nose bleeding	Hemorragia nasal
• Trouble breathing	Dificultad para respirar
• Vomiting blood	Vómito con sangre

Pets also bleed internally if they eat these mice and rats.
Las mascotas tambien sufren hemorragias internas si se comen estas ratas y ratones.

Pets can die within a couple of days if not treated.
Las mascotas pueden morir dentro de un par de días si no son tratadas.

Diagnostic Procedures
Procedimientos Diagnósticos

See Box A-2.
Vea el Cuadro A-2.

We (will take / took) a blood sample.
(Tomaremos / tomamos) una muestra de sangre.

Treatment
Tratamiento

See Box A-3.
Vea el Cuadro A-3.

We (will give / gave) your pet a drug to make (him / her) vomit.
Le (daremos / dimos) a su mascota un medicamento para inducir el vómito.

We (will flush / have flushed) out the stomach.
(Evacuaremos / evacuamos) el estómago.

We (will give / gave) a drug that binds the poison in the intestines.
Le (daremos / dimos) un medicamento que neutraliza el veneno en los intestinos.

Your pet will eliminate the poison when (he / she) has a bowel movement.
Su mascota eliminará el veneno cuando defeque.

We will give injections of a drug that helps blood clot.
Le daremos inyecciones de un medicamento que ayuda a coagular la sangre.

When your pet is eating again, you can give this drug by mouth.
Cuando su mascota coma de nuevo, usted le puede dar este medicamento por vía oral.

This drug may need to be given for several weeks at home.
Este medicamento puede necesitar ser administrado en casa por varias semanas.

Blood clotting tests will be performed again in a few days.
Una prueba de coagulación sanguínea será hecha de nuevo en unos días más.

Your pet has lost a lot of blood.
Su mascota ha perdido mucha sangre.

Your pet (may need / needs) to have a (plasma / blood) transfusion because of the large amount of blood loss.
Su mascota (podría necesitar / necesita) una transfusión de (plasma / sangre) debido a la gran cantidad de sangre perdida.

Box 3-15. Emptying the stomach and gastrointestinal tract	Cuadro 3-15. Evacuación del estómago y del tracto gastrointestinal
Activated Charcoal	*Carbón Mineral Activado*
We (will give / gave) your pet a fluid by mouth that binds up the poison in the gut.	Le (daremos / dimos) un fluido a su mascota por vía oral que neutraliza el veneno en los intestinos.
This prevents further absorption of the poison into the body.	Esto prevendrá la absorción adicional del veneno hacia el cuerpo.
Your pet will eliminate this substance in (his / her) stools.	Su mascota eliminará esta substancia en las heces.
Cathartics (Laxatives)	*Catárticos (Laxantes)*
We (will give / gave) your pet a laxative to help empty the gastrointestinal tract quickly.	Le daremos a su mascota un laxante para ayudar a vaciar el tracto gastrointestinal rápidamente.
Your pet may have soft stools for approximately _____ hours.	Su mascota podría tener heces suaves por aproximadamente _____ horas.
Emesis Induction	*Inducción de la Emesis*
Your pet's stomach (will be / was) emptied.	El estómago de su mascota (será/ fue) vaciado.
We (will give / gave) a medicine that causes vomiting.	Le (daremos / dimos) una medicina que causa el vómito.
Your pet vomited.	Su mascota vomitó.
Your pet did not vomit.	Su mascota no vomitó.
Enema Administration	*Administración de una Enema*
We (will give / gave) your pet an enema to empty the rectum (the last part of the intestines).	Le (daremos / dimos) una enema para vaciar el recto (la última porción de los intestinos).

Continued

Box 3-15. Emptying the stomach and gastrointestinal tract	Cuadro 3-15. Evacuación del estómago y del tracto gastrointestinal
Fluid (will be / was) used to flush out the contents.	Se (usará / usó) fluido para evacuar el contenido.
Gastric Lavage	*Lavado Gástrico*
Your pet's stomach (will be / was) emptied.	El estómago de su mascota (será / fue) evacuado.
We (will flush / flushed) out your pet's stomach.	(Evacuaremos / evacuamos) el estómago de su mascota.
Your pet (will be / was) anesthetized.	Su mascota (será / fue) anestesiada.
A tube (will be / was) inserted into the stomach through the mouth.	Un tubo (será / fue) insertado en el estómago a través de la boca.
Water (will be / was) used to force out the contents.	Se (usará / usó) agua para forzar la salida del contenido.

**Your pet must be hospitalized for approximately
_____ days.**
Su mascota deberá ser hospitalizada por aproximadamente
_____ días.

TRANSFUSION MEDICINE
MEDICINA DE TRANSFUSIÓN

Blood / Plasma Transfusion
Transfusión de Sangre / Plasma

Your pet has lost a lot of blood.
Su mascota ha perdido mucha sangre.

**Your pet (may need / needs) a (blood / plasma)
transfusion.**
Su mascota (podría necesitar / necesita) una transfusión de
(sangre / plasma).

Has your pet received a (blood / plasma) transfusion before?
¿Su mascota ha recibido una transfusión de (sangre / plasma) anteriormente?

Where?
¿Dónde?

When?
¿Cuándo?

Do you know your pet's blood type?
¿Usted conoce el tipo de sangre de su mascota?

Your pet will be hospitalized for approximately _____ days.
Su mascota será hospitalizada por aproximadamente _____ días.

TRIAGE
SELECCIÓN CON BASE EN EL ESTADO CRÍTICO

This is an emergency clinic.
Esto es una clínica de emergencias.

We practice triage.
Nosotros hacemos la selección de pacientes según en el estado de gravedad.

The most critical patients are seen first.
Los pacientes más críticos son atendidos primero.

We apologize for your wait.
Nosotros nos disculpamos por su espera.

Your pet will be seen as soon as possible.
Su mascota será atendida lo antes posible.

UROLOGIC EMERGENCIES
EMERGENCIAS UROLÓGICAS

See Urogenital Disorders.
Vea Trastornos Urogenitales.

GENERAL QUESTIONS / STATEMENTS
PREGUNTAS / ASEVERACIONES GENERALES

Before the Procedure
Antes del Procedimiento

When did you first notice this problem?
¿Cuándo usted notó este problema por primera vez?

Was your pet injured?
¿Se lastimó su mascota?

What happened?
¿Qué pasó?

Has this happened before?
¿Ha sucedido esto antes?

Does your pet take medicine?
¿Su mascota toma alguna medicina?

What is the name of the medicine?
¿Cuál es el nombre de la medicina?

What is the name of your pet's illness?
¿Cuál es el nombre de la enfermedad de su mascota?

Is your pet allergic to any medicines?
¿Su mascota es alérgica a alguna medicina?

Which one(s)?
¿Cuál(es)?

Your pet (will be / was) anesthetized for this procedure.
Su mascota (será / fue) anestesiada para este procedimiento.

We (will take / took) X-rays of your pet while (he / she) (is / was) anesthetized.
(Tomaremos / tomamos) unas radiografías de su mascota mientras (él / ella) (está / estaba) anestesiada.

After the Procedure
Después del Procedimiento

Your pet is still sleepy from the anesthesia.
Su mascota todavía está soñolienta por la anestesia.

Your pet can go home when the anesthesia has worn off.
Su mascota puede regresar a casa cuando el efecto de la anestesia haya pasado.

Your pet can go home when (he / she) is walking.
Su mascota puede regresar a casa cuando (él / ella) esté caminando.

When your pet (is / was) unconscious, a breathing tube (will be / was) inserted into the windpipe (trachea).
Cuando su mascota (está / estaba) inconsciente, se (insertará / insertó) un tubo dentro de la tráquea.

This tube has mildly irritated your pet's throat, causing coughing.
Este tubo ha irritado moderadamente la garganta de su mascota, causándole tos.

This coughing is temporary.
Esta tos es temporal.

Your pet should be awake in approximately _____ (minutes / hours).
Su mascota deberá despertar en aproximadamente _____ (minutos / horas).

¿Do you have any questions?
¿Usted tiene alguna pregunta?

THE PREANESTHETIC WORKUP
LA ACTIVIDAD PREANESTÉSICA

We (will take / took) a blood sample.
(Tomaremos / tomamos) una muestra de sangre.

We (will perform / performed) blood tests to determine if there are reasons not to anesthetize your pet.
(Haremos / hicimos) exámenes de sangre para determinar si hay razones para no anestesiar a su mascota.

Your pet is not a good candidate for anesthesia because of (his / her) (advanced age / existing illness / abnormal bloodwork results).
Su mascota no es una buena candidata para ser anestesiada por su (edad avanzada / enfermedad / resultados anormales en la sangre).

Your pet may not survive the procedure and the effects of anesthesia.
Su mascota podría no sobrevivir el procedimiento y los efectos de la anestesia.

Your pet is not stable at this time.
En este momento su mascota no está estable.

We will stabilize your pet and perform the procedure at a later time.
Estabilizaremos a su mascota y más tarde realizaremos el procedimiento.

Blood work results are normal.
Los resultados de los exámenes de sangre están normales.

Has your pet been anesthetized before?
¿Su mascota ha sido anestesiada antes?

For what?
¿Para qué?

Was there anything unusual about the recovery from anesthesia?
¿Hubo algo inusual en la recuperación de la anestesia?

Do not feed your pet beginning at _____ pm the night before the procedure.
No alimente a su mascota a partir de las _____ pm de la noche antes del procedimiento.

Take up your pet's water bowl at _____ pm the night before the procedure.
Quite el contenedor del agua de su mascota a las _____ pm la noche antes del procedimiento.

When was the last time your pet ate food?
¿Cuándo fue la última vez que su mascota comió?

When was the last time your pet drank water?
¿Cuándo fue la última vez que su mascota bebió agua?

If your pet has (food / water) in (his / her) stomach, general anesthesia can cause your pet to regurgitate this food and choke.
Si su mascota tiene (alimento / agua) en su estómago, la anestesia general puede causar que su mascota regurgite esta comida y se asfixie.

PREMEDICATIONS (PREANESTHETICS)
PREMEDICACIONES (PREANESTESIA)

Your pet (will be / was) given medicine before being anesthestized in order to _____. (See Box 4-1)
A su mascota (le será / fue) dada medicina antes de ser anestesiada a fin de _____. *(Vea el Cuadro4-1)*

This medicine has not worn off yet.
A esta medicina todavía no se le ha terminado su efecto.

Box 4-1. Reasons for giving preanesthetic medication	Cuadro 4-1. Razones para dar medicación preanestésica
We (will give / gave) your pet medicine to help:	Le (daremos / dimos) medicina a su mascota para ayudarla a:
• calm / relieve anxiety	calmar / reducir la ansiedad
• to prevent / decrease pain	prevenir / disminuir el dolor
• decrease the amount of general anesthesia needed	reducir la cantidad de anestesia general que se necesita
• reduce negative side effects of general anesthesia such as excessive salivation, slow heart beat, and vomiting	reducir los efectos secundarios negativos de la anestesia general, tales como salivación excesiva, bradicardia y vómito
• promote a smooth recovery	promover una recuperación sin problemas

LOCAL ANESTHETICS
ANESTÉSICOS LOCALES

Your pet (will be / was) given an injection of a local anesthetic.

A su mascota se le (dará / dio) una inyección con un anestésico local.

The (local / epidural) anesthetic (will allow / allowed) (him / her) to remain awake during the procedure and provides extended pain relief when the procedure is over.

La anestesia (local / epidural) le (permitirá / permitió) a (él / ella) permanecer despierto(a) durante el procedimiento y provee alivio del dolor cuando el proceso finalice.

Your pet (will get / was given) an epidural anesthetic injected between backbones.
A su mascota se le (dará / dio) una anestesia epidural inyectada entre las vértebras.

The (local / epidural) anesthetic should wear off in approximately _____ (minutes / hours).
El efecto de la anestesia (local / epidural) deberá de finalizar en aproximadamente _____ (minutos / horas).

GENERAL QUESTIONS / STATEMENTS
PREGUNTAS / ASEVERACIONES GENERALES

When did you first notice this problem?
¿Cuándo usted notó este problema por primera vez?

Was your pet injured?
¿Se lastimó su mascota?

What happened?
¿Qué pasó?

Has this happened before?
¿Ha sucedido esto antes?

Does your pet take medicine?
¿Su mascota toma alguna medicina?

What is the name of the medicine?
¿Cuál es el nombre de la medicina?

What is the name of your pet's illness?
¿Cuál es el nombre de la enfermedad de su mascota?

Is your pet allergic to any medicine(s)?
¿Su mascota es alérgica a alguna(s) medicina(s)?

Which one(s)?
¿Cuál(es)?

When did your pet eat last?
¿Cuándo fue la última vez que su mascota comió?

When did your pet drink water last?
¿Cuándo fue la última vez que su mascota bebió agua?

We (took / need to take) x-rays of your pet.
(Tomamos / necesitamos tomar) unas radiografías de su mascota.

Is your pet pregnant?
¿Su mascota está preñada?

Because your pet (is / may be) pregnant, the abdomen will be protected.
Debido a que su mascota (está / puede estar) preñada, el abdomen será protegido.

We (will take / took) x-rays of your pet's (leg / abdomen / chest / head / neck).
(Tomaremos / tomamos) unas radiografías de (la pata / el abdomen / el tórax / la cabeza / el cuello) de su mascota.

We (will give / gave) (pain medicine / an anesthetic / a sedative) before taking x-rays.
Le (daremos / dimos) un (analgésico / anestésico / sedante) antes de tomar las radiografías.

This (will help / helped) your pet to relax.
Esto le (ayudará / ayudó) a su mascota a relajarse.

Your pet has _____.
Su mascota tiene _____.

I will point to the problem on the x-rays.
Voy a mostrarle el problema en la radiografía.

PLAIN FILM RADIOGRAPHY
RADIOGRAFÍA COMÚN

Hard Tissue
Tejidos Duros

Your pet (has / may have) a broken:
Su mascota (tiene / puede tener) una fractura en:

bone in the (front leg / hind leg / paw)
un hueso en la (pata del frente / pata de atrás / garra)

backbone
la columna vertebral

rib
una costilla

upper jaw (maxilla)
la mandíbula superior (maxilar)

lower jaw (mandible)
la mandíbula inferior (mandíbula)

Abdomen
Abdomen

Your pet (has / may have):
Su mascota (tiene / puede tener):

a tumor
un tumor

cancer
cáncer

a(n) enlarged liver / kidney(s)
(el / los) hígado/riñ(ón/ones) aumentados de tamaño

fluid in the abdomen
fluido en el abdomen

a foreign body in the (stomach / intestine)
un cuerpo extraño en el (estómago / intestino)

gastric dilatation / volvulus (rotated stomach)
una dilatación gástrica / un vólvulo (torsión gástrica)

an intussusception
una intususcepción

is pregnant
está preñada

kidney stones
cálculos renales

a prostate gland abnormality
una anormalidad en la próstata

a ruptured intestine
una ruptura del intestino

a ruptured urinary bladder
una ruptura de la vejiga

a string foreign body
un cuerpo extraño en forma de hilo

(urinary bladder/ urethral) stones
cálculos en la (vejiga / uretra)

Chest
Tórax

Your pet (has / may have):
Su mascota (tiene / puede tener):

congestive heart failure
insuficiencia cardíaca congestiva

a diaphragmatic hernia
una hernia diafragmática

an enlarged heart
un corazón agrandado

fluid around the heart
fluido alrededor del corazón

fluid around the lungs
fluido alrededor de los pulmones

fluid in the lungs
fluido en los pulmones

heartworm disease
filariasis

pneumonia
neumonía

pulmonary contusions (bruised lungs)
contusión pulmonar (pulmones lesionados)

a collapsed trachea
una tráquea colapsada

Discussion
Discusión

The x-rays are (normal / abnormal).
Las radiografías son (normales / anormales).

This condition requires surgery.
Esta condición requiere cirugía.

Your pet needs a cast to immobilize the area.
Su mascota necesita un yeso para inmovilizar el área.

Your pet needs medical treatment.
Su mascota necesita tratamiento médico.

These x-rays do not show enough detail.
Estas radiografías no muestran suficiente detalle.

A different radiologic technique is needed that will show more detail.
Se necesita una técnica radiológica diferente que mostrará más detalle.

This procedure (can / cannot) be performed here.
Este procedimiento (se puede / no se puede) hacer aquí.

We will recommend a specialist.
Vamos a recomendarle un especialista.

SPECIAL PROCEDURES
TÉCNICAS ESPECIALES

Computed Tomography (CT) / Magnetic Resonance Imaging (MRI)
Tomografia Computarizada (TC) / Imágenes por Resonancia Magnética (IRM)

Computed tomography involves taking a series of images.
La tomografía computarizada consiste en tomar una serie de imágenes.

These images show very thin slices of the area of interest.
Estas imágenes muestran secciones muy finas del área de interés.

It is very useful for head and spinal examination if neurologic disease is suspected.
Es muy útil para examinar la cabeza y la médula espinal si se sospecha una enfermedad neurológica.

Ultrasonography
Ultrasonido

Ultrasound examination involves using sound waves to create a detailed picture.
Un examen de ultrasonido consiste en usar ondas de sonido para crear una imagen con mucho detalle.

Ultrasonography may help to determine whether disease has spread to another part of the body.
El ultrasonido puede ayudar a determinar si la enfermedad se ha propagado a otra parte del cuerpo.

A small probe is placed on the skin.
Un transductor pequeño se coloca contra la piel.

CONTRAST STUDIES
TÉCNICAS DE CONTRASTE

Upper Gastrointestinal Study / Gastrography
Estudio Gastrointestinal Superior con Contraste / Gastrografía

An upper gastrointestinal study looks at the esophagus, stomach, and small intestines.

Un estudio gastrointestinal superior evalúa el esófago, el estómago y el intestino delgado.

It can help to identify (esophagus and stomach abnormalities / foreign bodies in the stomach or intestines / causes of weight loss, vomiting, and abdominal pain).

Puede ayudar a identificar (anormalidades del esófago y el estómago / cuerpos extraños en el estómago o en los intestinos / causas para la pérdida de peso, los vómitos y el dolor abdominal).

The gastrointestinal system must be completely empty before this procedure can be performed.

El sistema gastrointestinal debe estar completamente vacío antes de comenzar este procedimiento.

Your pet must not eat for _____ hours before the procedure.

Su mascota no puede comer nada por _____ horas antes del procedimiento.

Do not feed your pet after _____ (am / pm) the day (before / of) the procedure.

No alimente a su mascota después de las _____ (de la mañana / de la tarde) el día (antes del / del) procedimiento.

Take up your pet's water before you go to bed the night before the procedure.

Quítele el agua a su mascota antes de irse a dormir la noche antes del procedimiento.

We (will give / gave) a special fluid by mouth several hours before the procedure.

Le (daremos / dimos) un líquido especial por boca varias horas antes del procedimiento.

A series of pictures (will be / were) taken over time as this fluid travels through the gastrointestinal system.

(Tomaremos / tomamos) una imágenes de radiografías durante un tiempo determinado a medida que el líquido se mueve a través del sistema gastrointestinal.

This procedure takes approximately _____ hours.

Este procedimiento dura aproximadamente _____ horas.

The fluid passes out of the body in stools.

El líquido se elimina a través de las heces.

This fluid is not harmful to your pet.

El líquido es inocuo para su mascota.

Barium Enema Study
Estudio de Enema de Bario

A lower gastrointestinal study or barium enema looks at the last parts of the gastrointestinal tract (colon and rectum).

Un estudio gastrointestinal inferior o una enema de bario evalúa las últimas partes del tracto gastrointestinal (el colon y el recto).

It can help to identify (causes of straining to defecate / colitis / diarrhea / abnormal stools).

Puede ayudar a identificar (las causas de la dificultad para defecar / colitis / diarrea / heces anormales).

Your pet must not eat for _____ hours before the procedure.

Su mascota no puede comer nada por _____ horas antes del procedimiento.

Do not feed your pet after _____ (am / pm) the day (before / of) the procedure.

No alimente a su mascota después de las _____ (de la mañana / de la tarde) el día (antes del / del) procedimiento.

Take away your pet's water when you go to bed the night before the procedure.
Quítele el agua a su mascota antes de irse a dormir la noche antes del procedimiento.

We (will give / gave) a(n) (stool softener / enema) several hours before the procedure.
Le (daremos / dimos) (un laxante / una enema) a su mascota varias horas antes del procedimiento.

A special fluid (will be / was) given through a catheter into the (rectum / colon).
Un líquido especial se (colocará / colocó) en el (recto / colon) usando un catéter.

X-rays (will be / were) taken.
(Tomaremos / tomamos) unas radiografías.

This procedure takes about _____ hours.
Este procedimiento dura aproximadamente _____ horas.

The fluid eventually passes out of the body in stools.
El líquido se elimina eventualmente en las heces.

The fluid will not harm your pet.
El líquido es inocuo para su mascota.

Your pet (will be / was) anesthetized for this procedure.
Su mascota (será / fue) anestesiada para este procedimiento.

Cystography / Urethrography
Cistografía / Uretrografía

Cystography / urethrography helps to assess the (urinary bladder / urethra).
La cistografía / uretrografía ayuda a evaluar la (vejiga / uretra).

The urethra is the tube extending from the bladder to the outside of the body.
La uretra es el tubo que se extiende desde la vejiga hasta el exterior del cuerpo.

It can help to identify (stones, tumors, wall abnormalities, and causes of urination problems).
Este procedimiento puede identificar (cálculos, tumores, anormalidades de la pared y causas en problemas para orinar).

Your pet must not eat for _____ hours before the procedure.
Su mascota no puede comer por _____ horas antes del procedimiento.

Food in the intestines can distort the picture.
El alimento en el intestino puede distorsionar las imágenes.

We (will give / gave) a(n) (enema / stool softener) several hours before the procedure.
Le (daremos / dimos) (una enema / un laxante) a su mascota varias horas antes del procedimiento.

A special fluid (will be / was) injected through a catheter carefully placed in the (bladder urethra).
Un líquido especial se (inyectará / inyectó) a través de un catéter colocado cuidadosamente en la (vejiga / uretra).

X-rays (will be / were) taken.
Se (tomarán / tomaron) unas radiografías.

Your pet (will be / was) (anesthetized / sedated) for this procedure.
Su mascota (será / fue) (anestesiada / sedada) para este procedimiento.

The fluid passes out of the body during urination.
El líquido se elimina del cuerpo en la orina.

The fluid is not harmful to your pet.
El líquido es inocuo para su mascota.

Fistulography
Fistulografía

A fistula is a tube-shaped wound.
Una fístula es una herida en forma de tubo.

The wound extends from inside the body where the problem is to the outside.
La herida se extiende desde el interior del cuerpo donde se encuentra el problema hasta el exterior.

It can be very long.
Puede ser muy larga.

It may show the source of the problem.
Puede mostrar la causa del problema.

A special fluid (will be / was) injected into the wound.
Un líquido especial se (inyectará / inyectó) en la herida.

X-rays (will be / were) taken.
Se (tomarán / tomaron) unas radiografías.

Chapter 6
Internal Medicine

Capítulo 6
Medicina Interna

GENERAL QUESTIONS / STATEMENTS
PREGUNTAS / ASEVERACIONES GENERALES

When did you first notice this problem?
¿Cuándo usted notó el problema por primera vez?

Was your pet injured?
¿Se lastimó su mascota?

What happened?
¿Qué pasó?

Has this happened before?
¿Ha sucedido esto antes?

Does your pet take medicine?
¿Su mascota toma alguna medicina?

What is the name of the medicine?
¿Cuál es el nombre de la medicina?

We (may) need to change the (dosage / type) of medicine.
(Necesitamos / podríamos necesitar) cambiar (la dosis / el tipo) de medicina.

What is the name of your pet's medical condition?
¿Cuál es el nombre de la condición médica de su mascota?

Is your pet allergic to any medicine?
¿Su mascota es alérgica a alguna medicina?

Which one(s)?
¿Cuál(es)?

How old is your pet?
¿Qué edad tiene su mascota?

Is your pet neutered?
¿Su mascota está esterilizada?

Do you have any questions?
¿Tiene alguna pregunta?

ANEMIA
ANEMIA

Your pet (is / may be) anemic.
Su mascota (está / puede estar) anémica.

The quantity of red blood cells is low.
La cantidad de glóbulos rojos es baja.

Anemia has many causes. *(See Box 6-1)*
La anemia tiene muchas causas. *(Vea el Cuadro 6-1)*

Questions Related to Anemia
Preguntas Relacionadas con la Anemia

Have you noticed blood in your pet's (urine / stools)?
¿Ha notado sangre en (la orina / las heces) de su mascota?

Have you noticed (dark / tarry) stools?
¿Ha notado heces (oscuras / alquitranadas)?

(Has your pet been tested for / does your pet have) (feline leukemia virus / feline immunodeficiency virus)?
¿Su mascota (ha sido analizada para / tiene) (el virus de la leucemia felina / el virus de inmunodeficiencia felina)?

Has your pet been vaccinated recently?
¿Su mascota ha sido vacunada recientemente?

Box 6-1. (Signs / causes) of anemia include:	Cuadro 6-1. Las (señales / causas) de la anemia incluyen:
Signs	**Señales**
• (dark / tarry) stools	heces (oscuras / alquitranadas)
• blood in stools	sangre en las heces
• blood in urine	sangre en la orina
• decreased appetite	reducción del apetito
• fainting episodes	episodios de desmayos
• loss of interest in exercising / playing	pérdida del interés en el ejercicio / juego
• pale (mucous membranes / gums)	(membranas mucosas / encías) pálidas
• weakness	debilidad
Causes	**Causas**
• some types of cancer	algunos tipos de cáncer
• certain drugs	ciertos medicamentos
• chronic (disease / inflammation)	(enfermedad / inflamación) crónica
• eating (rodenticides / poisons that kill rodents / mice / rats)	ingestión de (raticidas / venenos para matar roedores / ratones / ratas)
• eating a large amount of onions	ingestión de una gran cantidad de cebollas
• feline immunodeficiency virus	virus de inmunodeficiencia felina
• feline leukemia virus	virus de la leucemia felina
• fleas	pulgas
• kidney disease	enfermedad del riñón
• parasites in the (blood / intestines)	parásitos en (la sangre / los intestinos)
• ticks	garrapatas

When?
¿Cuándo?

Have you seen (ticks / fleas) on your pet?
¿Ha visto (garrapatas / pulgas) en su mascota?

Has your pet ever been dewormed?
¿Alguna vez su mascota ha sido desparasitada?

When?
¿Cuándo?

Do you put out poison at home to kill (rodents / mice / rats)?
¿Usted pone veneno para matar (roedores / ratones / ratas) en su casa?

Immune-mediated Hemolytic (Anemia / Thrombocytopenia)
(Anemia / Trombocitopenia) Hemolítica Inmune

Your pet (has / may have) immune-mediated hemolytic anemia.
Su mascota (tiene / puede tener) anemia hemolítica inmune.

The immune system is destroying its own red blood cells.
El sistema inmune está destruyendo sus propios glóbulos rojos.

The cause is unknown.
La causa se desconoce.

This is a life-threatening condition.
Ésta es una condición que pone en riesgo la vida de su mascota.

Diagnostic Procedures
Procedimientos Diagnósticos

See Box A-2.
Vea el Cuadro A-2.

Treatment
Tratamiento

See Box A-3.
Vea el Cuadro A-3.

Your pet has lost a lot of blood.
Su mascota ha perdido mucha sangre.

Your pet needs protein to help the blood clot.
Su mascota necesita proteínas para ayudar a la coagulación de
la sangre.

Your pet needs a (blood / plasma) transfusion.
Su mascota necesita una transfusión de (sangre / plasma).

HEMOSTASIS DISORDERS
TRASTORNOS HEMOSTÁTICOS

Your pet (has / may have) a bleeding disorder.
Su mascota (tiene / puede tener) un trastorno de sangrado.

Your pet (is / may be) unable to control bleeding.
Su mascota (es / puede ser) incapaz de controlar el sangrado.

Box 6-2. Some causes of hemostasis disorders are:	Cuadro 6-2. Algunas causas de los trastornos de hemostasis son:
• breed predisposition	predisposición de raza
• certain drugs	ciertos medicamentos
• congenital clotting factor deficiencies / (deficiency at birth of certain blood components)	deficiencias congénitas del factor de coagulación (deficiencias al nacimiento de ciertos componentes de la sangre)
• liver disease	enfermedad hepática
• platelet dysfunction	disfunción plaquetaria
• secondary to diseases including kidney disease and hemangiosarcoma	efecto secundario de enfermedades incluyendo la enfermedad renal y la hemangiosarcoma
• vitamin K deficiency	deficiencia de vitamina K

Even the smallest trauma causes severe bleeding.
Aún el trauma más pequeño puede causar sangrado severo.

Bleeding can even begin spontaneously, without injury.
El sangrado puede empezar espontáneamente, sin una lesión.

This is a life-threatening condition.
Ésta es una condición que pone en riesgo la vida de su mascota.

There are many causes of bleeding disorders.
Hay muchas causas de los trastornos de sangrado.

Diagnostic Procedures
Procedimientos Diagnósticos

See Box A-2.
Vea el Cuadro A-2.

We (will take / took) a blood sample.
(Tomaremos / tomamos) una muestra de sangre.

We (will measure/ measured) the time needed for your pet's blood to clot.
(Mediremos / medimos) el tiempo que tarda la sangre de su mascota en coagular.

Treatment
Tratamiento

Your pet needs to be hospitalized.
Su mascota necesita ser hospitalizada.

See Box A-3.
Vea el Cuadro A-3.

We (will give / gave) your pet medicine to help the blood clot.
Le (daremos / dimos) medicina a su mascota para ayudar a la coagulación.

Your pet needs a (blood / plasma) transfusion.
Su mascota necesita una transfusión de (sangre / plasma).

CARDIOPULMONARY DISORDERS
TRASTORNOS CARDIOPULMONARES

Also see Emergency and Critical Care Medicine and Surgery.
Vea también Medicina de Emergencia y de Cuidado Crítico y Cirugía.

General Questions / Statements
Preguntas / Aseveraciones Generales

When did you first notice this problem?
¿Cuándo usted notó este problema por primera vez?

Was your pet injured?
¿Se lastimó su mascota?

What happened?
¿Qué pasó?

Has this happened before?
¿Ha sucedido esto antes?

Does your pet take medicine?
¿Su mascota toma alguna medicina?

What is the name of the medicine?
¿Cuál es el nombre de la medicina?

What is the name of your pet's illness?
¿Cuál es el nombre de la enfermedad de su mascota?

Is your pet allergic to any medicines?
¿Su mascota es alérgica a alguna medicina?

Which one(s)?
¿Cuál(es)?

Your pet needs to begin to take medicine.
Su mascota necesita comenzar a tomar medicinas.

We (may) need to change the medicine.
(Podríamos necesitar / necesitamos) cambiar la medicina.

We (may) need to change the dosage.
(Podríamos necesitar / necesitamos) cambiar la dosis.

Do you have any questions?
¿Tiene alguna pregunta?

Heartworm Disease
Filariasis Cardiaca

Your pet (has / may have) heartworm disease.
Su mascota (tiene / puede tener) filariasis.

This is a life-threatening disease.
Ésta es una enfermedad que pone en riesgo la vida.

Heartworms live in the heart and damage the heart and lungs.
Las filarias viven en el corazón y dañan al corazón y a los pulmones.

Does your pet take heartworm prevention medicine?
¿Su mascota toma medicina preventiva para la filariasis?

What is the name of it?
¿Cuál es el nombre de la medicina?

How often do you give this medicine?
¿Con qué frecuencia le da la medicina?

Have you ever missed giving this medicine?
¿Alguna vez ha olvidado dar esta medicina?

When?
¿Cuándo?

Box 6-3. Signs of heartworm disease are:	**Cuadro 6-3. Las señales de la filariasis son:**
• coughing / coughing blood	tos / tos con sangre
• weakness	debilidad
• fainting episodes	episodios de desmayo
• weight loss	pérdida de peso

Diagnostic Procedures
Procedimientos Diagnósticos

> **See Box A-2.**
> *Vea el Cuadro A-2.*

Treatment
Tratamiento

> **See Box A-3.**
> *Vea el Cuadro A-3.*

> **Your pet's disease is (mild / moderate / severe / very severe).**
> La enfermedad de su mascota es (leve / moderada / severa / muy severa).

> **Treatment involves injections of a medicine into the muscle.**
> El tratamiento consiste de inyecciones de una medicina en el músculo.

> **Your pet must be hospitalized for _____ (hours / days / overnight).**
> Su mascota debe ser hospitalizada por _____ (horas / días / toda la noche).

> **The treatment will be repeated in _____ weeks.**
> El tratamiento se repetirá en _____ semanas.

Then, after _____ more weeks, another drug is given to kill baby worms in the blood.

Entonces, después de _____ semanas, otro medicamento será administrado para matar las larvas del parásito en la sangre.

Your pet will be hospitalized for _____ (hours / days / overnight).

Su mascota será hospitalizada por _____ (horas / días / toda la noche).

Complications after treatment can be life-threatening.

Las complicaciones después del tratamiento pueden poner en riesgo la vida.

Strict rest is required during treatment for _____ weeks.

Se requiere descanso estricto durante el tratamiento por _____ semanas.

ENDOCRINE DISORDERS
TRASTORNOS ENDOCRINOS

General Questions / Statements
Preguntas / Aseveraciones Generales

When did you first notice this problem?
¿Cuándo usted notó este problema por primera vez?

Was your pet injured?
¿Se lastimó su mascota?

What happened?
¿Qué pasó?

Has this happened before?
¿Ha sucedido esto antes?

Does your pet take medicine?
¿Su mascota toma alguna medicina?

What is the name of the medicine?
¿Cuál es el nombre de la medicina?

What is the name of your pet's illness?
¿Cuál es el nombre de la enfermedad de su mascota?

Is your pet allergic to any medicines?
¿Su mascota es alérgica a alguna medicina?

Which one(s)?
¿Cuál(es)?

Your pet needs to begin to take medicine.
Su mascota necesita comenzar a tomar medicinas.

We (may) need to change the medicine.
(Podríamos necesitar / necesitamos) cambiar la medicina.

We (may) need to change the dosage.
(Podríamos necesitar / necesitamos) cambiar la dosis.

Do you have any questions?
¿Tiene alguna pregunta?

Diabetes Mellitus (Also see Emergency and Critical Care Medicine)
Diabetes Mellitus (Vea también Medicina de Emergencia y de Cuidado Crítico)

Your pet (is / may be) diabetic.
Su mascota (es / puede ser) diabética.

Your pet's blood sugar is too high.
El nivel de azúcar en la sangre de su mascota es muy alto.

Your pet has blood sugar in the urine.
Su mascota tiene azúcar en la orina.

This is abnormal.
Esto es anormal.

Diabetes is caused by abnormal (production / regulation) of insulin.
La diabetes es causada por una (producción / regulación) anormal de la insulina.

Insulin controls blood sugar levels.
La insulina controla los niveles de azúcar en la sangre.

This disease can lead to other problems including skin and urinary bladder infections, cataracts, and neurologic problems.
Esta enfermedad puede causar otros problemas incluyendo infecciones de la piel y de la vejiga urinaria, cataratas y problemas neurológicos.

Diabetes mellitus can be life-threatening if it is not controlled.
La diabetes mellitus puede poner en riesgo la vida si no se controla.

Box 6-4. Signs of diabetes are:	Cuadro 6-4. Las señales de la diabetes son:
• increased water consumption • increased urination • increased appetite • weight loss	aumento en el consumo de agua aumento en micción (orina) aumento en el apetito pérdida de peso

Diagnostic Tests
Pruebas Diagnósticas

See Box A-2.
Vea el Cuadro A-2.

We (will take / took) a (blood / urine) sample.
(Tomaremos / tomamos) una muestra de (sangre / orina).

We (will measure / measured) your pet's blood sugar every _____ hours.
(Mediremos / medimos) el azúcar en la sangre de su mascota cada _____ horas.

Treatment
Tratamiento

See Box A-3.
Vea el Cuadro A-3.

You can manage diabetes mellitus at home by giving insulin injections regularly.
Usted puede manejar la diabetes mellitus de su mascota en la casa dándole inyecciones de insulina regularmente.

You must also feed your pet a diet high in fiber.
Usted también deberá alimentar a su mascota con una dieta alta en fibra.

Your pet will benefit from exercise.
Su mascota se beneficiará del ejercicio.

You can monitor your pet's improvement at home.
Usted puede monitorear la mejoría de su mascota en su casa.

Signs of improvement are decreased water consumption, decreased urination, weight stability, and decreased appetite.
Las señales de mejora incluyen la reducción en el consumo de agua, reducción en micción (orina), estabilidad del peso y reducción del apetito.

We will set up a home-treatment program for your pet.
Prepararemos un programa de tratamiento en casa para su mascota.

You must handle the insulin as instructed.
Usted debe usar la insulina de acuerdo a las instrucciones.

The slightest change in insulin administration at home can have severe consequences.
Un cambio mínimo en la administración de la insulina en casa puede tener consecuencias severas.

Please call us before giving insulin at home if you have any concerns.
Por favor llámenos antes de administrar la insulina en casa si tiene alguna duda.

Hyperadrenocorticism (Cushing's Disease)
Hiperadrenocorticismo (Enfermedad de Cushing)

Your pet (has / may have) hyperadrenocorticism (Cushing's disease).
Su mascota (tiene / puede tener) hiperadrenocorticismo (enfermedad de Cushing).

There is an excess of glucocorticoids in the blood as a result of a hormonal imbalance.
Hay un exceso de glucocorticoides en la sangre como resultado de un desbalance hormonal.

Glucocorticoids are made by a pair of glands in the abdomen. These are the adrenal glands.
Los glucocorticoides son producidos por un par de glándulas en el abdomen llamadas adrenales. Éstas son las glándulas adrenales.

These hormones help to control the body's use of energy.
Estas hormonas ayudan a controlar el uso de energía por el cuerpo.

This disease affects every organ and system and can be life-threatening.
Esta enfermedad afecta a todos los órganos y sistemas y puede poner en riesgo la vida.

Questions Related to Hyperadrenocorticism (Cushing's Disease)
Preguntas Relacionadas con el Hiperadrenocorticismo (Enfermedad de Cushing)

Do you give your pet medicine? _____ Yes _____ No
¿Usted le da alguna medicina a su mascota? _____ Sí _____ No

What is the name of the medicine?
¿Cuál es el nombre de la medicina?

What is the name of your pet's illness?
¿Cuál es el nombre de la enfermedad de su mascota?

How much do you give each time?
¿Cuánto usted le da cada vez?

Box 6-5. Signs of hyperadrenocorticism (Cushing's disease) are:	Cuadro 6-5. Las señales del hiperadrenocorticismo (enfermedad de Cushing) son:
• (hardened / mineralized) areas of skin	áreas de la piel (endurecidas / mineralizadas)
• hair loss	pérdida del pelo
• increased appetite	aumento en el apetito
• increased urination	aumento en micción (orina)
• increased water consumption	aumento en el consumo de agua
• lethargy	letargo
• poor haircoat	pelaje en condición pobre
• poor muscle coordination	incoordinación muscular
• rounded, pot-belly	abdomen redondeado
• seizures	convulsiones
• thin skin	piel delgada
• trouble breathing	dificultad para respirar
• weakness	debilidad
• weight loss	pérdida de peso

Diagnostic Procedures
Procedimientos Diagnósticos

See Box A-2.
Vea el Cuadro A-2.

We (will take / took) a (blood / urine) sample.
(Tomaremos / tomamos) una muestra de (sangre / orina).

Box 6-6. Causes of hyperadrenocorticism (Cushing's disease) are:	**Cuadro 6-6. Las causas del hiperadrenocorticismo (enfermedad de Cushing) son:**
• a tumor in the adrenal gland in the abdomen • a tumor in the part of the brain that controls the adrenal gland • excessive administration of glucocorticoids to treat another disease	un tumor en la glándula adrenal en el abdomen un tumor en la región del cerebro que controla la glándula adrenal administración excesiva de glucocorticoides como tratamiento para otras enfermedades

We (will take / took) x-rays of your pet's abdomen.
(Tomaremos / tomamos) unas radiografías del abdomen de su
    mascota.

We (will perform / performed) an ultrasound exam.
(Haremos / hicimos) un examen con ultrasonido.

Treatment
Tratamiento

See Box A-3.
Vea el Cuadro A-3.

**We will wean your pet off of glucocorticoid medicine
very slowly.**
Reduciremos la dosis de la medicina glucocorticoide muy
    lentamente.

Do not stop giving glucocorticoids all at once.
No deje de dar los glucocorticoides en forma súbita.

You can give medicine at home.
Usted le puede dar medicina en casa.

Medicine (will probably / may need to be) given for the rest of your pet's life.
La medicina (probablemente se dará / podría necesitar darse) por el resto de la vida de su mascota.

Surgery is recommended to remove the adrenal gland.
Se recomienda una cirugía para remover la glándula adrenal.

Hyperthyroidism
Hipertiroidismo

Your pet (has / may have) hyperthyroidism.
Su mascota (tiene / puede tener) hipertiroidismo.

Hyperthyroidism is a disease of the thyroid gland located in the neck.
El hipertiroidismo es una enfermedad de la glándula tiroides localizada en el cuello.

Box 6-7. Signs of hyperthyroidism include:	Cuadro 6-7. Las señales del hipertiroidismo incluyen:
• aggressive behavior	comportamiento agresivo
• diarrhea	diarrea
• elevated heart rate	ritmo cardíaco elevado
• hair loss, unhealthy haircoat	pérdida del pelo, pelaje deteriorado
• increased appetite	aumento en el apetito
• increased frequency / volume of bowel movements	aumento en la frecuencia / el volumen de las defecaciones
• increased urination	aumento en micción (orina)
• increased water consumption	aumento en el consumo de agua
• lethargy	letargo
• restlessness	inquietud
• vomiting	vómito
• weakness	debilidad
• weight loss	pérdida de peso

The thyroid gland regulates the rate at which organs in the body use and produce energy.
La glándula tiroides regula el ritmo en que los órganos del cuerpo usan y producen energía.

If left untreated, hyperthyroidism may be life-threatening.
Si no se trata, el hipertiroidismo puede poner en riesgo la vida.

The heart, kidneys, and gastrointestinal tract can be damaged from hyperthyroidism.
El corazón, los riñones y el tracto gastrointestinal pueden ser dañados por el hipertiroidismo.

Box 6-8. We will test for hyperthyroidism by _____. It is usually necessary to perform several tests.	**Cuadro 6-8. Haremos la prueba para el hipertiroidismo mediante _____. Generalmente es necesario hacer varias pruebas.**
• palpating the thyroid gland	palpación de la glándula tiroides
• measuring T_4 in the blood	medida del nivel de T_4 en la sangre
• measuring a hormone, thyroxine, in the blood	medida del nivel de una hormona, la tiroxina, en la sangre
• measuring free T_4 in the blood	medida del nivel de T_4 libre en la sangre
• performing a T_3 suppression test	haciendo una prueba de supresión de T_3
• performing a TRH stimulation test	haciendo una prueba de estimulación de tiroxina
• performing a (radionuclide) thyroid scan	haciendo un escaneo tiroideo (con un radionucleótido)

Diagnostic Procedures
Procedimientos Diagnósticos

> **See Box A-2.**
> *Vea el Cuadro A-2.*
>
> **I will palpate your pet's thyroid gland (here in the neck).**
> Voy a palpar la glándula tiroides de su mascota (aquí en el cuello).
>
> **Your pet (has / may have) an enlarged thyroid gland.**
> Su mascota (tiene / puede tener) la glándula tiroides engrandecida.
>
> **The thyroid gland does not feel enlarged.**
> La glándula tiroides no se siente engrandecida.
>
> **A thyroid scan (can / will be / should be) performed.**
> Un escaneo tiroideo (puede ser / será / deberá ser) realizado.
>
> **An injection is given that causes thyroid tissue located in the chest to be seen on x-rays.**
> Se da una inyección especial que causa que el tejido tiroideo localizado en el pecho se vea en las radiografías.
>
> **We will recommend a veterinary specialist.**
> Le recomendaremos a un veterinario especialista.

Treatment
Tratamiento

> **See Box A-3.**
> *Vea el Cuadro A-3.*
>
> **Your pet has thyroid tissue in the chest that cannot be removed surgically.**
> Su mascota tiene tejido tiroideo en el pecho que no podrá ser removido quirúrgicamente.

(Medical treatment / surgical removal of the thyroid gland) is recommended.
Se recomienda (el tratamiento médico / la remoción quirúrgica de la glándula tiroides).

Medical treatment followed by surgical removal of the thyroid gland is recommended.
Se recomienda el tratamiento médico seguido por la remoción quirúrgica de la glándula tiroides.

Your pet (would / will) take medicine for approximately _____ (days / weeks).
Su mascota (tomaría / tomará) medicina por aproximadamente _____ (días / semanas).

If the medicine is effective, the thyroid gland (would / will) be surgically removed.
Si la medicina es efectiva, la glándula tiroides (sería / será) removida quirúrgicamente.

A radioactive substance (would / will) be injected to destroy abnormal thyroid tissue.
Una sustancia radioactiva (sería / será) inyectada para destruir el tejido anormal de la tiroides.

Your pet (would / will) be hospitalized for approximately _____ days.
Su mascota (sería / será) hospitalizada por aproximadamente _____ días.

Hypoadrenocorticism (Addison's disease)
Hipoadrenocorticismo (Enfermedad de Addison)

Your pet (has / may have) (hypoadrenocorticism / Addison's disease).
Su mascota (tiene / puede tener) (hipoadrenocorticismo / enfermedad de Addison).

The adrenal glands in the abdomen are not making enough of the hormones that they should produce.
Las glándulas adrenales en el abdomen no están produciendo cantidades suficientes de las hormonas que se supone que produzcan.

These hormones are called glucocorticoids.
Estas hormonas se llaman glucocorticoides.

These hormones help to control the body's use of energy.
Estas hormonas ayudan a controlar el uso de energía por el cuerpo.

There are many causes. *(See Box 6-10)*
La enfermedad tiene muchas causas. *(Vea el Cuadro 6-10)*

The cause of your pet's disease is unknown at this time.
La causa de la enfermedad de su mascota se desconoce en este momento.

Questions Related to Hypoadrenocorticism (Addison's Disease)
Preguntas Relacionadas con el Hipoadrenocorticismo (Enfermedad de Addison)

(Does your pet take / has your pet recently taken) corticosteroids?
¿Su mascota (toma / ha tomado recientemente) corticoesteroides?

How often?
¿Cuán frecuente?

How much do you give each time?
¿Cuánto usted le da cada vez?

When did you stop giving this medicine?
¿Cuándo dejó de darle esta medicina?

Did you stop giving it suddenly?
¿Dejó de darla súbitamente?

Did you gradually give decreasing amounts?
¿Le dio gradualmente cantidades más pequeñas?

How old is your pet?
¿Qué edad tiene su mascota?

Box 6-9. Signs of (hypoadrenocorticism / Addison's disease) are:	Cuadro: 6-9. Las señales del (hipoadrenocorticismo / enfermedad de Addison) son:
• abdominal pain	dolor abdominal
• decreased appetite	reducción del apetito
• diarrhea	diarrea
• increased water consumption	aumento en el consumo de agua
• lethargy	letargo
• shivering	temblores
• vomiting	vómito
• weakness	debilidad
• weight loss	pérdida de peso

Box 6-10. Causes of hypoadrenocorticism are:	Cuadro 6-10. Las causas del hipoadrenocorticismo son:
Primary disease	*Enfermedad primaria*
• unknown (idiopathic)	desconocida (idiopática)
Secondary disease	*Enfermedad secundaria*
• abnormalities in a part of the brain that controls the adrenal glands (cancer / inflammation of the pituitary gland / inflamacion del hypothalamus)	anormalidades de la región del cerebro que controla las glándulas adrenales (cáncer / inflamación de la glándula pituitaria / inflamación del hipotálamo)
• taking (glucocorticoids / megestrol acetate) for a long time	consumo prolongado de (glucocorticoides / acetato de megestrol)

Diagnostic Procedures
Procedimientos Diagnósticos

> **See Box A-2.**
> *Vea el Cuadro A-2.*
>
> **We (will take / took) a blood sample.**
> (Tomaremos / tomamos) una muestra de sangre.

Treatment
Tratamiento

> **See Box A-3.**
> *Vea el Cuadro A-3.*
>
> **Your pet needs to be hospitalized.**
> Su mascota necesita ser hospitalizada.
>
> **Your pet (must / should) be treated immediately.**
> Su mascota (debe / deberá) ser tratada inmediatamente.
>
> **We (will give / are giving) fluids.**
> Le (daremos / dimos) fluidos.
>
> **Eventually, we will give the hormones that the glands cannot make naturally.**
> Eventualmente, le daremos a su mascota las hormonas que las glándulas no pueden producir naturalmente.
>
> **Your pet (will / may) need to take medicine for the rest of (his / her) life.**
> Su mascota (necesitará / podrá necesitar) tomar la medicina por el resto de su vida.

Hypothyroidism
Hipotiroidismo

> **Your pet (has / may have) hypothyroidism.**
> Su mascota (tiene / puede tener) hipotiroidismo.

The thyroid gland does not make enough of the hormone(s) that it is supposed to make.
La glándula tiroides no produce cantidades suficientes de la(s) hormona(s) que se supone que produzca.

This thyroid gland is located in the neck.
La glándula tiroides está localizada en el cuello.

The thyroid gland helps to regulate energy and many bodily functions.
La glándula tiroides ayuda a regular la energía y muchas funciones del cuerpo.

Hypothyroidism may affect all body systems.
El hipotiroidismo puede afectar a todos los sistemas del cuerpo.

Box 6-11. Signs of hypothyroidism include:	**Cuadro: 6-11. Las señales del hipotiroidismo incluyen:**
• anemia	anemia
• constipation	estreñimiento
• diarrhea	diarrea
• dry or oily skin	piel reseca o aceitosa
• hair loss (especially on tail)	pérdida del pelo (especialmente en la cola)
• heart rhythm abnormalities	anormalidades del ritmo cardíaco
• inactivity (interpreted as laziness)	inactividad (interpretada como pereza)
• intolerance to cold	intolerancia al frío
• lethargy	letargo
• mental dullness	confusión mental
• problems with reproduction	problemas reproductivos
• seizures	convulsiones
• skin infections	infecciones de la piel
• walking awkwardly	movimientos raros al caminar
• weight gain	aumento de peso

Box 6-12. Causes of hypothyroidism include:	Cuadro 6-12. Las causas del hipotiroidismo incluyen:
• destruction of the thyroid gland by the immune system or by an unknown cause	destrucción de la glándula tiroides por el sistema immune o por alguna causa desconocida
• a problem with parts of the brain that help to control the thyroid gland	problema en la región del cerebro que ayuda a controlar la glándula tiroides

Diagnostic Procedures
Procedimientos Diagnósticos

See Box A-2.
Vea el Cuadro A-2.

We (will take / took) a blood sample.
(Tomaremos / tomamos) una muestra de sangre.

Treatment
Tratamiento

See Box A-3.
Vea el Cuadro A-3.

Your pet needs to take medicine daily.
Su mascota necesita tomar medicina diariamente.

This medicine may reverse the problems.
Esta medicina podría revertir el problema.

You should see changes in your pet in approximately _____ weeks.
Usted deberá ver cambios en su mascota en aproximadamente _____ semanas.

We need to measure the level of the medicine in the blood in approximately _____ weeks.
Necesitamos medir los niveles de la medicina en la sangre en aproximadamente _____ semanas.

This measurement helps to adjust the dosage up or down as needed.
Esta medida ayuda a ajustar la dosis, aumentándola o disminuyéndola según sea necesario.

EXOCRINE PANCREATIC DISORDERS
TRASTORNOS PANCREÁTICOS EXÓCRINOS

General Questions / Statements
Preguntas / Aseveraciones Generales

When did you first notice this problem?
¿Cuándo usted notó este problema por primera vez?

Was your pet injured?
¿Se lastimó su mascota?

What happened?
¿Qué pasó?

Has this happened before?
¿Ha sucedido esto antes?

Does your pet take medicine?
¿Su mascota toma alguna medicina?

What is the name of the medicine?
¿Cuál es el nombre de la medicina?

What is the name of your pet's illness?
¿Cuál es el nombre de la enfermedad de su mascota?

Is your pet allergic to any medicines?
¿Su mascota es alérgica a alguna medicina?

Which one(s)?
¿Cuál(es)?

Your pet needs to begin to take medicine.
Su mascota necesita comenzar a tomar medicinas.

We (may) need to change the medicine.
(Necesitamos / podríamos necesitar) cambiar la medicina.

We (may) need to change the dosage.
(Necesitamos / podríamos necesitar) cambiar la dosis.

Do you have any questions?
¿Tiene alguna pregunta?

Exocrine Pancreatic Insufficiency (EPI)
Insuficiencia Pancreática Exócrina (IPE)

Your pet (has / may have) a disease of the pancreas.
Su mascota (tiene / puede tener) una enfermedad del páncreas.

The pancreas is a gland that releases enzymes that help digest food in the gut.
El páncreas es una glándula que libera enzimas que ayudan a digerir los alimentos en los intestinos.

Without these enzymes, your pet cannot absorb nutrition from food.
Sin estas enzimas, su mascota no puede absorber nutrientes de los alimentos.

Box 6-13. Signs of exocrine pancreatic insufficiency (EPI) include:	**Cuadro 6-13. Las señales de la insuficiencia pancreática exócrina (IPE) incluyen:**
• (greatly) increased appetite	gran aumento en el apetito
• weight loss	pérdida de peso
• eating dirt	consumo de tierra
• eating stools	consumo de heces
• poor-quality haircoat	pelaje en condición pobre
• bulky, pale feces	heces voluminosas y pálidas

EPI may be caused by inflammation of the pancreas.
La IPE puede ser causada por una inflamación del páncreas.

The exact cause of EPI is unknown.
La causa exacta de IPE se desconoce.

Diagnostic Procedures
Procedimientos Diagnósticos

See Box A-2.
Vea el Cuadro A-2.

We (will take / took) a blood sample for tests.
(Tomaremos / tomamos) una muestra de sangre.

Treatment
Tratamiento

See Box A-3.
Vea el Cuadro A-3.

An enzyme supplement (can / should) be given in your pet's food with each meal.
Un suplemento enzimático (puede / debe) ser suministrado en el alimento de su mascota con cada comida.

This may be necessary for the rest of your pet's life.
Esto puede ser necesario por el resto de la vida de su mascota.

Pancreatitis (Acute)
Pancreatitis (Aguda)

Your pet (has / may have) pancreatitis.
Su mascota (tiene / puede tener) pancreatitis.

The pancreas is inflamed.
El páncreas está inflamado.

The pancreas is a gland that releases enzymes that help digest food in the gut.
El páncreas es una glándula que libera enzimas que ayudan a digerir los alimentos en los intestinos.

Without these enzymes, your pet cannot absorb nutrition from food.
Sin esas enzimas, su mascota no puede absorber los nutrientes de los alimentos.

Pancreatitis is a very painful condition.
La pancreatitis es una condición muy dolorosa.

Pancreatitis can be a life-threatening disease.
La pancreatitis es una enfermedad que puede poner en riesgo la vida de su mascota.

Questions Related to Acute Pancreatitis
Preguntas Relacionadas con la Pancreatitis Aguda

What do you feed your pet?
¿Qué usted alimenta a su mascota?

Has your pet recently eaten food high in fat, such as junk food?
¿Su mascota ha comido alimentos altos en grasas tales como comida chatarra?

Box 6-14. Signs of pancreatitis include:	Cuadro 6-14. Las señales de la pancreatitis incluyen:
• blood in stools	sangre en el excremento
• decreased appetite	reducción del apetito
• depression	depresión
• diarrhea	diarrea
• drooling	babeo
• painful abdomen	dolor abdominal
• trouble breathing	dificultad al respirar
• vomiting (blood)	vómito (con sangre)
• weakness	debilidad

Box 6-15. Causes of pancreatitis include:	Cuadro 6-15. Las causas de la pancreatitis incluyen:
• cancer	cáncer
• certain medicines	ciertas medicinas
• high-fat foods	alimentos altos en grasas
• obesity	obesidad
• trauma	trauma
• unknown	desconocidas

Does your pet take medicine?
¿Su mascota toma alguna medicina?

What is the name of the medicine?
¿Cuál es el nombre de la medicina?

What is the name of your pet's illness?
¿Cuál es el nombre de la enfermedad de su mascota?

Diagnostic Procedures
Procedimientos Diagnósticos

See Box A-2.
Vea el Cuadro A-2.

I will gently palpate your pet's abdomen.
Voy a palpar el abdomen de su mascota suavemente.

Your pet's abdomen is painful.
El abdomen de su mascota está adolorido.

We (will take / took) a blood sample.
(Tomaremos / tomamos) un muestra de sangre.

We (will take / took) x-rays.
(Tomaremos / tomamos) unas radiografías.

Treatment
Tratamiento

See Box A-3.
Vea el Cuadro A-3.

Your pet needs to be hospitalized.
Su mascota necesita ser hospitalizada.

We (will give / are giving) fluids.
Le (daremos / estamos dando) fluidos.

We (will give / gave) medicine to control (pain / vomiting).
Le (daremos / dimos) medicina a su mascota para controlar el (dolor / vómito).

All food must be withheld so that your pet's pancreas and gut can rest.
Todo alimento deberá ser retenido para que el páncreas y los intestinos de su mascota descansen.

This disease can recur, depending on the cause.
Esta enfermedad puede recurrir, dependiendo de la causa.

GASTROINTESTINAL DISORDERS
TRASTORNOS GASTROINTESTINALES

General Questions / Statements
Preguntas / Aseveraciones Generales

When did you first notice this problem?
¿Cuándo usted notó este problema por primera vez?

What happened?
¿Qué pasó?

Has this happened before?
¿Ha sucedido esto antes?

Does your pet take medicine?
¿Su mascota toma alguna medicina?

What is the name of the medicine?
¿Cuál es el nombre de la medicina?

What is the name of your pet's illness?
¿Cuál es el nombre de la enfermedad de su mascota?

Is your pet allergic to any medicines?
¿Su mascota es alérgica a alguna medicina?

Which one(s)?
¿Cuál(es)?

Coccidiosis
Coccidiosis

Your pet (has / may have) coccidiosis.
Su mascota (tiene / puede tener) coccidiosis.

Box 6-16. Zoonosis warning	Cuadro 6-16. Advertencia de zoonosis
Humans can become infected with some types of coccidia from their infected pet's feces or from the environment.	Los humanos pueden ser infectados con algunos tipos de coccidias de las heces de sus mascotas infectadas o a través del ambiente.
Always wash hands after handling an animal that (is / may be) infected with coccidia.	Siempre lávese las manos después de manejar un animal que (está / pueda estar) infectado con coccidias.
Contact your doctor if you suspect that you have come in contact with this parasite.	Contacte a su doctor si sospecha haber tenido contacto con este parásito.

Coccidiosis is an overgrowth of a microscopic parasite in the intestines.
La coccidiosis es un crecimiento excesivo de un parásito microscópico en los intestinos.

There are many types of coccidia.
Hay muchos tipos de coccidias.

Some types may be transmitted from infected pet's feces or the environment to people.
Algunos tipos de parásitos pueden ser transmitidos a los humanos a través de las heces de la mascota o a través del medio ambiente.

Box 6-17. Coccidiosis can be transmitted by consuming:	Cuadro 6-17. La coccidiosis puede transmitirse por el consumo de:
• feces of infected animals • other animals (rodents) that are infected • contaminated water	heces infectadas otros animales (roedores) infectados agua contaminada

Box 6-18. Signs of infection with coccidia include:	Cuadro 6-18. Las señales de una infección con coccidias incluyen:
• (bloody) diarrhea • decreased appetite • vomiting • weight loss	diarrea (con sangre) reducción del apetito vómito pérdida de peso

Diagnostic Procedures
Procedimientos Diagnósticos

See Box A-2.
Vea el Cuadro A-2.

We (will take / took) a fecal sample.
(Tomaremos / tomamos) una muestra fecal.

We (will take / took) a blood sample.
(Tomaremos / tomamos) una muestra de sangre.

Treatment
Tratamiento

See Box A-3.
Vea el Cuadro A-3.

Your pet needs to be hospitalized.
Su mascota necesita ser hospitalizada.

We (will give / are giving) fluids and medicine.
Le (daremos / estamos dando) fluidos y medicina.

Your pet should not be offered food until vomiting subsides.
No le ofrezca alimentos a su mascota hasta que se le pase el vómito.

Your pet must eat only (bland / high-fiber) food for _____ days.
Su mascota deberá comer solamente alimentos (blandos / altos en fibra) por _____ días.

You can give your pet medicine at home.
Usted le puede dar medicina a su mascota en casa.

This infection often recurs.
Esta infección recurre frecuentemente.

Diarrhea
Diarrea

Has your pet ever been vaccinated?
¿Alguna vez su mascota ha sido vacunada?

(When / how long ago) was your pet last vaccinated?
¿(Cuándo fue / hace cuánto tiempo) que su mascota fue
vacunada?

Has your pet been dewormed?
¿Su mascota ha sido desparasitada?

(When / how long ago)?
¿(Cuándo / hace cuánto tiempo)?

When was the first episode of diarrhea?
¿Cuándo observó el primer episodio de diarrea?

How often does your pet have diarrhea?
¿Cuán frecuentemente su mascota tiene diarrea?

Has your pet been vomiting?
¿Su mascota ha estado vomitando?

How often does your pet vomit?
¿Cuán frecuentemente su mascota vomita?

Has your pet lost weight?
¿Su mascota ha perdido peso?

Is your pet's appetite increased or decreased?
¿El apetito de su mascota ha aumentado o disminuido?

**Describe the diarrhea. Is it: (clear / watery / dark (the
color of tar) / bloody)?**
Describa la diarrea. ¿Es: (clara / acuosa / oscura (del color del
alquitrán) / con sangre)?

Does the diarrhea contain worms?
¿La diarrea contiene gusanos?

What does your pet eat?
¿Qué come su mascota?

Could your pet have eaten anything poisonous (plants / human medicines / cleaning solutions / old, raw, or undercooked meat)?
¿Podría su mascota haber comido algo venenoso (plantas / medicinas para humanos / soluciones para la limpieza / carne vieja, cruda o mal cocida)?

Has your pet (eaten junk food / garbage)?
¿Su mascota ha comido (comida chatarra / basura)?

(When / how long ago)?
¿(Cuándo / hace cuánto tiempo)?

I will gently palpate your pet's abdomen.
Voy a palpar el abdomen de su mascota suavemente.

The abdomen feels (normal / abnormal).
El abdomen se siente (normal / anormal).

I will gently perform a rectal palpation.
Voy a hacer una palpación rectal suavemente.

During the rectal palpation, I will obtain a fecal sample for analysis.
Durante la palpación rectal, obtendré una muestra fecal para análisis.

Diarrhea has many causes.
La diarrea tiene muchas causas.

Your pet is dehydrated and needs fluids.
Su mascota está deshidratada y necesita fluidos.

Hemorrhagic Gastroenteritis
Gastroenteritis Hemorrágica

Your pet (has / may have) hemorrhagic gastroenteritis.
Su mascota (tiene / puede tener) gastroenteritis hemorrágica.

Your pet has inflammation of the gut, which causes bloody diarrhea.
Su mascota tiene una inflamación de los intestinos que causa diarrea con sangre.

The cause is unknown.
La causa se desconoce.

It may be caused by a bacterial infection.
Ésta puede ser causada por infecciones bacterianas.

This disease causes severe dehydration.
Esta enfermedad causa deshidratación severa.

If not treated, your pet may go into shock.
Si no se trata, su mascota puede entrar en estado de choque.

Diagnostic Procedures
Procedimientos Diagnósticos

See Box 10-2.
Vea el Cuadro 10-2.

We (will take / took) a fecal sample.
(Tomaremos / tomamos) una muestra fecal.

We (will take / took) a blood sample.
(Tomaremos / tomamos) una muestra de sangre.

Treatment
Tratamiento

See Box A-3.
Vea el Cuadro A-3.

Your pet needs to be hospitalized.
Su mascota necesita ser hospitalizada.

Your pet needs (aggressive) fluid therapy.
Su mascota necesita terapia (agresiva) con fluidos.

We (will give / gave) your pet medicine to control (vomiting / diarrhea).
Le (daremos / dimos) medicina a su mascota para controlar (el vómito / la diarrea).

Intestinal Obstruction
Obstrucción Intestinal

Your pet (has / may have) and intestinal blockage.
Su mascota (tiene / puede tener) una obstrucción intestinal.

There are many causes of intestinal blockages.
Hay muchas causas de las obstrucciones intestinales.

The blockage may prevent the passage of food through the intestines causing vomiting and / or diarrhea.
La obstrucción puede prevenir el paso de los alimentos a través de los intestinos causando vómito y / o diarrea.

These blockages can be very painful.
Estas obstrucciones pueden ser muy dolorosas.

The intestines may rupture leading to life-threatening peritonitis.
Los intestinos pueden sufrir una ruptura causando peritonitis que pone en riesgo la vida.

Questions Regarding Intestinal Obstructions
Preguntas Relacionadas con las Obstrucciones Intestinales

Does your pet chew on things that (he / she) should not (shoes, the remote control, clothes, rocks, etc.)?
¿Su mascota ha estado comiendo cosas que no debería (zapatos, el control remoto, ropa, piedras, etcetera)?

Does your pet play with things with strings attached (toys / ribbons from gift wrapping / cords of the curtains or blinds, etc.)?
¿Su mascota juega con cosas que tienen cordones (juguetes / moños para regalos / cordones de cortinas, etcetera)?

Have you seen any broken objects at home with pieces missing (plastic toys or furniture, etc.)?
¿Ha visto usted objetos rotos en la casa con piezas faltantes (juguetes de plástico o muebles, etcetera)?

Has your pet been dewormed?
¿Su mascota ha sido desparasitada?

(When / how long ago)?
¿(Cuándo / hace cuánto tiempo)?

Has your pet ever been vaccinated?
¿Alguna vez su mascota ha sido vacunada?

(When / how long ago)?
¿(Cuándo / hace cuánto tiempo)?

Has your pet ever had surgery?
¿Alguna vez su mascota ha tenido cirugía?

What for?
¿Para qué?

(When / how long ago)?
¿(Cuándo / hace cuánto tiempo)?

Box 6-19. Some causes of intestinal blockage include:	Cuadro 6-19. Algunas causas de la obstrucción intestinal incluyen:
• a foreign body lodged in the intestines (toy, string, sock, etc.)	cuerpos extraños alojados en el intestino (juguete, cordón, calcetín, etcetera)
• telescoping of the intestines caused by straining to defecate	extensión de los intestinos causada por el esfuerzo al defecar
• intestinal parasites (worms)	parásitos intestinales (gusanos)
• cancer	cáncer

Diagnostic Procedures
Procedimientos Diagnósticos

> **See Box A-2.**
> *Vea el Cuadro A-2.*

> **We (will take / took) x-rays of your pet's abdomen.**
> (Tomaremos / tomamos) unas radiografías del abdomen de su
> mascota.

> **We (will take / took) a blood sample.**
> (Tomaremos / tomamos) una muestra de sangre.

Treatment
Tratamiento

> **See Box A-3.**
> *Vea el Cuadro A-3.*

> **Your pet needs to be hospitalized.**
> Su mascota necesita ser hospitalizada.

> **Your pet (will / should) not be offered food so that the
> gut can rest.**
> No se le (ofrecerá / debería ofrecer) alimentos a su mascota
> para que el intestino pueda descansar.

> **Your pet needs surgery to remove the foreign object.**
> **(See Intestinal Foreign Body Surgery)**
> Su mascota necesita cirugía para remover el cuerpo extraño.
> *(Vea Cirugía de Cuerpos Extraños Intestinales)*

Peritonitis
Peritonitis

> **Your pet (has / may have) peritonitis.**
> Su mascota (tiene / puede tener) peritonitis.

> **Peritonitis is inflammation in the abdomen.**
> La peritonitis es una inflamación en el abdomen.

This disease causes fluid to accumulate in the abdomen.
Esta enfermedad causa una acumulación de fluido en el abdomen.

Questions Regarding Peritonitis
Preguntas Relacionadas con la Peritonitis

Do you give your pet medicine?
¿Usted le da medicina a su mascota?

What is the name of the medicine?
¿Cuál es el nombre de la medicina?

Has your pet ever had surgery?
¿Alguna vez su mascota ha tenido cirugía?

What for?
¿Para qué?

(When / how long ago)?
¿(Cuándo / hace cuánto tiempo)?

Has your pet ever been vaccinated?
¿Alguna vez su mascota ha sido vacunada?

(When / how long ago)?
¿(Cuándo / hace cuánto tiempo)?

Could your pet have swallowed a foreign body (toy, stick, etc.)?
¿Podría su mascota haberse tragado algún cuerpo extraño (juguete, palo, etcetera)?

Has your pet been vomiting?
¿Su mascota ha estado vomitando?

How often?
¿Cuán frecuente?

When did the vomiting begin?
¿Cuándo empezaron los vómitos?

Have you seen blood in the vomitus?
¿Ha visto sangre en el vómito?

Have you seen blood in your pet's stools?
¿Ha visto sangre en las heces de su mascota?

Do your pet's stools look dark like tar?
¿Las heces de su mascota se ven oscuras como el alquitrán?

Box 6-20. Causes of peritonitis include:	Cuadro 6-20. Las causas de la peritonitis incluyen:
• cancer	cáncer
• complications after surgery	complicaciones después de la cirugía
• disease of any organ in the abdomen (liver / kidneys / pancreas)	enfermedades de cualquier órgano abdominal (hígado / riñones / páncreas)
• feline infectious peritonitis (FIP)	peritonitis infecciosa felina (PIF)
• perforated intestines	perforaciones intestinales
• ruptured urinary bladder	ruptura de la vejiga urinaria
• trauma such as gunshot wounds	traumas tales como heridas de bala
• unknown	desconocidas

Diagnostic Procedures
Procedimientos Diagnósticos

See Box A-2.
Vea el Cuadro A-2.

I will gently palpate your pet's abdomen.
Voy a palpar el abdomen de su mascota suavemente.

Your pet is in a lot of pain.
Su mascota tiene mucho dolor.

We (will take / took) x-rays.
(Tomaremos / tomamos) unas radiografías.

We (will remove / removed) fluid from the abdomen with a needle.
(Sacaremos / sacamos) fluido del abdomen con una aguja.

Treatment
Tratamiento

See Box A-2.
Vea el Cuadro A-2.

Your pet needs to be hospitalized.
Su mascota necesita ser hospitalizada.

Treatment of peritonitis depends on the cause.
El tratamiento de la peritonitis depende de la causa.

We (will remove / removed) fluid from the abdomen with a needle and examine it.
(Sacaremos / sacamos) fluido del abdomen con una aguja y lo (examinaremos / examinamos).

Surgery is required.
Se requiere cirugía.

Vomiting
Vómito

Has your pet ever been vaccinated?
¿Alguna vez su mascota ha sido vacunada?

(When / how long ago) was your pet last vaccinated?
¿(Cuándo fue / hace cuánto tiempo) que su mascota fue vacunada?

Has your pet been dewormed?
¿Su mascota ha sido desparasitada?

(When / how long ago)?
¿(Cuándo / hace cuánto tiempo)?

When did your pet start vomiting?
¿Cuándo empezó a vomitar su mascota?

How often does your pet vomit?
¿Cuán frecuentemente vomita su mascota?

Please describe the vomitus
Por favor describa el vómito.

Is it (yellow / clear / bloody)?
¿El vómito es (amarillo / claro / con sangre)?

Is your pet retching (vomiting unproductively)?
¿Su mascota se arquea (vómito no productivo)?

Does the vomiting happen shortly after eating?
¿El vómito ocurre al poco tiempo después de comer?

How soon after eating does your pet vomit?
¿Qué tan pronto después de comer su mascota vomita?

Does the vomitus contain food?
¿El vómito contiene comida?

Does the food appear semi-digested?
¿La comida parece estar semi-digerida?

Does your pet take medicine?
¿Su mascota toma alguna medicina?

What is the name of the medicine?
¿Cuál es el nombre de la medicina?

What is the name of your pet's illness?
¿Cuál es el nombre de la enfermedad de su mascota?

Could your pet have swallowed: clothes, garbage, a toy, plants, poisons (people medicines, cleaning agents, pesticides), string (from a toy, curtain), junk food?
¿Su mascota pudo haberse tragado: ropa, basura, un juguete, plantas, venenos (medicinas para humanos, agentes de limpieza, pesticidas), cordón (de un juguete, las cortinas), comida chatarra?

Does your pet have diarrhea?
¿Su mascota tiene diarrea?

When was the first episode of diarrhea?
¿Cuándo observó el primer episodio de diarrea?

How often does your pet have diarrhea?
¿Cuán frecuentemente su mascota tiene diarrea?

Has your pet been (losing / gaining) weight?
¿Su mascota ha (perdido / ganado) peso?

Is your pet's appetite decreased?
¿El apetito de su mascota ha disminuido?

What do you feed your pet?
¿Qué alimenta usted a su mascota?

Diagnostic Procedures
Procedimientos Diagnósticos

See Box A-2.
Vea el Cuadro A-2.

I will palpate your pet's abdomen.
Voy a palpar el abdomen de su mascota.

Your pet's abdomen feels (normal / abnormal).
El abdomen de su mascota se siente (normal / anormal).

We (will take / took) x-rays.
(Tomaremos / tomamos) unas radiografías.

We (will take / took) a blood sample for tests.
(Tomaremos / tomamos) una muestra de sangre para pruebas.

Treatment
Tratamiento

See Box A-3.
Vea el Cuadro A-3.

We (will give / are giving) fluids.
Le (daremos / dimos) fluidos.

We (will give / are giving) medicine to control vomiting and pain.
Le (daremos / estamos dando) medicina para controlar el vómito y el dolor.

Vomiting has many causes.
El vómito tiene muchas causas.

Box 6-21. Causes of vomiting include:	Cuadro 6-21. Las causas del vómito incluyen:
• behavior problems	problemas de comportamiento
• blockage of the intestines	obstrucción de los intestinos
• certain medicines	ciertas medicinas
• different types of cancer	diferentes tipos de cáncer
• feline hyperthyroidism	hipertiroidismo felino
• food allergies	alergias alimenticias
• gastric dilatation volvulus (GDV)	dilatación gástrica y vólvulo (DGV)
• hemorrhagic gastroenteritis (HGE)	gastroenteritis hemorrágica (GEH)
• kidney disease	enfermedades renales
• liver disease	enfermedades hepáticas
• pancreatitis	pancreatitis
• parasites in the intestines	parásitos intestinales
• parvovirus infection	infección con parvovirus
• peritonitis	peritonitis
• swallowing a poison	ingestión de venenos
• many others	varias

Endoscopy (Esophagoscopy, Gastroscopy, and Colonoscopy)
Endoscopía (Esofagoscopía, Gastroscopía y Colonoscopía)

Your pet may benefit from an endoscopy.
Su mascota podría beneficiarse de una endoscopía.

Endoscopy is a way to examine the interior parts of the gastrointestinal tract.
La endoscopía es una manera de examinar las partes internas del tracto gastrointestinal.

An endoscope is a small camera at the end of a flexible tube.
Un endoscopio es una cámara pequeña al final de un tubo flexible.

The tube is fed into the (stomach / intestines / rectum).
El tubo se inserta dentro (del estómago / de los intestinos / del recto).

It has small forceps at the end that can be manipulated to grasp and remove objects.
El endoscopio tiene una pequeña pinza al final, la cual puede manipularse para sujetar y remover objetos.

Tissue samples (will be / were) taken using endoscopy.
Muestras de tejidos (serán / fueron) tomadas con el endoscopio.

The samples were sent to a laboratory.
Las muestras fueron enviadas al laboratorio.

Surgery can be prevented if endoscopy is successful.
La cirugía puede prevenirse si la endoscopía es exitosa.

Your pet (will be / was) anesthetized for this procedure.
Su mascota (será / fue) anestesiada para este procedimiento.

If we cannot remove the object with the endoscope, we will go directly into surgery.
Si no podemos remover el objeto con el endoscopio, pasaremos directamente a una cirugía.

We were (able / unable) to remove the object from your pet's stomach endoscopically.
(Pudimos / no pudimos) remover el objeto del estómago de su mascota endoscópicamente.

Your pet is recovering from surgery.
Su mascota se está recuperando de la cirugía.

We removed _____ from your pet's gastrointestinal tract.
Removimos _____ del tracto gastrointestinal de su mascota.

Fecal Sample
Muestra Fecal

We (will take / took) a fecal sample.
(Tomaremos / tomamos) una muestra fecal.

Please bring in a small portion of your pet's stools.
Por favor traiga una porción pequeña de las heces de su mascota.

You can place it in a plastic bag or container.
Usted la puede colocar en una bolsa plástica o un recipiente de plástico.

Please collect the sample as close to the appointment time as possible.
Por favor colecte la muestra tan cerca de la hora de la cita como sea posible.

We (will collect / collected) a fecal sample here in the clinic.
(Colectaremos / colectamos) una muestra fecal aquí en la clínica.

A small, soft stick (will be / was) gently inserted into the rectum.

Un palillo suave y pequeño (será / fue) insertado en el recto.

This procedure may be slightly uncomfortable for your pet but is very important.

Este procedimiento puede ser un poco incómodo para su mascota pero es muy importante.

Fluid Therapy
Terapia de Fluidos

Your pet is dehydrated and needs fluids.

Su mascota está deshidratada y necesita fluidos.

Subcutaneous (SC)
Vía Subcutánea (SC)

Fluids (will be / were) given through a needle under the skin in several places.

Los fluidos (serán / fueron) administrados debajo de la piel con una aguja en varios lugares en el cuerpo.

This fluid is absorbed by small blood vessels under the skin.

Este fluido es absorbido por los vasos sanguíneos pequeños debajo de la piel.

Your pet does not have to be hospitalized.

Su mascota no tiene que ser hospitalizada.

Intravenous (IV)
Vía Intravenosa (IV)

A catheter (will be / was) placed in a vein in your pet's (leg / neck).

Un catéter (será / fue) colocado en una vena (de la pata / del cuello) de su mascota.

Fluids (will be / are being) given through this catheter.

Los fluidos (serán / fueron) administrados a través de este catéter.

Medicine (will be / was) given through this catheter.
La medicina (será / fue) administrada a través del catéter.

Your pet needs to be hospitalized.
Su mascota necesita ser hospitalizada.

Intraosseous (IO)
Vía Intraósea (IO)

Your pet's veins are too small to place a catheter.
Las venas de su mascota son muy pequeñas para poder
colocarle un catéter.

A catheter (will be / was) placed in a bone (in the back leg).
Un catéter (será / fue) colocado en un hueso (en la pata
trasera).

Fluids (will be / were) given through this catheter.
Los fluidos (serán / fueron) administrados a través de este
catéter.

Your pet needs to be hospitalized.
Su mascota necesita ser hospitalizada.

INFECTIOUS DISEASES
ENFERMEDADES INFECCIOSAS

General Questions / Statements
Preguntas / Aseveraciones Generales

When did you first notice this problem?
¿Cuándo usted notó este problema por primera vez?

What happened?
¿Qué pasó?

Has this happened before?
¿Ha sucedido esto antes?

Does your pet take medicine?
¿Su mascota toma alguna medicina?

What is the name of the medicine?
¿Cuál es el nombre de la medicina?

What is the name of your pet's illness?
¿Cuál es el nombre de la enfermedad de su mascota?

Is your pet allergic to any medicines?
¿Su mascota es alérgica a alguna medicina?

Which one(s)?
¿Cuál(es)?

How old is your pet?
¿Qué edad tiene su mascota?

Do you have other pets that are sick?
¿Usted tiene otras mascotas enfermas?

Has your pet boarded anywhere recently?
¿Ha dejado a su mascota en una guardería de animales
   recientemente?

Has your pet been around new animals recently?
¿Su mascota ha estado cerca de animales nuevos
   recientemente?

When?
¿Cuándo?

Where?
¿Dónde?

Do you have any questions?
¿Tiene alguna pregunta?

Brucellosis
Brucelosis

Your pet (has / may have) brucellosis.
Su mascota (tiene / puede tener) brucelosis.

Box 6-22. Zoonosis warning	**Cuadro 6-22. Advertencia de zoonosis**
Humans can be infected with brucellosis through contact with fluids from the reproductive tracts of infected animals and their milk.	Los humanos pueden ser infectados con brucelosis a través del contacto con fluidos del tracto reproductivo y la leche de animales infectados.
Always wear gloves and a mask when handling animals (with / or at risk of having) brucellosis.	Siempre use guantes y una mascarilla cuando maneje animales (con / o en riesgo de tener) brucelosis.
Contact your doctor immediately if you suspect that you may have been exposed to this disease.	Contacte a su doctor inmediatamente si sospecha haber sido expuesto a esta enfermedad.

Brucellosis is a bacterial infection that develops into acute or chronic forms.
La brucelosis es una infección bacteriana que se desarrolla en forma aguda o crónica.

Brucellosis mainly affects reproduction but can affect the eyes, bones, and skin.
La brucelosis afecta principalmente al tracto reproductivo, pero también puede afectar los ojos, los huesos y la piel.

The disease can be spread between animals.
La enfermedad puede transmitirse entre animales.

People can get this disease from animals if the organism enters the nose or mouth.
Los humanos pueden adquirir esta enfermedad si la bacteria entra por la nariz o la boca.

Questions Specific for Brucellosis
Preguntas Específicas para la Brucelosis

Has your pet had trouble becoming pregnant?
¿Su mascota ha tenido problemas en quedar preñada?

Have you had trouble breeding your pet(s)?
¿Ha tenido problemas apareando a su(s) mascota(s)?

Has your pet had puppies born dead?
¿Su mascota ha tenido camadas con cachorros muertos?

Has your pet boarded in a kennel recently?
¿Su mascota ha sido dejada en una perrera recientemente?

How long ago?
¿Hace cuánto tiempo?

Does your pet roam freely in the neighborhood?
¿Su mascota se pasea libremente por el vecindario?

Where did you get your pet?
¿Dónde adquirió a su mascota?

Possible responses: pet shop / animal shelter / friend / relative / I found (him / her) / I own the mom.
Posibles respuestas: tienda de mascotas / refugio para animales / amigo / familiar / (lo / la) encontré / soy propietario de la madre.

Has your pet ever been tested for *Brucella canis*?
¿Alguna vez se le ha hecho la prueba para *Brucella canis* a su mascota?

Diagnostic Procedures
Procedimientos Diagnósticos

See Box A-2.
Vea el Cuadro A-2.

Box 6-23. Brucellosis can be transmitted (in / by):	**Cuadro 6-23. La brucelosis puede transmitirse (en / por):**
• the bacterium entering the nose or mouth from an aborted fetus	la bacteria que entra en la nariz o boca por el contacto con un feto abortado
• breeding (from male to female or from female to male)	apareamiento (del macho a la hembra o de la hembra al macho)
• from mom to the fetus during pregnancy	de la madre al feto durante la preñez
• from mom to puppies in milk or urine	de la madre a las crías a través de la leche o la orina

Box 6-24. Signs of brucellosis include:	**Cuadro 6-24. Las señales de la brucelosis incluyen:**
• abortions	abortos
• infertility in males	infertilidad del macho
• sperm abnormalities	anormalidades del semen
• eye problems (uveitis)	problemas oculares (uveítis)
• bone problems (osteomyelitis / discospondylitis)	problemas óseos (osteomielitis / espondilitis discal)

Treatment
Tratamiento

See Box A-3.
Vea el Cuadro A-3.

There is no (cure / vaccine) for brucellosis.
No hay (cura efectiva / vacuna) para la brucelosis.

Antibiotics can be given but are effective only temporarily, if at all.
Se pueden dar antibióticos pero sólo son efectivos temporalmente, si del todo.

After treatment with antibiotics and neutering, dogs can still infect other dogs and people. Your pet must be isolated from other animals.
Después del tratamiento con antibióticos y esterilización, los perros todavía pueden infectar a otros perros y a las personas. Su mascota deberá de estar aislada de otros animales.

It is recommended that you notify your doctor of your potential exposure to this disease.
Se recomienda que usted notifique a su doctor de la posibile exposición a esta enfermedad.

(Euthanasia / putting your pet to sleep / putting your pet down) is recommended in order to prevent spreading this disease to other pets and people.
Se recomienda (la eutanasia /el poner a su mascota a dormir) para prevenir la transmisión de esta enfermedad a otras mascotas y otras personas.

Canine Distemper
Moquillo Canino

Your pet (has / may have) distemper.
Su mascota (tiene / puede tener) moquillo.

Canine distemper is a viral infection that can be easily widespread among the canine population. The puppies are the most susceptible; however adult animals may become sick too.
El moquillo canino es una infección viral que puede ser transmitida fácilmente entre la población canina. Los cachorros son los más susceptibles, pero los animales adultos también pueden quedar enfermos.

Infection with this virus is life-threatening.
La infección con este virus pone en riesgo la vida.

Canine distemper is not thought to be transmittable to humans.
No se cree que el moquillo canino se pueda transmitir a los humanos.

Questions Specific for Canine Distemper
Preguntas Específicas para el Moquillo Canino

Has your pet been vaccinated (with DHPLP vaccine) against canine distemper virus?
¿Su mascota ha sido vacunada (con la vacuna DHPLP) contra el virus del moquillo canino?

How long ago?
¿Hace cuánto tiempo?

Has your pet been vaccinated against measles?
¿Su mascota ha sido vacunada contra el sarampión?

How long ago?
¿Hace cuánto tiempo?

Has your pet recently boarded in a kennel?
¿Su mascota ha sido dejada en una perrera recientemente?

How long ago?
¿Hace cuánto tiempo?

Where did you get your pet?
¿Dónde adquirió a su mascota?

Possible responses: pet shop / animal shelter / friend / relative / I found (him / her) / I own the mom.
Posibles respuestas: tienda de mascotas / refugio de animales / amigo / familiar / (lo / la) encontré / soy propietario de la madre.

How long ago?
¿Hace cuánto tiempo?

At what age was your pet weaned from mother's milk?
¿A qué edad su mascota fue destetada?

Does your pet roam freely in the neighborhood?
¿Su mascota se pasea libremente por el vecindario?

Box 6-25. Signs of canine distemper infection include:	Cuadro 6-25. Las señales de la enfermedad del moquillo canino:
• awkward walk	movimientos raros al caminar
• coughing	tos
• decreased appetite	reducción del apetito
• depression	depresión
• diarrhea	diarrea
• eye (discharge / problems)	(problemas oculares / lagañas)
• hard pads on the paws	cojinetes plantares endurecidos
• muscle (twitching / jerking)	espasmos musculares (tics)
• seizures	convulsiones
• stillborn puppies	cachorros nacidos muertos
• trouble breathing	dificultad para respirar
• vomiting	vómito
• weakness	debilidad
• white or almost white nasal discharge	descarga nasal blanca o casi blanca
• high fever	fiebre elevada

Box 6-26. Canine distemper virus is transmitted in:	Cuadro 6-26. El moquillo canino se transmite por:
• air after (coughing / sneezing)	vía aérea (tos / estornudo)
• all bodily fluids	todos los fluidos corporales
• feces	heces
• fluid draining from (eyes / nose)	fluido excretado por (los ojos / la nariz)
• saliva	saliva
• urine	orina

Diagnostic Procedures
Procedimientos Diagnósticos

Clinical diagnosis is confirmed in the laboratory by collecting a sample of conjunctival direct smear. Intracytoplasmic inclusion bodies (corpuscles of Carre) in the cells after being stained with hematoxiline-eosine and examine microscopically are highly indicative.

El diagnóstico clínico de esta enfermedad se confirma en el laboratorio al tomar una muestra de conjuntiva usando un frotis directo. Los cuerpos de inclusión intracitoplásmico (corpúsculos de Carre) en las células teñidas con hematoxilina-eosina y examinadas microscópicamente son indicativos de la infección con este virus.

Treatment
Tratamiento

There is no cure for this disease.
No hay cura para esta enfermedad.

The clinical signs are treated to relieve discomfort by giving: antipyretics, muscle relaxants, antiemetics, antidiarrheals, fluids, ocular lavages and antibiotics to prevent secondary infections.

Las señales clínicas son tratadas para aliviar el malestar mediante el suministro de: antipiréticos, relajantes musculares, antieméticos, antidiarreicos, fluidos, lavados oculares y antibióticos para prevenir infecciones secundarias.

Your pet must be isolated from all other animals.
Su mascota deberá estar aislada de otros animales.

You should disinfect areas in your home where your pet has been.
Usted deberá desinfectar las áreas de su casa en donde su mascota ha estado.

(Euthanasia / putting your pet to sleep / putting your pet down) is recommended in order to prevent spreading this disease and to end your pet's discomfort.

Se recomienda (la eutanasia / el poner a su mascota a dormir) para prevenir la transmisión de esta enfermedad y para acabar con el sufrimiento de su mascota.

This disease may have been prevented if your pet had been vaccinated against this virus.

Esta enfermedad pudo haber sido prevenida si su mascota hubiera estado vacunada contra este virus.

Canine Parvovirus
Parvovirus Canino

Your pet (has / may have) canine parvovirus. This is a disease produced by a highly pathogenic virus that infects the digestive tract and other organs.

Su mascota (tiene / puede tener) parvovirus canino. Ésta es una enfermedad producida por un virus altamente patogénico que infecta el tracto digestivo y otros órganos.

Canine parvovirus (is highly contagious / can be spread among animals).

El parvovirus canino (es altamente contagioso / puede transmitirse rápidamente entre los animales).

Canine parvovirus is transmitted when a dog is in contact with feces of an infected animal.

El parvovirus canino es transmitido cuando un perro tiene contacto con heces de un animal infectado

This disease can be life-threatening.

Esta enfermedad puede poner en riesgo la vida.

This virus can be easily spread by infected dogs who roam outside.

El virus puede transmitirse fácilmente por los perros callejeros infectados.

Canine parvovirus is not thought to be transmittable to humans.
No se cree que el parvovirus canino se pueda transmitir a los humanos.

Questions Specific for Canine Parvovirus
Preguntas Específicas para el Parvovirus Canino

Has your pet been vaccinated with (DHPLP vaccine / against canine parvovirus)?
¿Su mascota ha sido vacunada (con la vacuna DHPLP / contra el parvovirus canino)?

How long ago?
¿Hace cuánto tiempo?

Has your pet been dewormed?
¿Su mascota ha sido desparasitada?

How long ago?
¿Hace cuánto tiempo?

Where did you get your pet?
¿Dónde adquirió a su mascota?

Possible responses: pet shop / animal shelter / friend / relative / I found (him / her) / I own the mom.
Posibles respuestas: tienda de mascotas / refugio de animales / amigo / familiar / (lo / la) encontré / soy propietario de la madre.

Has your pet (boarded in a kennel recently / been in contact with other dogs)?
¿Su mascota ha (sido dejada en una perrera recientemente / estado en contacto con otros perros)?

How long ago?
¿Hace cuánto tiempo?

Box 6-27. Signs of canine parvovirus include:	Cuadro 6-27. Las señales de la enfermedad del parvovirus canino incluyen:
• bloody stools • decreased appetite • depression • diarrhea • heart disease • vomiting	heces con sangre reducción del apetito depresión diarrea enfermedades cardiacas vómito

Diagnostic Procedures
Procedimientos Diagnósticos

We (will take / took) a fecal sample.
(Tomaremos / tomamos) una muestra fecal.

We (will take / took) a blood sample.
(Tomaremos / tomamos) una muestra de sangre.

Treatment
Tratamiento

There is no specific cure for this virus.
No hay un tratamiento específico para este virus.

We (will / can) treat the symptoms.
(Vamos a / podemos) tratar los síntomas.

Your dog needs to be hospitalized.
Su mascota necesita ser hospitalizada.

Your pet must be isolated from other dogs.
Su mascota tiene que estar aislada de otros perros.

Treatment is aggressive.
El tratamiento es agresivo.

Many dogs live if treatment is started early in the disease process.
Muchos perros sobreviven si el tratamiento se inicia en la etapa temprana de la enfermedad.

Your pet needs (fluids / antibiotics / medicine to control vomiting).
Su mascota necesita (fluidos / antibióticos / medicina para controlar el vómito).

Your pet gets nothing by mouth until vomiting stops.
No le dé nada de comer a su mascota hasta que el vómito se detenga.

Your pet (needs / may need) a special liquid food through an IV catheter.
Su mascota (necesita / puede necesitar) alimentación especial a través de un catéter intravenoso.

Feline Immunodeficiency Virus (FIV)
Virus de Inmunodeficiencia Felina (VIF)

Your cat (has / may have) feline immunodeficiency virus (FIV).
Su gato (tiene / puede tener) el virus de inmunodeficiencia felina (VIF).

FIV occurs mostly in older, male, outdoor cats.
El VIF ocurre con mayor frecuencia en gatos machos viejos que están afuera.

Infection with FIV can be life-threatening.
La infección con el VIF puede poner en riesgo la vida.

FIV normally infects the body chronically for years, slowly weakening the immune system.
El VIF infecta al cuerpo crónicamente por años, debilitando lentamente al sistema inmune.

The weakened immune system allows other diseases to occur more frequently.
El sistema inmune débil permite que otras enfermedades ocurran más frecuentemente.

This virus is not thought to be transmittable to humans.
No se cree que el virus se pueda transmitir a los humanos.

Questions Regarding Feline Immunodeficiency Virus (FIV)
Preguntas Relacionadas con el Virus de Inmunodeficiencia Felina (VIF)

Has your pet been vaccinated (against FeLV virus)?
¿Su mascota ha sido vacunada (contra el VLF)?

Has your pet ever been tested for feline leukemia virus (FeLV) or feline immunodeficiency virus (FIV)?
¿Alguna vez se le ha hecho la prueba para el virus de la leucemia felina (VLF) o el virus de inmunodeficiencia felina (VIF) a su mascota?

How long ago?
¿Hace cuánto tiempo?

Was it positive or negative?
¿La prueba fue positiva o negativa?

Has your cat ever been treated for (abscesses / cat bites)?
¿Su gato ha sido tratado alguna vez para (abscesos / mordidas de gato)?

Does your cat live (exclusively indoors / exclusively outdoors / indoors and outdoors)?
¿Su gato vive (exclusivamente adentro / exclusivamente afuera / adentro y afuera) de la casa?

Where did you get your pet?
¿Dónde adquirió su mascota?

Possible responses: pet shop / animal shelter / friend / relative / I found (him / her) / I own the mom / cattery.
Posibles respuestas: tienda de mascotas / refugio de animales / amigo / familiar / (lo / la) encontré / soy propietario de la madre / en un criadero de gatos.

Do you have other cats at home?
¿Usted tiene otros gatos en su casa?

How many?
¿Cuántos?

Box 6-28. Feline immunodeficiency virus is transmitted:	**Cuadro 6-28. El virus de inmunodeficiencia felina se transmite:**
• through bites from infected cats • in mother's milk during nursing • during pregnancy (suspected)	a través de mordidas por gatos infectados en la leche materna durante la lactancia durante la preñez (se sospecha)

Box 6-29. Signs of feline immuno-deficiency virus infection include:	**Cuadro 6-29. Las señales del virus de inmunodeficiencia felina incluyen:**
• altered mental state • anemia (decreased red blood cell count) • breathing problems • cancer • decreased appetite • depression • eye problems • poor haircoat • seizures • skin / ear infections • weight loss	estado mental alterado anemia (conteo reducido de glóbulos rojos) problemas respiratorios cáncer reducción del apetito depresión problemas oculares pelaje en condicion pobre convulsiones infecciones de la piel / de los oídos pérdida de peso

Does this cat (fight with / bite) them?
¿Este gato (pelea con / muerde a) los otros gatos?

Is any of them sick?
¿Alguno de ellos está enfermo?

Have they been (vaccinated / tested) for FIV?
¿Sus otros gatos han sido (vacunados / examinados para) el VIF?

Diagnostic Procedures
Procedimientos Diagnósticos

See Box A-2.
Vea el Cuadro A-2.

We (will take / took) a blood sample and test for FeLV and FIV.
(Tomaremos / tomamos) una muestra de sangre para la pruebas de VLF y VIF.

Treatment
Tratamiento

There is no specific cure for FIV.
No hay una cura específica para el VIF.

We will treat specific clinical signs.
Trataremos las señales clínicas específicas.

Your cat (will / may) take medicine for the rest of (his / her) life.
Su mascota (tomará / puede tomar) medicina por el resto de su vida.

Your pet must live indoors from now on to prevent infection of other cats in the neighborhood.
Su mascota deberá vivir adentro de su casa de ahora en adelante para prevenir la infección de otros gatos en el vecindario.

If you have other cats, they should be tested and vaccinated appropriately.

Si usted tiene otros gatos, ellos deberán ser examinados y vacunados apropiadamente.

Your cat must be isolated from other cats at home.

Su gato deberá estar aislado de los otros gatos en su casa.

(Euthanasia / putting your pet to sleep / putting your pet down) is recommended in order to prevent spreading this disease and to end your pet's discomfort.

Se recomienda (la eutanasia / el poner a su mascota a dormir) para prevenir la transmisión de esta enfermedad y para acabar con el sufrimiento de su mascota

Feline Infectious Peritonitis
Peritonitis Infecciosa Felina

Your pet (has / may have) feline infectious peritonitis (FIP).

Su mascota (tiene / puede tener) peritonitis infecciosa felina (PIF).

FIP is a viral infection that can affect the whole body.

La PIF es una infección viral que puede afectar a todo el cuerpo.

This infection can be life-threatening.

Esta infección puede poner en riesgo la vida.

FIP can be harbored for years in the body, slowly weakening the immune system.

La PIF puede estar en el cuerpo por años, debilitando lentamente el sistema inmune.

The weakened immune system allows other diseases to occur.

El sistema inmune débil permite que ocurran otras enfermedades.

This virus is spread in feces and in nasal and oral secretions.
El virus se transmite en las heces y en las secreciones nasales y orales.

This virus is not thought to be transmittable to humans.
No se cree que este virus se pueda transmitir a los humanos.

Questions Regarding Feline Infectious Peritonitis (FIP)
Preguntas Relacionadas con la Peritonitis Infecciosa Felina (PIF)

Has your pet been vaccinated against FIP?
¿Su mascota ha sido vacunada contra la PIF?

How long ago?
¿Hace cuánto tiempo?

Has your pet ever been tested for feline infectious peritonitis virus (FIP)?
¿Alguna vez se le ha hecho la prueba para el virus de la peritonitis infecciosa felina (PIF) a su mascota?

How long ago?
¿Hace cuánto tiempo?

Was it positive or negative?
¿La prueba fue positiva o negativa?

Does your cat live (exclusively indoors / exclusively outdoors / indoors and outdoors)?
¿Su gato vive (exclusivamente adentro / exclusivamente afuera / adentro y afuera) de la casa?

Do you have other cats at home?
¿Usted tiene otros gatos en su casa?

How many?
¿Cuántos?

Is any of them sick?
¿Alguno de ellos está enfermo?

Where did you get your pet?
¿Dónde adquirió a su mascota?

Possible responses: pet shop / animal shelter / friend / relative / I found (him / her) / I own the mom / cattery.
Posibles respuestas: tienda de mascotas / refugio para animales / amigo / familiar / (lo / la) encontré / soy propietario de la madre/ en un criadero de gatos.

Box 6-30. Signs of feline infectious peritonitis (FIP) include:	**Cuadro 6-30. Las señales de la peritonitis infecciosa felina (PIF) incluyen:**
• bloated belly	abdomen distendido
• breathing problems	problemas respiratorios
• decreased appetite	reducción del apetito
• diarrhea	diarrea
• eye problems	problemas oculares
• vomiting	vómito
• weight loss	pérdida de peso

Box 6-31. Feline infectious peritonitis (FIP) can be transmitted by ingesting or inhaling the virus in infected:	**Cuadro 6-31. La peritonitis infecciosa felina (PIF) puede transmitirse mediante la ingestión o inhalación del virus en:**
• eye discharge	lagañas
• feces	heces
• nasal discharge	descargas nasales

Diagnostic Procedures
Procedimientos Diagnósticos

Your pet must be hospitalized.
Su mascota debe ser hospitalizada.

Medicines may help temporarily, but there is no cure.
Hay medicinas que pueden ayudar temporalmente, pero no hay cura.

Your pet (will probably / may) be taking medicine for the rest of (his / her) life.
Su mascota (probablemente estará / podría estar) tomando medicinas por el resto de su vida.

With supportive care, your pet may recover.
Con tratamiento de apoyo, su mascota podría recuperarse.

Your pet should be kept indoors from now on to prevent infection of other cats in the neighborhood.
Su mascota deberá mantenerse adentro de su casa de ahora en adelante para prevenir la infección de otros gatos en el vecindario.

Your pet must be isolated from other cats in the household.
Su mascota deberá ser aislada de los otros gatos en su casa.

(Euthanasia / putting your pet to sleep / putting your pet down) is recommended in order to prevent spreading this disease and to end your pet's discomfort.
Se recomienda (la eutanasia / el poner a su mascota a dormir) para prevenir la transmisión de esta enfermedad y para acabar con el sufrimiento de su mascota.

Feline Leukemia Virus (FeLV)
Virus de la Leucemia Felina (VLF)

Your pet (has / may have) feline leukemia virus (FeLV).
Su mascota (tiene / puede tener) el virus de la leucemia felina (VLF).

This infection can be life-threatening.
Esta infección puede poner en riesgo la vida.

FeLV weakens the immunity system.
El VLF debilita el sistema inmune.

The weakened immune system allows other diseases to occur.
El sistema inmune débil permite que ocurran otras enfermedades.

This virus does not infect humans or dogs.
Este virus no afecta ni a humanos ni a los perros.

Questions Specific for Feline Leukemia Virus (FeLV)
Preguntas Específicas para el Virus de la Leucemia Felina (VLF)

Has your pet (ever been vaccinated / received the FeLV vaccine)?
¿Su mascota (ha sido vacunada / recibido la vacuna contra el VLF)?

How long ago?
¿Hace cuánto tiempo?

Has your pet ever been tested for FeLV?
¿Alguna vez se le ha hecho la prueba para el VLF a su mascota?

How long ago?
¿Hace cuánto tiempo?

Was it positive or negative?
¿La prueba fue positiva o negativa?

Does your cat live (exclusively indoors / exclusively outdoors / indoors and outdoors)?
¿Su gato vive (exclusivamente adentro / exclusivamente afuera / adentro y afuera) de la casa?

Do you have other cats at home?
¿Usted tiene otros gatos en su casa?

How many?
¿Cuántos?

Is any of them sick?
¿Alguno de ellos está enfermo?

Where did you get your pet?
¿Dónde adquirió a su mascota?

Possible responses: pet shop / animal shelter / friend / relative / I found (him / her) / I own the mom / cattery.
Posibles respuestas: tienda de mascotas / refugio para animales / amigo / familiar / (lo / la) encontré / soy propietario de la madre / en un criadero de gatos.

Box 6-32. Signs of feline leukemia virus (FeLV) include:	**Cuadro 6-32. Las señales del virus de la leucemia felina (VLF) incluyen:**
• altered mental state	estado mental alterado
• anemia (decreased red blood cell count	anemia (conteo reducido de glóbulos rojos)
• breathing problems	problemas respiratorios
• cancer	cáncer
• decreased appetite	reducción del apetito
• depression	depresión
• eye problems	problemas oculares
• poor haircoat	pelaje en condición pobre
• seizures	convulsiones
• skin / ear infections	infecciones de la piel / de los oídos
• weakness	debilidad
• weight loss	pérdida de peso

Box 6-33. Feline leukemia virus (FeLV) may be transmitted:	**Cuadro 6-33. El virus de la leucemia felina (VLF) puede transmitirse:**
• during grooming • while sharing (food / water) bowls	durante el aseo al compartir los envases de (alimento / agua)
Transmission occurs less commonly during:	***La transmisión ocurre con menos frecuencia durante:***
• breeding • nursing • pregnancy	el apareamiento la lactancia la preñez

Diagnostic Procedures
Procedimientos Diagnósticos

> **We (will take / took) a blood sample and tested for FeLV and FIV.**
> (Tomaremos / tomamos) una muestra de sangre para efectuar las pruebas de VLF y VIF.

Treatment
Tratamiento

> **There is no cure for this virus.**
> No hay cura para este virus.

> **Symptoms may be treated.**
> Los síntomas pueden ser tratados.

> **If your pet responds favorably to treatment, it may need to be repeated periodically.**
> Si su mascota responde favorablemente al tratamiento, es posible que necesite repetirse periódicamente.

> **Your pet must be kept exclusively indoors to prevent infecting other cats in the neighborhood.**
> Su mascota deberá mantenerse exclusivamente dentro de su casa para prevenir la infección de otros gatos en el vecindario.

Your pet must be isolated from other cats in the household.

Su mascota deberá estar aislada de los otros gatos en su casa.

Your other cat(s) must be tested for feline leukemia virus and feline immunodeficiency virus, and vaccinated appropriately.

Su(s) otro(s) gato(s) deberá(n) ser examinado(s) para el virus de la leucemia felina y el virus de inmunodeficiencia felina y vacunado(s) apropiadamente.

(Euthanasia / putting your pet to sleep / putting your pet down) is recommended in order to prevent spreading this disease and to end your pet's discomfort.

Se recomienda (la eutanasia / el poner a su mascota a dormir) para prevenir la transmisión de esta enfermedad y para acabar con el sufrimiento de su mascota.

Feline Plague
Plaga Felina

Your pet (has / may have) feline plague.

Su mascota (tiene / puede tener) plaga felina.

This is an infection caused by a bacterium carried by some fleas.

Ésta es una infección causada por una bacteria que es transmitida por algunas pulgas.

Infected fleas live on rodents (rats / mice).

Las pulgas infectadas viven en los roedores (ratas / ratones).

Humans can get this disease directly from bites of infected fleas or animals.

Los humanos pueden adquirir esta enfermedad directamente por picadas de pulgas infectadas o mordidas de animales infectados.

This can be a life-threatening disease in cats and people.

Ésta puede ser una enfermedad que pone en riesgo la vida de los gatos y de las personas.

Box 6-34.	Cuadro 6-34.
Zoonosis Warning	***Advertencia De Zoonosis***
Humans can become infected with plague through flea bites, bites and scratches from infected cats, and by handling tissues and fluids of infected cats.	Los humanos pueden ser infectados con la plaga a través de picaduras de pulgas, mordidas y rasguños de gatos infectados, y al manejar tejidos y fluidos de gatos infectados.
Always wear gloves if you are handling a cat that (has / or is at risk of having) feline plague.	Siempre use guantes si está manejando un gato que (tiene / o está en riesgo de tener) la plaga felina.
Contact your doctor immediately if you suspect that you have been exposed to this disease.	Contacte a su doctor inmediatamente si sospecha haber sido expuesto a esta enfermedad.

Questions Specific for Feline Plague
Preguntas Específicas para la Plaga Felina

Does your cat live mostly indoors or outdoors?
¿Su gato vive mayormente afuera o adentro de la casa?

Does your cat (hunt / eat) mice or rats?
¿Su gato (caza / come) ratones o ratas?

Does your cat have trouble breathing?
¿Su gato tiene problemas respiratorios?

Has your pet been coughing?
¿Su mascota ha estado tosiendo?

Have you seen fleas on your cat?
¿Ha visto pulgas en su gato?

Has your pet (scratched / bitten) anyone that you know of?
¿Usted sabe si su mascota ha (rasguñado / mordido) a alguien?

Box 6-35. People can contract feline plague by:	Cuadro 6-35. Los humanos pueden contraer la plaga felina mediante:
• being bitten by an infected cat • being scratched by an infected cat • being bitten by an infected flea • coming in contact with (tissues / fluids) of an infected cat	una mordida de un gato infectado un rasguño de un gato infectado una picadura de una pulga infectada contacto directo con (tejidos / fluidos) de un gato infectado

Box 6-36. Signs of feline plague include:	Cuadro 6-36. Las señales de la plaga felina incluyen:
• depression • trouble breathing • coughing • enlarged glands on the neck	depresión dificultad al respirar tos glándulas del cuello engrandecidas

Box 6-37. Causes of feline plague are:	Cuadro 6-37. Las causas de la plaga felina son:
• eating rodents already infected with the microorganism (*Yersinia pestis*) • breathing the micro-organism • bites from infected fleas	comer ratones infectados con el microorganismo (*Yersinia pestis*) inhalar el microorganismo picaduras de pulgas infectadas

Diagnostic Procedures
Procedimientos Diagnósticos

> **See Box A-2.**
> *Vea el Cuadro A-2.*

Treatment
Tratamiento

> **Your pet needs be hospitalized.**
> Su mascota necesita ser hospitalizada.

> **We (will give / are giving) fluids and medicine.**
> Le (daremos / dimos) fluidos y medicina.

> **Your pet(s) should not hunt mice and rats because of the possibility of reinfection.**
> Su(s) mascota(s) no debería(n) cazar ratones y ratas porque hay posibilidades de reinfección.

> **Flea control is recommended for (all of) your cat(s).**
> Se recomienda el control de pulgas para (todos) su(s) gato(s).

> **Flea prevention medicine is available that you can give at home.**
> Hay medicina preventiva contra pulgas que usted puede darle en su casa.

> **If fleas are in your home, your home needs to be treated.**
> Si las pulgas están en su casa, su casa necesita un tratamiento.

> **If you can, control mice and rats in and around your home.**
> Si puede, controle la población de ratones y ratas adentro y en los alrededores de su casa.

Feline Upper Respiratory Disease Complex
Complejo de Enfermedad Felina de las Vías Respiratorias Superiores

> **Your cat (has / may have) an upper respiratory infection.**
> Su gato (tiene / puede tener) una infección en las vías respiratorias superiores.

Box 6-38.	Cuadro 6-38.
Zoonosis Warning	**Advertensia De Zoonosis**
Humans handling pets with chlamydiosis (a possible component of feline upper respiratory disease complex) can become infected and develop serious eye problems.	Los humanos que manejan mascotas con clamidiosis (una posible causa del complejo de enfermedad felina de las vías respiratorias superiores) se pueden infectar y causar problemas serios en los ojos.
Always wear gloves at home when handling your pet, and wash your hands afterwards.	Siempre use guantes en su casa al manejar a su mascota y lávese las manos inmediatamente después.
Contact your doctor immediately if you suspect that you have been exposed to this disease.	Contacte a su doctor inmediatamente si sospecha haber sido expuesto a esta enfermedad.

Upper respiratory infections usually occur in young cats, cats with weakened immune systems, and cats with another disease.
Las infecciones en las vías respiratorias superiores generalmente ocurren en los gatos jóvenes, en gatos con sistemas inmunes débiles y en gatos con otras enfermedades.

Questions Specific for Feline Upper Respiratory Disease Complex
Preguntas Específicas para el Complejo de Enfermedad Felina de las Vías Respiratorias Superiores

Has your pet ever been vaccinated against (FVRCP / feline leukemia virus / feline immunodeficiency virus)?
¿Alguna vez ha sido vacunada su mascota contra (FVRCP / virus de la leucemia felina / virus de inmunodeficiencia felina)?

How long ago?
¿Hace cuánto tiempo?

Box 6-39. Stressful events that can lead to upper respiratory diseases in cats include:	**Cuadro 6-39. Los eventos estresantes que pueden conducir a la enfermedad de las vías respiratorias superiores en gatos incluyen:**
• adding another pet to the family	traer otra mascota a la familia
• boarding away from home	dejar el gato en una guardería
• diet change causing a decreased appetite	cambios en la dieta que causan una reducción del apetito
• moving to a new home / apartment	mudarse a una casa nueva / apartamento nuevo
• physical trauma	trauma físico
• surgery	cirugía
• the birth of a new baby	el nacimiento de un bebé

Has your pet ever been tested for (feline leukemia virus / feline immunodeficiency virus)?
¿Alguna vez se le ha hecho la prueba para el (virus de la leucemia felina / virus de inmunodeficiencia felina) a su mascota?

How long ago?
¿Hace cuánto tiempo?

Was the result positive or negative?
¿El resultado fue positivo o negativo?

Does your cat live (indoors / outdoors / both indoors and outdoors)?
¿Su gato vive (adentro / afuera / ambos adentro y afuera) de la casa?

Has your pet been exposed to (a) new cat(s) recently?
¿Su mascota ha estado expuesta a (un) nuevo(s) gato(s) recientemente?

How long ago?
¿Hace cuánto tiempo?

Where did you get your pet?
¿Dónde adquirió a su mascota?

Box 6-40. Signs of upper respiratory infections include:	Cuadro 6-40. Las señales de infecciones de las vías respiratorias superiores incluyen:
• sneezing	estornudos
• nasal discharge	secreción nasal
• eye discharge / irritation	lagañas / irritación del ojo
• salivating	salivación
• decreased appetite	reducción del apetito
• breathing problems	problemas respiratorios
• red, irritated eyes	ojos rojos e irritados
• sores in the mouth	lesiones bucales
• depression	depresión

Box 6-41. Upper respiratory disease complex can be transmitted by:	Cuadro 6-41. El complejo de enfermedad de las vías respiratorias superiores puede transmitirse:
• nursing	durante la lactancia
• eye secretions of infected animals	lagañas de animales infectados
• infected cages	jaulas infectadas
• infected food bowls	recipientes para alimentos infectados
• infected water bowls	bebederos infectados
• nasal secretions of infected animals	secreciones nasales de animales infectados

Possible responses: pet shop / animal shelter / friend / relative / I found (him / her) / I own the mom / cattery.
Posibles respuestas: tienda de mascotas / refugio para animales / amigo / familiar / (lo / la) encontré / soy el propietario de su madre / de un criadero de gatos.

Diagnostic Procedures
Procedimientos Diagnósticos

See Box A-2.
Vea el Cuadro A-2.

We (will take / took) x-rays.
(Tomaremos / tomamos) unas radiografías.

Treatment
Tratamiento

See Box A-3.
Vea el Cuadro A-3.

Your pet needs to be hospitalized.
Su mascota necesita ser hospitalizada.

We (will give / are giving) fluids and medicines.
Le (daremos / estamos dando) fluidos y medicinas.

Keep your pet in a small room with a (humidifier / vaporizer) or in a steamy bathroom for 15 – 20 minutes daily to reduce nasal secretions.
Mantenga a su mascota en un cuarto pequeño con un (humidificador / vaporizador) o en un baño con vapor por 15 – 20 minutos diariamente para reducir las secreciones nasales.

With inflammation in the nose, your cat cannot smell food well.
Con la inflamación en la nariz, su gato no puede oler bien el alimento.

Offer different types of food.
Ofrezca diferentes tipos de alimentos.

Microwave the food for a few seconds.
Ponga el alimento en el horno microondas por unos
segundos.

You may need to hand feed your pet.
Podría necesitar alimentar a su mascota con la mano.

This condition often recurs in many cats.
Esta condición frecuentemene recurre en muchos gatos.

**This condition may require life-long, intermittent
treatment.**
Esta condición podría requerir un tratamiento intermitente, de
por vida.

**Your pet must remain separated from other cats
during treatment.**
Su mascota debe permanecer separada de otros gatos durante
el tratamiento.

**This condition may have been prevented with early
vaccinations.**
Esta condición podría haber sido prevenida con vacunaciones a
temprana edad.

Kennel Cough (Canine Infectious Tracheobronchitis)
Tos de las Perreras (Traqueobronquitis Infecciosa Canina)

Your pet (has / may have) kennel cough.
Su mascota (tiene / puede tener) tos de las perreras.

Kennel cough is an airway disease of dogs.
La tos de las perreras es una enfermedad de las vías
respiratorias del perro.

Kennel cough is highly contagious.
La tos de las perreras es altamente contagiosa.

Kennel cough is transmitted between animals in the air or through contact with contaminated objects such as water bowls and cages.

La tos de las perreras es transmitida entre los animales a través del aire o por contacto con objetos contaminados tales como bebederos y jaulas.

This infection is not thought to be transmittable to humans.

No se cree que esta infección se pueda transmitir a los humanos.

Questions Specific for Kennel Cough
Preguntas Específicas para la Tos de las Perreras

Has your dog ever been vaccinated (with the DHPLP vaccine / with the *Bordetella* vaccine)?

¿Su perro ha sido vacunado (con la vacuna DHPLP / con la vacuna para la *Bordetella*)?

How long ago?
¿Hace cuánto tiempo?

Has your dog been in contact with other dogs recently through (boarding at a kennel or animal hospital / playing)?

¿Su perro ha estado en contacto con otros perros (a través de una estadía en una perrera u hospital animal / jugando)?

How long ago?
¿Hace cuánto tiempo?

Box 6-42. Signs of kennel cough include:	**Cuadro 6-42. Las señales de la tos de la perrera incluyen:**
• coughing (elicited by palpating the trachea / neck) • nasal discharge • retching	tos (causada al palpar la tráquea / el cuello) secreción nasal náuseas

Does your pet roam freely?
¿Su mascota se pasea libremente?

Diagnostic Procedures
Procedimientos Diagnósticos

See Box A-2.
Vea el Cuadro A-2.

I will gently palpate (feel) your dog's trachea (airway).
Voy a palpar (sentir) suavemente la tráquea de su perro.

This often elicits a cough reflex with kennel cough.
Esto a menudo produce un reflejo de tos cuando es tos de las
perreras.

We (will take / took) x-rays.
(Tomaremos / tomamos) unas radiografías.

Treatment
Tratamiento

See Box A-3.
Vea el Cuadro A-3.

You can give medicine at home.
Usted le puede dar medicina en casa.

Mild tracheobronchitis may not require treatment.
Una traqueobronquitis moderada podría no requerir
tratamiento.

**The disease often subsides in approximately
_____ days.**
La enfermedad a menudo desaparece en aproximadamente
_____ días.

**Do not allow your pet to come in contact with other
dogs for the next _____ days.**
No permita que su mascota entre en contacto con otros
perros por los próximos _____ días.

Your pet can spread this disease to other dogs.
Su mascota puede transmitir esta enfermedad a otros perros.

Leptospirosis
Leptospirosis

Box 6-43. Zoonosis warning	Cuadro 6-43. Advertencia de zoonosis
Leptospirosis can be transmitted to humans in urine of infected animals and contaminated water and food.	La leptospirosis puede ser transmitida a humanos por la orina de animales infectados y por agua y alimentos contaminados.
The bacterium can enter skin wounds, eyes, the nose and mouth.	La bacteria puede entrar por heridas cutáneas, los ojos, la nariz y la boca.
Always wear gloves and a mask when handling animals infected with Leptospirosis.	Siempre use guantes y una máscara cuando maneje animales infectados con leptospirosis.
If you suspect that you have been exposed to this disease, contact your doctor immediately.	Si sospecha que ha estado expuesto a esta enfermedad, contacte a su doctor inmediatamente.

Your pet (has / may have) leptospirosis.
Su mascota (tiene / puede tener) leptospirosis.

This infection most commonly causes liver and kidney (infections / damage).
Esta infección comúnmente causa (infecciones / daño) al hígado y a los riñones.

It can affect any part of the body.
Puede afectar cualquier parte del cuerpo.

This disease can be transmitted between animals.
Esta enfermedad puede ser transmitida entre los animales.

This disease can be transmitted from infected animals to humans.
Esta enfermedad puede ser transmitida de los animales infectados a los humanos.

This disease can be life threatening in both animals and humans.
Esta enfermedad puede poner en riesgo la vida de animales y de humanos.

Questions Specific for Leptospirosis
Preguntas Específicas para la Leptospirosis

Has your pet (ever) been vaccinated (with DHPLP vaccine / against leptospirosis)?
¿(Alguna vez) su mascota ha sido vacunada (con la vacuna DHPLP / contra la leptospirosis)?

How long ago?
¿Hace cuánto tiempo?

Is your pet allowed to roam freely in the neighborhood?
¿Le está permitido a su mascota pasearse libremente por el vecindario?

Does your pet swim in or drink from stagnant water as in ponds.
¿Su mascota nada o toma agua de lagunas o aguas estancadas tales como estanques?

Has your pet been bitten by a wild animal recently?
¿Ha sido su mascota mordida recientemente por un animal salvaje?

Diagnostic Procedures
Procedimientos Diagnósticos

See Box A-2.
Vea el Cuadro A-2.

Box 6-44. Signs of leptospirosis include:	Cuadro 6-44. Las señales de la leptospirosis incluyen:
• breathing problems	problemas respiratorios
• coughing	tos
• decreased appetite	reducción del apetito
• depression	depresión
• diarrhea	diarrea
• excessive urination	micción (orina) excesiva
• excessive water drinking	beber agua en exceso
• eye problems	problemas oculares
• lethargy	letargo
• vomiting	vómito
• weight loss	pérdida de peso

Box 6-45. Leptospirosis can be transmitted (by):	Cuadro 6-45. La leptospirosis puede transmitirse por:
• ingesting contaminated (water / soil / food)	ingestión de (agua / tierra / comida) contaminada
• contaminated (water / food) bowls	recipientes de (agua / comida) contaminados
• bite wounds	heridas de mordidas
• during pregnancy	durante la preñez
• during mating	durante la reproducción

We (will take / took) a urine sample.
(Tomaremos / tomamos) una muestra de orina.

We (will take / took) a blood sample.
(Tomaremos / tomamos) una muestra de sangre.

We should have results in _____ days.
Deberíamos tener los resultados en _____ días.

Treatment
Tratamiento

See Box A-3.
Vea el Cuadro A-3.

This infection can sometimes be treated medically.
Esta infección a veces puede ser tratada médicamente.

Your pet needs to be hospitalized.
Su mascota necesita ser hospitalizada.

We (will give / have started to give) fluids and medicine.
(Le daremos / hemos empezado a darle) fluidos y medicina.

Mycoses
Micosis

Your pet (has / may have) a fungal infection.
Su mascota (tiene / puede tener) una infección micótica.

The infection is called _____.
La infección se llama _____.

Infectious fungi live in the environment.
Los hongos infecciosos viven en el medio ambiente.

People can also become infected with this fungus.
Las personas también pueden quedar infectadas con este hongo.

Fungal infections may affect many parts of the body.
Las infecciones micóticas pueden afectar muchas partes del cuerpo.

Fungal infections may be life-threatening if not treated early.
Las infecciones micóticas pueden poner en riesgo la vida si no se tratan a tiempo.

Box 6-46. Zoonosis warning	Cuadro 6-46. Advertencia de zoonosis
Humans can contract fungal infections from their pets but this is rare. More commonly, humans become infected through contact with things contaminated in the environment. Humans can also become infected by contact with infected bandages and cultures (blood / serum). Contact your doctor immediately if you suspect that you have been exposed to an infectious fungus. Avoid areas that may be contaminated.	Los humanos pueden contraer infecciones micóticas de sus mascotas, pero esto es raro. Más comúnmente, los humanos se infectan por contacto con objetos contaminados en el ambiente. Los humanos también pueden ser infectados por contacto con vendajes y cultivos (sangre / suero) infectados. Contacte su médico inmediatamente si sospecha que ha estado expuesto a una infección micótica. Evite áreas que podrían estar contaminadas.

Humans can contract this infection from the same environment as their pet(s).
Los humanos pueden contraer esta infección del mismo ambiente que su(s) mascota(s).

Questions Regarding Mycotic Infections
Preguntas Relacionadas con las Infecciones Micóticas

Has your pet ever been vaccinated?
¿Alguna vez su mascota ha sido vacunada?

How long ago?
¿Hace cuánto tiempo?

Does your pet hunt?
¿Su mascota caza?

Does your pet roam freely outside?
¿Su mascota se pasea libremente en el exterior?

Box 6-47. (Causes / transmission) of mycotic infections are:	Cuadro 6-47. La(s) (causas / transmisión) de infeciones micóticas son:
• *Blastomyces dermatitidis* This organism is found in (soil / water). Animals become infected by inhaling it or through open wounds on the skin.	*Blastomyces dermatitidis* Este organismo se encuentra en (el suelo / el agua). Los animales se infectan por inhalación o a través de heridas abiertas en la piel.
• *Coccidioides immitis* This organism is found in the soil. Animals become infected by inhaling it or through open wounds on the skin.	*Coccidioides immitis* Este organismo se encuentra en el suelo. Los animales se infectan por inhalación o a través de heridas abiertas en la piel.
• *Cryptococcus neoformans* This organism is found in feces of infected birds (especially pigeons) and in eucalyptus trees. Animals become infected by inhaling it. Animals may present with only neurologic signs.	*Cryptococus neoformans* Este organismo se encuentra en las heces de pájaros infectados (especialmente palomas) y en árboles de eucalipto. Los animales se infectan por inhalación. Los animales pueden presentar sólo señales neurológicas.
• *Histoplasma capsulatum* This organism is found in soil contaminated with bird or bat feces. Animals become infected by eating or inhaling the fungus.	*Histoplasma capsulatum* Este organismo se encuentra en suelo contaminado con heces de aves o de murciélagos. Los animales se infectan al comer o inhalar el hongo.

Box 6-48. Signs of fungal infection include:	Cuadro 6-48. Las señales de la infección micótica incluyen:
• abnormal behavior	conducta anormal
• anemia	anemia
• awkward walk	caminar con dificultad
• blindness	ceguera
• bumps under the skin	nódulos subcutáneos
• decreased appetite	reducción del apetito
• deformity of the nose	deformidad de la nariz
• depression	depresión
• diarrhea	diarrea
• enlarged lymph nodes (especially on the neck)	nódulos linfáticos engrandecidos (especialmente en el cuello)
• eye problems	problemas oculares
• nasal discharge	descarga nasal
• seizures	convulsiones
• skin disease	enfermedad cutánea
• sneezing	estornudos
• trouble breathing	dificultad al respirar
• weight loss	pérdida de peso

Diagnostic Procedures
Procedimientos Diagnósticos

See Box A-2.
Vea el Cuadro A-2.

We (will perform / performed) a fungal culture.
(Haremos / hicimos) un cultivo para hongos.

We should have results in _____ days.
Deberíamos tener los resultados en _____ días.

Treatment
Tratamiento

> **See Box A-3.**
> *Vea el Cuadro A-3.*

> **Your pet (should / must) be hospitalized.**
> Su mascota (debería / debe) ser hospitalizada.

> **We (will give / are giving) antifungal medicine.**
> Le (daremos / estamos dando) medicina antimicótica.

> **You can give medicine at home.**
> Usted le puede dar medicina en casa.

> **You must wear gloves when giving medicine on the skin.**
> Usted debe de usar guantes cuando esté aplicando la medicina sobre la piel.

> **Avoid the environment where your pet contracted this disease.**
> Evite el ambiente donde su mascota contrajo esta enfermedad.

Rabies
Rabia

> **Your pet (has / may have) rabies.**
> Su mascota (tiene / puede tener) rabia.

> **Rabies is a virus that is transmitted in the saliva of an infected animal.**
> La rabia es un virus que se transmite en la saliva de un animal infectado.

> **It infects the animal's nervous system.**
> El virus infecta el sistema nervioso del animal.

> **Rabies virus is transmitted to people in bites from infected animals.**
> El virus de la rabia se transmite a las personas en las mordidas de animales infectados.

Box 6-49. Zoonosis warning	Cuadro 6-49. Advertencia de zoonosis
Humans can become infected with the rabies virus through the saliva (bites) of infected animals.	Los humanos pueden ser infectados con el virus de la rabia a través de la saliva (mordidas) de animales infectados.
Humans can contract rabies by inhaling the virus in caves heavily infested with contaminated bats.	Los humanos pueden contraer rabia al inhalar el virus en cuevas altamente infestadas con murciélagos contaminados.
Avoid contact with animals showing signs of rabies. *(See Box 6-50)*	Evite contacto con animales que muestran señales de rabia. *(Vea el Cuadro 6-50)*
Avoid contact with wildlife that can carry the rabies virus (skunks / bats / raccoons / foxes / coyotes / wolves).	Evite el contacto con animales salvajes que pueden portar el virus de la rabia (zorrillos /murciélagos / mapaches / zorros / coyotes / lobos).
Contact the Public Health or Animal Control Department in your area if you suspect an animal has rabies.	Contacte al Departamento de Salud Pública o al Departamento de Control de Animales de su área si usted sospecha que un animal tiene rabia.
Contact your doctor immediately if you suspect that you have been exposed to the rabies virus.	Contacte a su médico inmediatemente si sospecha que ha sido expuesto al virus de la rabia.

It may take up to 8 months for signs to develop after being bitten.
Podría tomar hasta 8 meses para que se desarrollen los síntomas después de la mordida.

Once an animal is infected with the rabies virus, it doesn't show signs for about 14 days.
Una vez que un animal es infectado con el virus de la rabia, no muestra síntomas por 14 días.

During these 14 days, it can spread the virus in its saliva.
Durante esos 14 días puede transmitir el virus en su saliva.

Once clinical signs develop, the pet usually dies within 7 days.
Una vez que se desarrollan las señales clínicas, la mascota generalmente muere dentro de 7 días.

Rabies is always fatal.
La rabia siempre es fatal.

This disease could have been prevented if your pet had been vaccinated.
Esta enfermedad podría haber sido prevenida si su mascota hubiese estado vacunada.

Questions Specific for Rabies Infection
Preguntas Específicas para la Infección con Rabia

Has your pet ever been vaccinated against rabies?
¿Alguna vez su mascota ha sido vacunada contra la rabia?

How long ago?
¿Hace cuánto tiempo?

Has your pet bitten anyone during the last year?
¿Su mascota ha mordido a alguien durante el último año?

How long ago?
¿Hace cuánto tiempo?

Has your pet had contact with or been bitten by a wild animal including (skunk / raccoon / bat / fox / coyotes / wolves)?

¿Su mascota ha tenido contacto con o ha sido mordida por un animal salvaje incluyendo (un zorrillo / un mapache / un murciélago / un zorro / coyotes / lobos)?

How long ago?

¿Hace cuánto tiempo?

Did you notify your veterinarian?

¿Usted notificó a su veterinario?

Did you or your veterinarian notify the Public Health Department?

¿Usted o su veterinario notificó al Departamento de Salud Pública?

Did you (quarantine / isolate) your pet as they recommended?

¿Usted (puso en cuarentena / aisló) a su mascota como ellos le recomendaron?

Box 6-50. Signs of rabies infection include:	**Cuadro 6-50. Las señales de la rabia incluyen:**
• aggressive behavior	conducta agresiva
• depression	depresión
• salivation / drooling	salivación / babeo
• trouble swallowing	dificultad para tragar
• trouble walking	problemas para caminar
• weak / awkward walk	debilidad / dificultad al caminar

Diagnostic Procedures
Procedimientos Diagnósticos

See Box A-2.
Vea el Cuadro A-2.

In order to confirm that your pet has rabies, your pet must be (euthanized / put down / put to sleep) and the head sent to a laboratory so that the brain can be examined.

Para poder confirmar que su mascota tiene rabia, ésta debe de ser (eutanizada / puesta a dormir) y la cabeza debe ser enviada a un laboratorio para que se pueda examinar el cerebro.

Treatment
Tratamiento

See Box A-3.
Vea el Cuadro A-3.

Since your pet has been bitten and is already vaccinated against rabies, you must (quarantine / isolate) your pet for 90 days and observe (him / her) for signs of rabies.

Como su mascota ha sido mordida y ya está vacunada contra la rabia, usted debe (ponerla en cuarentena / aislarla) por 90 días y observar(lo / la) para señales de rabia.

Since your pet has been bitten but is not vaccinated, it is recommended that your pet be euthanized.

Como su mascota ha sido mordida pero no está vacunada, se recomienda que su mascota sea eutanizada.

Because your pet has bitten someone, your pet must be (quarantined / isolated) for _____ days and observed for signs of rabies.

Debido a que su mascota ha mordido a alguien, su mascota debe ser (puesta en cuarentena / aislada) por _____ días y observada para señales de rabia.

Your pet may be quarantined at home or _____.

Su mascota podría ser puesta en cuarentena en su casa o

_____.

Toxoplasmosis
Toxoplasmosis

Your pet (has / may have) toxoplasmosis.

Su mascota (tiene / puede tener) toxoplasmosis.

Box 6-51. Zoonosis warning	Caudro 6-51. Advertencia de zoonosis
Humans can contract toxoplasmosis by eating undercooked contaminated meat and unpasteurized milk or by handling anything potentially contaminated with infected cat feces.	Los humanos pueden contraer toxoplasmosis al comer carne mal cocida y leche sin pasteurizar o por manejar cosas que potencialmente estén contaminadas con heces de gatos infectados.
Wash hands after handling anything that could be contaminated with cat feces.	Lávese las manos después de manejar cualquier cosa que pudiese estar contaminada con heces de gato.
Cook meat above 155°F or freeze it it below -20°F for at least 24 hours.	Cocine la carne a más de 155°F o congélela por debajo de -20°F por al menos 24 horas.
If a pregnant woman becomes infected, she may abort or give birth prematurely, or the baby may have neurologic problems.	Si una mujer embarazada queda infectada, podría abortar, tener un parto prematuro o el bebé podría tener problemas neurológicos.
Contact your doctor immediately if you suspect that you have been exposed to this parasite.	Contacte su doctor inmediatamente si sospecha que ha sido expuesto a este parásito.

This is an infection with the parasite *Toxoplasma gondii*.
Ésta es una infección con el parásito *Toxoplasma gondii*.

This disease is currently not thought to be transmitted directly from pets to humans.
Actualmente no se cree que esta enfermedad pueda transmitirse directamente de las mascotas a los humanos.

This disease can affect any part of the body.
Esta enfermedad puede afectar cualquier parte del cuerpo.

This disease can be life-threatening.
Esta enfermedad puede poner en riesgo la vida.

Animals become infected by eating feces of other animals that are infected.
Los animales se infectan al comer heces de otros animales que están infectados.

Cats can also get this disease from (contaminated raw meat / mom during pregnancy if she is infected).
Los gatos también pueden adquirir la enfermedad de (carne cruda contaminada / la madre durante la preñez si ella está infectada).

Cats shed the disease in their feces in the soil.
Los gatos transmiten la enfermedad a través de sus heces en el suelo.

This disease can be transmitted to humans and dogs in contaminated food, water, and soil.
Esta enfermedad puede transmitirse a los humanos y a los perros en el alimento, el agua y el suelo contaminado.

Questions Specific for Toxoplasmosis
Preguntas Específicas para la Toxoplasmosis

Has your pet been tested for (feline leukemkia virus / feline immunodeficienly virus)?
¿A su mascota se le ha hecho la prueba para (el virus de la leucemia felina / virus de inmunodeficiencia felina)?

How long ago?
¿Hace cuánto tiempo?

Was the result positive or negative?
¿El resultado fue positivo o negativo?

Is your pet taking medicine?
¿Su mascota está tomando alguna medicina?

Box 6-52. Signs of toxoplasmosis include:	**Cuadro 6-52. Las señales de la toxoplasmosis incluyen:**
• abortions	aborto
• decreased appetite	reducción del apetito
• diarrhea	diarrea
• eye problems	problemas oculares
• seizures	convulsiones
• stiff, awkward walk	rigidez, dificultad al caminar
• trouble breathing	problemas para respirar
• vomiting	vómito
• weakness	debilidad

What is the name of the medicine?
¿Cuál es el nombre de la medicina?

What is the name of your pet's illness?
¿Cuál es el nombre de la enfermedad de su mascota?

Does your pet roam outside freely?
¿Su mascota se pasea libremente en el exteriror?

Does your cat eat meat from birds, mice, the garbage?
¿Su mascota come carne de pájaros, ratones, de la basura?

Diagnostic Procedures
Procedimientos Diagnósticos

See Box A-2.
Vea el Cuadro A-2.

Treatment
Tratamiento

See Box A-3.
Vea el Cuadro A-3.

Your pet (should / must be) hospitalized.
Su mascota (debería / debe) ser hospitalizada.

There is no absolute cure for toxoplasmosis.
No hay una cura absoluta para la toxoplasmosis.

Medicine is available, but the disease commonly recurs.
Hay medicinas disponibles pero la enfermedad frecuentemente reaparece.

Symptoms must be treated.
Los síntomas deben ser tratados.

Your cat must be kept indoors to prevent infection of other cats.
Su gato deberá mantenerse dentro de la casa para prevenir la infección de otros gatos.

RICKETTSIAL DISEASES
ENFERMEDADES RICKETTSIALES

Canine Ehrlichiosis / Rocky Mountain Spotted Fever / Hemobartonellosis
Ehrlichioses Canina / Fiebre Manchada de las Montañas Rocosas / Hemobartonelosis

Box 6-53. Zoonosis warning	Cuadro 6-53. Advertencia de zoonosis
Humans can contract cat scratch disease through bites and scratches of infected cats.	Los humanos pueden contraer la enfermedad del rasguño del gato por mordidas o rasguños de gatos infectados.
Always thoroughly clean cat scratches and bites immediately.	Siempre limpie completamente los rasguños y mordidas de gatos inmediatamente.
Contact your doctor immediately if you have been bitten by a cat.	Contacte a su doctor inmediatamente si ha sido mordido por un gato.

Your pet (has /may have) a disease caused by (ticks / fleas).
Su mascota (tiene / puede tener) una enfermedad causada por (garrapatas / pulgas).

This disease is called _____.
Esta enfermedad se llama _____.

Some ticks and fleas can infect pets with various diseases when they bite.
Algunas garrapatas y pulgas pueden infectar las mascotas con varias enfermedades cuando las muerden.

This disease can be life-threatening if not treated early and aggressively.
Esta enfermedad puede poner en riesgo la vida del animal si no se trata a tiempo y agresivamente.

It may cause anemia, internal bleeding, arthritis, pneumonia, joint pain, and neurologic problems.
Puede causar anemia, hemorragia interna, artritis, neumonía, dolor articular y problemas neurológicos.

Cats infected with bartonellosis can infect people through scratches and bites.
Los gatos infectados con bartonelosis pueden infectar a las personas a través de rasguños y mordidas.

In people, this is called cat scratch disease.
En las personas, esto se llama "enfermedad del rasguño del gato".

Questions Regarding Rickettsial Disease
Preguntas Relacionadas con la Enfermedad Rickettsial

When did you first notice this problem?
¿Cuándo usted notó este problema por primera vez?

What happened?
¿Qué pasó?

Has this happened before?
¿Ha sucedido esto antes?

Does your pet take medicine?
¿Su mascota toma alguna medicina?

What is the name of the medicine?
¿Cuál es el nombre de la medicina?

What is the name of your pet's illness?
¿Cuál es el nombre de la enfermedad de su mascota?

Is your pet allergic to any medicines?
¿Su mascota es alérgica a alguna medicina?

Which one(s)?
¿Cuál(es)?

Do you give your pet flea and tick prevention medicine?
¿Usted le da medicina preventiva para pulgas y garrapatas a su mascota?

Have you seen or removed any ticks from your pet recently?
¿Usted ha visto o quitado recientemente algunas garrapatas de su mascota?

Box 6-54. Signs of rickettsial disease include:	Cuadro 6-54. Las señales de enfermedad rickettsial incluyen:
• bleeding from the gums, eyes, or nose	hemorragias por las encías, los ojos o la nariz
• decreased appetite	reducción del apetito
• diarrhea	diarrea
• painful walking	dolor al caminar
• seizures	convulsiones
• swollen legs or face	patas o cara hinchada(s)
• trouble breathing	problemas para respirar
• vomiting	vómito
• weakness	debilidad
• weight loss	pérdida de peso

Diagnostic Procedures
Procedimientos Diagnósticos

See Box A-2.
Vea el Cuadro A-2.

We (will take / took) a blood sample.
(Tomaremos / tomamos) una muestra de sangre.

We (will take / took) x-rays.
(Tomaremos / tomamos) unas radiografías.

Treatment
Tratamiento

See Box A-3.
Vea el Cuadro A-3.

Your pet should be hospitalized.
Su mascota debe ser hospitalizada.

We (will give / are giving) your pet (fluids / medicine).
Le (daremos / estamos dando) (fluidos / medicina) a su mascota.

Your pet needs a blood transfusion.
Su mascota necesita una transfusión sanguínea.

In the future, you can prevent ticks and fleas from harming your pet(s) with medicine.
En el futuro, usted puede prevenir con medicina que las garrapatas o las pulgas le hagan daño a su mascota.

We (will take / took) x-rays.
(Tomaremos / tomamos) unas radiografías.

Soft Tissue Injury Treatment
Tratamiento para Lesiones en los Tejidos Blandos

See Box A-2.
Vea el Cuadro A-2.

No broken bones are evident on the x-rays.
No se ven huesos fracturados en las radiografías.

Your pet (has / may have) a soft tissue injury.
Su mascota (tiene / puede tener) una lesión en los tejidos
   blandos.

Tissues around the (bone / joint) (are / may be) injured.
Los tejidos alrededor (del hueso / de la articulación) (están /
   pueden estar) lesionados.

**Your pet needs strict cage rest for _____ (days /
   weeks).**
Su mascota necesita descanso estricto en una jaula por
   _____ (días / semanas).

You can give your pet medicine at home.
Usted le puede dar medicina a su mascota en casa.

**Do not allow your pet to (go up or down steps / jump
   on or off of furniture / walk without being on a leash)
   for _____ (days / weeks).**
No permita que su mascota (suba o baje escaleras / salte a o
   sobre muebles / camine sin su correa) por _____ (días /
   semanas).

Fracture Treatment
Tratamiento para Fracturas

See Box A-3.
Vea el Cuadro A-3.

See Orthopedic Surgery
Vea Cirugía Ortopédica

Your pet has (a) broken bone(s).
Su mascota tiene (un) hueso(s) fracturado(s).

Your pet's _____ is broken.
(El / la) _____ de su mascota está fracturad(o/a).

LYMPHADENOPATHY
LINFADENOPATÍA

General Questions / Statements
Preguntas / Aseveraciones Generales

Your pet's lymph nodes are enlarged.
Los nódulos linfáticos de su mascota están engrandecidos.

Lymph nodes help fight infections and are constantly at work.
Los nódulos linfáticos ayudan al cuerpo a combatir infecciones y trabajan constantemente.

There are many causes of enlarged lymph nodes.
Hay muchas causas de los nódulos linfáticos engrandecidos.

Causes of enlarged lymph nodes include (previous or current infections / abscess / cancer / reactions to drugs / reactions to vaccinations).
Las causas de los nódulos linfáticos engrandecidos incluyen (infecciones previas o actuales / abcesos / cáncer / reacciones a medicamentos / reacciones a vacunaciones).

When did you first notice that your pet was sick?
¿Cuándo usted notó por primera vez que su mascota estaba enferma?

Was your pet injured?
¿Se lastimó su mascota?

What happened?
¿Qué pasó?

Has this happened before?
¿Había sucedido esto antes?

Does your pet take medicine?
¿Su mascota toma alguna medicina?

What is the name of the medicine?
¿Cuál es el nombre de la medicina?

What is the name of your pet's illness?
¿Cuál es el nombre de la enfermedad de su mascota?

Has your pet ever been vaccinated?
¿Alguna vez su mascota ha sido vacunada?

When?
¿Cuándo?

Is your pet allergic to any medicines?
¿Su mascota es alérgica a alguna medicina?

Box 6-55. Lymph nodes	Cuadro 6-55. Nódulos linfáticos
Your pet's _____ lymph nodes are enlarged. These are located _____.	Los nódulos linfáticos _____ de su mascota están engrandecidos. Éstos están localizados en _____.
• <u>mandibular</u> (under the jaw / on the neck)	<u>mandibular</u> (debajo de la quijada / en el cuello)
• <u>prescapular</u> near the shoulder	<u>preescapular</u> cerca del hombro
• <u>axillary</u> under the front leg	<u>axilar</u> debajo de la pata delantera
• <u>superficial inguinal</u> (under the back leg / in the groin)	<u>inguinal superficial</u> (debajo de la pata trasera / en la ingle)
• <u>popliteal</u> on the back leg behind the knee	<u>poplíteo</u> en la pata trasera detrás de la rodilla
• <u>mesenteric</u> in the belly	<u>mesentérico</u> en el abdomen
• <u>facial</u> on the face	<u>facial</u> en la cara
• <u>retropharyngeal</u> in the neck	<u>retrofaríngeo</u> en el cuello
• <u>iliac</u> in the back	<u>ilíaco</u> en el dorso

Which one(s)?
¿Cuál(es)?

How old is your pet?
¿Qué edad tiene su mascota?

Diagnostic Procedures
Procedimientos Diagnósticos

See Box A-2.
Vea el Cuadro A-2.

I (will gently palpate / gently palpated) all of your pet's lymph nodes.
(Voy a palpar / palpé) suavemente todos los nódulos linfáticos de su mascota.

A blood sample (will be / was) taken.
Una muestra de sangre (será / fue) tomada.

We (will take / took) x-rays.
(Tomaremos / tomamos) unas radiografías.

We (will perform / performed) an ultrasound examination.
(Haremos / hicimos) un examen con ultrasonido.

We (will aspirate / aspirated) the lymph node(s) with a small needle.
(Aspiraremos / aspiramos) (el / los) nódulo(s) linfático(s) con una aguja pequeña.

A section of the lymph node (will be / was) surgically removed and sent to a laboratory.
Una sección del nódulo linfático (será / fue) removida quirúrgicamente y enviada al laboratorio.

We should have results in _____ days.
Deberíamos tener los resultados en _____ días.

Treatment
Tratamiento

> **We will begin treatment when we have test results.**
> Comenzaremos el tratamiento cuando tengamos los
> resultados.

SPLENOMEGALY
ESPLENOMEGALIA

General Questions / Statements
Preguntas / Aseveraciones Generales

> **Your pet's spleen is enlarged.**
> El bazo de su mascota está engrandecido.

> **The spleen is an organ in the belly that stores blood,
> cleans blood, and fights toxins and infections.**
> El bazo es un órgano en el abdomen que almacena y filtra
> sangre y combate infecciones y toxinas.

> **There are many causes of an enlarged spleen.**
> Hay muchas causas para un bazo engrandecido.

> **Some causes are infections and cancer.**
> Algunas causas son infecciones y el cáncer.

> **Pets may not show signs of illness when the spleen is
> enlarged.**
> Las mascotas pueden no mostrar señales de enfermedad
> cuando el bazo está engrandecido.

> **When did you first notice that your pet was sick?**
> ¿Cuándo usted notó por primera vez que su mascota estaba
> enferma?

> **Was your pet injured?**
> ¿Se lastimó su mascota?

> **What happened?**
> ¿Qué pasó?

Has this happened before?
¿Ha sucedido esto antes?

Does your pet take medicine?
¿Su mascota toma alguna medicina?

What is the name of the medicine?
¿Cuál es el nombre de la medicina?

What is the name of your pet's illness?
¿Cuál es el nombre de la enfermedad de su mascota?

Has your pet ever been vaccinated?
¿Alguna vez su mascota ha sido vacunada?

When?
¿Cuándo?

Is your pet allergic to any medicines?
¿Su mascota es alérgica a alguna medicina?

Which one(s)?
¿Cuál(es)?

How old is your pet?
¿Qué edad tiene su mascota?

Diagnostic Procedures
Procedimientos Diagnósticos

See Box A-2.
Vea el Cuadro A-2.

We (will take / took) a blood sample.
(Tomaremos / tomamos) una muestra de sangre.

We (will take / took) x-rays.
(Tomaremos / tomamos) unas radiografías.

**We (will perform / performed) an ultrasound
examination.**
(Haremos / hicimos) un examen de ultrasonido.

We (will take / took) a small sample of the spleen with a needle.
(Tomaremos / tomamos) una pequeña muestra del bazo con una aguja.

Treatment
Tratamiento

See Box A-3.
Vea el Cuadro A-3.

You can give your pet medicine at home.
Usted le puede dar medicina a su mascota en casa.

Surgical removal of your pet's spleen is recommended.
Se recomienda la extracción quirúrgica del bazo de su mascota.

NEUROLOGIC DISORDERS
TRASTORNOS NEUROLÓGICOS

General Questions / Statements
Preguntas / Aseveraciones Generales

When did you first notice this problem?
¿Cuándo usted notó este problema por primera vez?

Was your pet injured?
¿Se lastimó su mascota?

What happened?
¿Qué pasó?

Has this happened before?
¿Ha sucedido esto antes?

Does your pet take medicine?
¿Su mascota toma alguna medicina?

What is the name of the medicine?
¿Cuál es el nombre de la medicina?

What is the name of your pet's illness?
¿Cuál es el nombre de la enfermedad de su mascota?

We (may) need to change the medicine.
(Podríamos necesitar / necesitamos) cambiar la medicina.

We (may) need to change the dosage.
(Podríamos necesitar / necesitamos) cambiar la dosis.

Is your pet allergic to any medicines?
¿Su mascota es alérgica a alguna medicina?

Which one(s)?
¿Cuál(es)?

Could your pet have swallowed a poison?
¿Podría su mascota haber ingerido un veneno?

Has your pet eaten anything from the garbage?
¿Su mascota ha comido algo de la basura?

How old is your pet?
¿Qué edad tiene su mascota?

Head Tilt
Cabeza Inclinada

Head tilting has many causes including (infection / cancer / trauma / nutritional deficiency).
La cabeza inclinada tiene muchas causas incluyendo (infección / cáncer / trauma / deficiencia nutricional).

The cause is often unknown.
La causa frecuentemente se desconoce.

Do you give your pet ear medicine?
¿Usted le da a su mascota medicina para el oído?

What is the name of it?
¿Cuál es el nombre de la medicina?

How long have you been giving it?
¿Por cuánto tiempo se la ha estado dando?

Did this start suddenly?
¿Esto comenzó súbitamente?

Is your pet vomiting?
¿Su mascota está vomitando?

Is your pet's appetite increased or decreased?
¿El apetito de su mascota ha aumentado o disminuido?

Diagnostic Procedures
Procedimientos Diagnósticos

See Box A-2.
Vea el Cuadro A-2.

We (will perform / performed) a neurologic exam.
(Haremos / hicimos) un examen neurológico.

I (will examine / examined) your pet's ears.
(Examinaré / examiné) los oídos de su mascota.

We (will take / took) x-rays.
(Tomaremos / tomamos) unas radiografías.

A (CT scan / MRI / CSF tap) is recommended.
Se recomienda una (tomografía computarizada / toma de
   imágenes por resonancia magnética / toma de líquido
   cerebroespinal).

We will refer you to a veterinary specialist.
Le referiremos a un veterinario especialista.

Treatment
Tratamiento

See Box A-3.
Vea el Cuadro A-3.

Your pet needs strict cage rest for _____ days.
Su mascota necesita descanso estricto en jaula por _____
   días.

The head tilt will return to normal during this time.
La cabeza inclinada volverá a su posición normal durante este
   tiempo.

If not, more testing is needed.
Si no, se necesitan más pruebas.

You can give medicine to help decrease vomiting.
Usted puede darle medicina para ayudar a reducir los vómitos.

Horner's Syndrome
Síndrome de Horner

Your pet (has / may have) Horner's Syndrome.
Su mascota (tiene / puede tener) el Síndrome de Horner.

Some nerves to the eye have been damaged.
Algunos nervios en el ojo han sido dañados.

There are many causes including: (ear infections / trauma / tumors / disk disease).
Hay muchas causas incluyendo: (infecciones de oído / traumas / tumores / enfermedad del disco).

The cause is often never discovered.
La causa frecuentemente nunca se descubre.

Has your pet suffered a traumatic event recently such as a fall or bite?
¿Su mascota ha sufrido un evento traumático recientemente, tal como una caída o una mordida?

How old is your pet?
¿Qué edad tiene su mascota?

Diagnostic Procedures
Procedimientos Diagnósticos

I (will perform / performed) an eye exam.
(Haré / hice) un examen del ojo.

I (will examine / examined) the ears.
(Examinaré / examiné) los oídos.

We (will take / took) x-rays.
(Tomaremos / tomamos) unas radiografías.

Your pet should have a CSF tap done to examine fluid around the brain and spinal cord.
Su mascota debería tener una toma del líquido cerebroespinal para examinar el líquido alrededor del cerebro y de la médula espinal.

We will recommend a veterinary specialist.
Le recomendaremos a un veterinario especialista.

Treatment
Tratamiento

Treatment depends on the cause.
El tratamiento depende de la causa.

This disease often resolves without treatment.
Esta enfermedad frecuentemente se soluciona sin tratamiento.

Seizures
Convulsiones

Your pet (had / may have had / is having) a seizure.
Su mascota (tuvo / pudo haber tenido / está teniendo) una convulsión.

This means that nerves in a part of the brain are abnormally overactive.
Esto significa que los nervios en una parte del cerebro están anormalmente sobreactivos.

There are many causes of seizures.
Hay muchas causas de las convulsiones.

Has your pet suffered trauma recently?
¿Su mascota ha sufrido un trauma recientemente?

Could your pet have ingested any poisons recently?
¿Podría su mascota haber ingerido algún veneno recientemente?

Approximately how long did the episode last?
¿Aproximadamente cuánto duró el último episodio?

Describe any unusual behavior before and after the seizure.
Describa cualquier conducta inusual antes y después de la convulsión.

How long did this unusual behavior last?
¿Cuánto duró esta última conducta inusual?

Has your pet ever had an episode like this before?
¿Alguna vez su mascota había tenido un episodio como éste?

When?
¿Cuándo?

How often does your pet have these episodes?
¿Cuán frecuentemente su mascota tiene estos episodios?

How long do they generally last?
¿Cuánto tiempo duran generalmente?

Does your pet take anticonvulsant (antiseizure) medicine?
¿Su mascota toma una medicina anticonvulsiva?

What is the name of it?
¿Cuál es su nombre?

Box 6-56. Causes of seizures	Cuadro 6-56. Causas de las convulsiones
• brain tumors	tumores cerebrales
• infections	infecciones
• malformations of the brain (usually present at birth)	malformaciones del cerebro (generalmente presentes desde el nacimiento)
• metabolic diseases	enfermedades metabólicas
• poisons	venenos
• stress	estrés
• trauma	trauma
• unknown	desconocidas

Diagnostic Procedures
Procedimientos Diagnósticos

See Box A-2.
Vea el Cuadro A-2.

We (will take / took) a blood sample.
(Tomaremos / tomamos) una muestra de sangre.

We (will send / sent) the blood off to measure the level of the medicine in the blood.
(Enviaremos / enviamos) la muestra de sangre a un laboratorio para medir el nivel de la medicina en la sangre.

We (will take / took) x-rays.
(Tomaremos / tomamos) unas radiografías.

A (CT scan / MRI / CSF tap) is recommended.
Se recomienda una (tomografía computarizada / toma de imágenes por resonancia magnética / toma de líquido cerebroespinal).

We will refer you to a veterinary specialist.
Le referiremos a un veterinario especialista.

Treatment
Tratamiento

See Box A-3.
Vea el Cuadro A-3.

Your pet needs to be hospitalized.
Su mascota necesita ser hospitalizada.

We are giving your pet medicine to control seizures.
Le estamos dando a su mascota medicina para controlar las convulsiones.

The dosage of antiseizure medicine must be changed.
La dosis de la medicina anticonvulsiva debe cambiarse.

The medicine needs to be changed.
La medicina necesita cambiarse.

Treatment of the First Seizure Episode
Tratamiento del Primer Episodio Convulsivo

In the future, record on a calendar every episode that you witness.
En el futuro, anote en un calendario cada episodio que usted observe.

Record how long it lasts.
Anote cuánto dura.

Record any unusual activity in the environment (visitors, birthday party, doorbell ringing, etc).
Anote cualquier actividad inusual en el ambiente (visitantes, fiesta de cumpleaños, sonar el timbre, etcetera).

Describe any unusual behavior before or after the seizure and the duration of the seizure.
Describa cualquier conducta inusual antes o después de la convulsión y su duración.

This may be an isolated event, so I do not recommend beginning medicine.
Esto podría ser un evento aislado así que no recomiendo comenzar tratamiento con medicina.

Sudden Acquired Retinal Degeneration (SARD)
Degeneración Repentina de la Retina (DRR)

Your pet (has / may have) SARDS.
Su mascota (tiene / puede tener) DRR.

This is a disease of the retina, the back part of the eye made of nerves.
Ésta es una enfermedad de la retina, la parte de atrás del ojo formada por nervios.

The cause is not known.
La causa se desconoce.

This disease causes sudden blindness.
Esta enfermedad causa ceguera repentina.

When did you first notice the problem?
¿Cuándo usted notó el problema por primera vez?

How old is your pet?
¿Qué edad tiene su mascota?

Diagnostic Procedures
Procedimientos Diagnósticos

We (will take / took) a blood sample.
(Tomaremos / tomamos) una muestra de sangre.

We (will perform / performed) a fundic exam.
(Haremos / hicimos) un examen fúndico.

Your pet needs to be seen by a veterinary specialist.
Su mascota necesita ser vista por un veterinario especialista.

Treatment
Tratamiento

There is no treatment for this disease.
No hay tratamiento para esta enfermedad.

UROGENITAL DISORDERS
ALTERACIONES UROGENITALES

General Questions / Statements
Preguntas / Aseveraciones Generales

When did you first notice this problem?
¿Cuándo usted notó este problema por primera vez?

Was your pet injured?
¿Se lastimó su mascota?

What happened?
¿Qué pasó?

Has this happened before?
¿Ha sucedido esto antes?

Does your pet take medicine?
¿Su mascota toma alguna medicina?

What is the name of the medicine?
¿Cuál es el nombre de la medicina?

What is the name of your pet's illness?
¿Cuál es el nombre de la enfermedad de su mascota?

Is your pet allergic to any medicine?
¿Su mascota es alérgica a alguna medicina?

Which one(s)?
¿Cuál(es)?

Is your pet urinating more often than usual?
¿Su mascota está orinando más frecuente de lo común?

Is your pet urinating in unusual places?
¿Su mascota está orinando en lugares inusuales?

Have you seen blood in the urine?
¿Ha visto sangre en la orina?

Does your pet strain when urinating?
¿Su mascota se esfuerza cuando orina?

Is your pet able to urinate at all?
¿Su mascota puede orinar?

Is your pet drinking more water than usual?
¿Su mascota está bebiendo más agua de lo común?

What do you feed your pet?
¿Qué usted alimenta a su mascota?

Has your pet had surgery recently?
¿Su mascota ha tenido una cirugía recientemente?

Why?
¿Por qué?

Is your pet neutered?
¿Su mascota está esterilizada?

Cystitis / Calculi / Urinary Bladder Cancer
Cistitis / Cálculos / Cáncer de la Vejiga Urinaria

Your pet (has / may have) a urinary tract infection.
Su mascota (tiene / puede tener) una infección del tracto urinario.

Your pet (has / may have) stones in the (bladder / urethra).
Su mascota (tiene / puede tener) cálculos en la (vejiga / uretra).

The urethra is a tube that carries urine from the bladder.
La uretra es un tubo que lleva la orina desde la vejiga.

Your pet (has / may have) bladder cancer.
Su mascota (tiene / puede tener) cáncer de la vejiga.

The cause is unknown at this time.
La causa se desconoce en este momento.

Diagnostic Procedures
Procedimientos Diagnósticos

See Box A-2.
Vea el Cuadro A-2.

I will gently palpate your pet's abdomen
Voy a palpar suavemente el abdomen de su mascota.

Your pet's abdomen (is painful / feels abnormal / feels normal).
El abdomen de su mascota (está adolorido / se siente anormal / se siente normal).

I will gently perform a rectal exam to palpate the prostate gland.
Haré un examen rectal suavemente para palpar la próstata.

We (will take / took) a urine sample.
(Tomaremos / tomamos) una muestra de orina.

We (will perform / performed) a rectal exam.
(Haremos / hicimos) un examen rectal.

We (will take / took) x-rays.
(Tomaremos / tomamos) unas radiografías.

We (will perform / performed) an ultrasound exam.
(Haremos / hicimos) un examen de ultrasonido.

**We will have results in approximately _____
(minutes / hours / days).**
Tendremos los resultados en aproximadamente _____
(minutos / horas / días).

The _____ exam is (normal / abnormal).
El examen de _____ es (normal / anormal).

Treatment
Tratamiento

See Box A-3.
Vea el Cuadro A-3.

You can give your pet medicine at home.
Usted le puede dar medicina a su mascota en casa.

We will give you a special food for your pet.
Le daremos un alimento especial para su mascota.

**This food may help to shrink the stones and prevent
them from coming back.**
Este alimento podría ayudar a disminuir el tamaño de los
cálculos y evitar que reaparezcan.

Your pet needs surgery.
Su mascota necesita cirugía.

We (will flush / flushed) the stones back into the bladder.
(Evacuaremos / evacuamos) los cálculos hacia la vejiga.

We (will create / created) a small hole through which your pet can urinate.
(Crearemos / creamos) un orificio pequeño a través del cual su mascota puede orinar.

In the future, small stones should be able to pass through this hole.
En el futuro, los cálculos pequeños deberían poder pasar a través de este orificio.

We (will remove / removed) the stones.
(Sacaremos / sacamos) los cálculos.

We (will take / took) a biopsy of the abnormal part of the bladder.
(Tomaremos / tomamos) una biopsia de la parte anormal de la vejiga.

We (will remove / removed) the abnormal part of the bladder.
(Removeremos / removimos) la parte anormal de la vejiga.

Feline Lower Urinary Tract Disease (FLUTD)
Enfermedad del Tracto Urinario Inferior de los Felinos (ETUIF)

Your cat (has / may have) a urinary tract disease.
Su gato (tiene / puede tener) una enfermedad del tracto urinario.

Something has caused blockage of the urethra (the tube connecting the bladder to the outside).
Algo ha causado una obstrucción de la uretra (el tubo que conecta la vejiga con el exterior).

The exact cause of this problem in cats is unknown.
La causa exacta de este problema en gatos se desconoce.

This condition can be life-threatening if the blockage is not removed.
Esta condición puede poner en riesgo la vida si la obstrucción no se remueve.

Diagnostic Procedures
Procedimientos Diagnósticos

See Box A-2.
Vea el Cuadro A-2.

I will gently palpate your pet's (abdomen / bladder).
Voy a palpar (el abdomen / la vejiga) de su mascota suavemente.

Your pet's bladder is full.
La vejiga de su mascota está llena.

Treatment
Tratamiento

See Box A-3.
Vea el Cuadro A-3.

We (will place / placed) a urinary catheter in the bladder and flush it out.
(Colocaremos / colocamos) un catéter urinario en la vejiga y la (vaciaremos / vaciamos).

The catheter will remain in the bladder.
El catéter permanecerá en la vejiga.

When your pet's urine (is / was) normal in appearance, the catheter (will be / was) removed.
Cuando la orina de su mascota (sea / estaba) normal en apariencia, el catéter (será / fue) extraído.

Your pet will be hospitalized for approximately _____ days.
Su mascota será hospitalizada por aproximadamente _____ días.

Your pet (will receive / received) fluids.
Su mascota (recibirá / recibió) fluidos.

This problem often recurs.
Este problema frecuentemente recurre.

Special diets are available to help prevent this problem.
Hay dietas especiales disponibles para ayudar a prevenir este problema.

Prostatic Disorders
Trastornos Prostáticos

Your pet (has / may have) a disease of the prostate gland.
Su mascota (tiene / puede tener) una enfermedad de la próstata.

Does your pet strain to (urinate / defecate)?
¿Su mascota se esfuerza al (orinar / defecar)?

Have you seen blood in your pet's urine?
¿Ha visto sangre en la orina de su mascota?

Has your pet ever had a urinary tract infection?
¿Alguna vez su mascota ha tenido una infección del tracto urinario?

Diagnostic Procedures
Procedimientos Diagnósticos

See Box A-2.
Vea el Cuadro A-2.

I will gently palpate your pet's prostate gland by performing a rectal exam.
Voy a palpar la próstata de su mascota suavemente al hacer un examen rectal.

Box 6-57. Types of prostate disease include:	Cuadro 6-57. Los tipos de enfermedad prostática incluyen:
• benign prostatic hyperplasia (enlarged)	hiperplasia prostática benigna (engrandecida)
• bacterial infection	infección bacteriana
• abscesses	abcesos
• cysts	quistes
• cancer	cáncer

The prostate gland feels (normal / abnormal).
La próstata se siente (normal / anormal).

We (will take / took) x-rays.
(Tomaremos / tomamos) unas radiografías.

**We (will collect / collected) a (urine / prostatic fluid)
sample.**
(Colectaremos / colectamos) una muestra de (orina / líquido
prostático).

The sample(s) will be sent to a lab.
La(s) muestra(s) será(n) enviada(s) al laboratorio.

Your pet needs an ultrasound examination.
Su mascota necesita un examen de ultrasonido.

We will refer you to a specialist.
Le referiremos a un especialista.

Treatment
Tratamiento

See Box A-3.
Vea el Cuadro A-3.

Your pet needs to be hospitalized.
Su mascota necesita ser hospitalizada.

We (will give / are giving) your pet fluids.
Le (daremos / estamos dando) fluidos a su mascota.

The abscess (will be / was) removed surgically.
El abceso (será / fue) removido quirúrgicamente.

**You can give your pet medicine at home (until further
tests are done).**
Usted le puede dar medicina a su mascota en casa (hasta que
se hagan más exámenes).

Castration may help to reduce the size of the prostate gland.
La castración podría ayudar a reducir el tamaño de la próstata.

Renal Failure (Acute / Chronic)
Fallo Renal (Agudo / Crónico)

Your pet (has / may have) a serious kidney disease.
Su mascota (tiene / puede tener) una enfermedad renal seria.

This is a potentially life-threatening condition.
Ésta es una condición que potencialmente pone en riesgo la vida.

The cause of the disease is unknown at this time.
La causa de esta enfermedad se desconoce en este momento.

Questions Regarding Renal Failure
Preguntas Relacionadas con el Fallo Renal

Has your pet been losing weight?
¿Su mascota ha estado perdiendo peso?

Has your pet been swimming in or drinking water from ponds or lakes?
¿Su mascota ha estado nadando o tomando agua de lagunas o lagos?

Could your pet possibly have ingested antifreeze or any other poison?
¿Podría su mascota haber ingerido anticongelante u otro veneno?

Is your pet drinking more water than usual?
¿Su mascota está bebiendo más agua de lo común?

Is your pet urinating more than usual?
¿Su mascota está orinando más de lo común?

Has your pet been vomiting?
¿Su mascota ha estado vomitando?

Has your pet had diarrhea?
¿Su mascota ha tenido diarrea?

How long has your pet had this problem?
¿Hace cuánto tiempo que su mascota tiene este problema?

Diagnostic Procedures
Procedimientos Diagnósticos

See Box A-2.
Vea el Cuadro A-2.

We (will take / took) a blood sample.
(Tomaremos / tomamos) una muestra de sangre.

We (will take / took) a urine sample.
(Tomaremos / tomamos) una muestra de orina.

We (will take / took) x-rays.
(Tomaremos / tomamos) unas radiografías.

We (will perform / performed) an ultrasound examination.
(Haremos / hicimos) un examen de ultrasonido.

We will have results in approximately _____ (minutes / hours).
Tendremos los resultados en aproximadamente _____ (minutos / horas).

Treatment
Tratamiento

See Box A-3.
Vea el Cuadro A-3.

Your pet needs to be hospitalized.
Su mascota necesita ser hospitalizada.

We (will give / are giving) (fluids / medicine).
Le (daremos / estamos dando) (fluidos / medicina).

Box 6-58. Methods of urine collection include:

Free Catch

You can collect a urine sample from your pet at home in a clean container. (use disposable gloves)

Wearing disposable gloves, hold a container under the urine stream.

Place a cap on the container immediately.

Wash your hands immediately afterward.

Only a small amount of urine is needed.

Please try to take this sample just before your appointment.

Cystocentesis

A small needle (will be / was) placed into the urinary bladder through the abdominal wall.

Bladder Expression

Your pet's bladder (will be / was) gently squeezed.

Catheterization of the Urethra

A catheter (will be / was) gently placed into the bladder from the outside.

We can draw urine through a syringe.

The catheter (will be / was) gently attached to the skin.

Cuadro 6-58. Los métodos de recolección de orina incluyen:

Recolección libre

Usted puede tomar una muestra de orina de su mascota en casa en un envase limpio. (use guantes desechables)

Usando guantes desechables, sostenga un envase bajo el chorro de orina.

Coloque una tapa al envase inmediatamente.

Lávese las manos inmediatamente después.

Sólo se necesita una cantidad pequeña de orina.

Por favor, trate de tomar esta muestra justo antes de su cita médica.

Cistocentesis

Una pequeña aguja (será / fue) colocada dentro de la vejiga urinaria a través de la pared abdominal.

Presión a la Vejiga

La vejiga de su mascota (será / fue) apretada cuidadosamente.

Catetirización de la Uretra

Un catéter (será / fue) colocado cuidadosamente dentro de la vejiga desde el exterior.

Podemos extraer orina con una jeringa.

El catéter (será / fue) adherido cuidadosamente a la piel.

GENERAL STATEMENTS / QUESTIONS
ASEVERACIONES / PREGUNTAS GENERALES

When did you first notice this problem?
¿Cuándo usted notó este problema por primera vez?

Was your pet injured?
¿Se lastimó su mascota?

What happened?
¿Qué pasó?

Has this happened before?
¿Ha sucedido esto antes?

Does your pet take medicine?
¿Su mascota toma alguna medicina?

What is the name of the medicine?
¿Cuál es el nombre de la medicina?

What is the name of your pet's illness?
¿Cuál es el nombre de la enfermedad de su mascota?

Is your pet allergic to any medicine?
¿Su mascota es alérgica a alguna medicina?

Which one(s)?
¿Cuál(es)?

Do you brush your pet's teeth at home?
¿Usted le cepilla los dientes a su mascota en su casa?

How often?
¿Cada cuánto tiempo?

What toothpaste do you use with your pet?
¿Qué tipo de pasta dental usa para su mascota?

Your pet should have (his / her) teeth cleaned (every _____ months / yearly).
Deberían limpiarse los dientes de su mascota (cada _____ meses / anualmente).

We (will take / took) x-rays.
(Tomaremos / tomamos) unas radiografías.

We cannot perform this procedure here.
No podemos hacer ese procedimiento aquí.

We will refer you to a veterinary specialist.
Le referiremos a un veterinario especialista.

Do you have any questions?
¿Tiene alguna pregunta?

FELINE ORAL RESORPTIVE LESION (FORL)
LESIÓN ORAL DEGENERATIVA FELINA (LODF)

Your cat (has / may have) feline oral resorptive lesions.
Su gato (tiene / puede tener) lesiones orales degenerativas.

For unknown reasons, cats' teeth can decay causing (broken teeth / weakened jaw bones / tooth loss).
Por razones desconocidas, los dientes de los gatos pueden tener caries que causan (dientes rotos / debilitación de los huesos de la mandíbula / pérdida de dientes).

Does your cat (drool / bleed from the gums / seem painful when eating)?
¿Su gato (babea / sangra de las encías / parece tener dolor al comer)?

Is your cat's appetite (increased / decreased)?
¿El apetito de su gato ha (aumentado / disminuido)?

Diagnostic Procedures
Procedimientos Diagnósticos

See Box A-2.
Vea el Cuadro A-2.

We (will take / took) x-ray pictures of your cat's teeth.
(Tomaremos / tomamos) unas radiografías de los dientes de su
gato.

Treatment
Tratamiento

See Box A-3.
Vea el Cuadro A-3.

**Your cat needs anesthesia in order to (thoroughly
examine the teeth and gums / pull unhealthy teeth).**
Su gato necesita anestesia para poder (examinar
completamente los dientes y las encías / extraer los dientes
no saludables).

**During surgery, your pet's teeth (will be / were)
cleaned. (See Dental Prophylaxis)**
Durante la cirugía los dientes de su mascota (serán / fueron)
limpiados. (Vea Profilaxis Dental)

FRACTURED CROWN
CORONA FRACTURADA

Your pet's (tooth is / teeth are) broken.
(El diente / los dientes) de su mascota está(n) roto(s).

**Pulp is the center of the tooth consisting of nerves and
blood vessels.**
La pulpa es el centro del diente y consiste de nervios y vasos
sanguíneos.

Exposed pulp can be painful.
La pulpa expuesta es muy dolorosa.

Exposed pulp can become infected with bacteria.
La pulpa expuesta puede infectarse con bacterias.

Diagnostic Procedures
Procedimientos Diagnósticos

> **See Box A-2.**
> *Vea el Cuadro A-2.*

> **We (will take / took) x-ray pictures.**
> (Tomaremos / tomamos) unas imágenes radiográficas.

Treatment
Tratamiento

> **See Box A-3.**
> *Vea el Cuadro A-3.*

> **The (tooth / teeth) (will be / was) pulled.**
> (El diente / los dientes) [será(n) / fue(ron)] extraído(s).

Box 7-1. The root-canal procedure	Cuadro 7-1. Procedimiento de canal radicular
The pulp (will be removed / was removed).	La pulpa (será / fue) removida.
Pulp is the material in the center of the tooth consisting of nerves and blood vessels.	La pulpa es el material que se encuentra en el centro del diente y consiste de nervios y de vasos sanguíneos.
The pulp cavity (will be / was) cleaned.	La cavidad de la pulpa (será / fue) limpiada.
The pulp cavity (will be / was) filled with a safe material that won't harm your pet.	La cavidad de la pulpa (será / fue) llenada con un material seguro que no le hará daño a su mascota.
The tooth (will be / was) sealed tightly.	El diente (será / fue) sellado completamente.
A cap resembling the original tooth (will be / was) placed over the sealed root.	Una cubierta acrílica que se asemeja al diente original (será / fue) colocada sobre la raíz sellada.

A root canal procedure (can be / was) performed in
order to save the tooth. (See Box 7-1).

Un tratamiento de canal radicular (puede hacerse / se hizo)
para salvar el diente. (Vea el Cuadro 7-1)

LYMPHOCYTIC PLASMACYTIC GINGIVITIS PHARYNGITIS SYNDROME (LPGS) (GINGIVITIS / STOMATITIS)
SÍNDROME DE GINGIVITIS-FARINGITIS LINFOCÍTICA PLASMOCÍTICA (SGFLP) (GINGIVITIS / ESTOMATITIS)

Your pet (has / may have) a disease called **LPGS.**

Su mascota (tiene / puede tener) una enfermedad llamada
SGFLP.

This disease can cause (infections / broken teeth /
tooth loss / weakened jaw bones).

Esta enfermedad puede ocasionar (infecciones / dientes rotos /
pérdida de dientes / debilitación de los huesos de la mandíbula).

The cause of this disease is unknown.

La causa de esta enfermedad se desconoce.

Has your pet been tested for [feline leukemia virus
(FeLV) / feline immunodeficiency virus (FIV)]?

¿Su mascota ha sido examinada contra (el virus de la leucemia
felina / el virus del inmunodeficiencia felina)?

How many (days / weeks / months / years) ago was
(he / she) tested?

¿Hace cuánt(os/as) (días / semanas / meses / años) que se le
hicieron las pruebas a su mascota?

What was the result?

¿Cuáles fueron los resultados?

Diagnostic Procedures
Procedimientos Diagnósticos

See Box A-2.
Vea el Cuadro A-2.

We (will take / took) a blood sample.
(Tomaremos / tomamos) una muestra de sangre.

We (will test / tested) your pet for [feline leukemia virus (FeLV) / feline immunodeficiency virus (FIV)].
Le (haremos / hicimos) pruebas de laboratorio a su mascota contra (el virus de la leucemia felina / el virus de inmunodeficiencia felina).

We will have results in a few minutes.
Tendremos los resultados en unos cuantos minutos.

The test was negative for [feline leukemia virus (FeLV) / feline immunodeficiency virus (FIV)].
La prueba fue negativa para (el virus de la leucemia felina / el virus de inmunodeficiencia felina).

Your pet has [feline leukemia virus (FeLV) / feline immunodeficiency virus (FIV)]. (See Feline Leukemia Virus and / or Feline Immunodeficiency Virus)
Su mascota tiene (el virus de la leucemia felina / el virus del síndrome de inmunodeficiencia felina). (Vea Virus de la Leucemia Felina y / o Virus de Inmunodeficiencia Felina)

We (will take / took) x-rays.
(Tomaremos / tomamos) unas radiografías.

Your pet needs anesthesia so that we may (examine the teeth and gums / pull unhealthy teeth).
Su mascota necesita anestesia para que podamos (examinar los dientes y las encías / extraer los dientes deteriorados).

During surgery, your pet's teeth (will be / were) cleaned.
Durante la cirugía, los dientes de su mascota (serán / fueron) limpiados.

During surgery, a small sample of abnormal gums (may be / was) taken.
Durante la cirugía, (podemos tomar / tomamos) una pequeña muestra de las encías anormales.

This sample (will be / was) sent to a laboratory for testing.
Esta muestra (será / fue) enviada al laboratorio para ser examinada.

During surgery, _____ teeth were pulled.
Durante la cirugía, se extrajeron _____ dientes.

After surgery, you will give your pet medicine at home.
Después de la cirugía, usted le dará medicinas a su mascota en la casa.

PERIODONTAL DISEASE
ENFERMEDAD PERIODONTAL

Your pet (has / may have) periodontal disease.
Su mascota (tiene / puede tener) enfermedad periodontal.

Calculus has developed on the teeth.
Se ha desarrollado sarro en los dientes.

Calculus is the yellowish-brown material on the teeth.
El sarro es un material de color café-amarillento en los dientes.

Calculus on the teeth (can cause / has caused) gingivitis.
El sarro en los dientes (puede causar / ha causado) gingivitis.

Gingivitis is red and sore gums.
La gingivitis es una inflamación de las encías con úlceras rojizas.

Gingivitis can cause teeth to (loosen / fall out).
La gingivitis puede causar que los dientes se (aflojen / caigan).

Gingivitis can cause major health problems if not treated.
La gingivitis puede causar problemas de salud más serios si no se trata.

Periodontal disease can be (prevented / slowed down) with good home care and regular dental cleanings. (See Dental Prophylaxis)
La enfermedad periodontal puede (prevenirse / controlarse) con buen cuidado casero y con limpiezas dentales regulares. (Vea Profilaxis Dental)

DENTAL PROPHYLAXIS
PROFILAXIS DENTAL

In order to prevent periodontal disease, your pet's teeth should be cleaned (every _____ months / annually).
Para prevenir la enfermedad periodontal, los dientes de su mascota deben de ser limpiados (cada _____ meses / anualmente).

Regular dental cleanings can prevent major health problems.
La limpieza dental regular puede prevenir problemas de salud más serios.

If calculus continues to accumulate, teeth may become loose and fall out.
Si el sarro continúa acumulándose, los dientes pueden aflojarse y caerse.

Bacteria from calculus can infect other parts of the body.
Las bacterias en el sarro pueden infectar otras partes del cuerpo.

Your pet must take an antibiotic for _____ days before the cleaning.
Su mascota deberá tomar un antibiótico por _____ días antes de la limpieza.

Your pet must take medicine at home after the cleaning.
Su mascota deberá de tomar medicinas en la casa después de la limpieza.

The Procedure
El Procedimiento

Your pet (will be / was) anesthetized for the procedure.
Su mascota (será / fue) anestesiada durante el procedimiento.

The calculus (will be / was) removed.
El sarro (será / fue) removido.

The teeth (will be / were) cleaned.
Los dientes (serán / fueron) limpiados.

Fluoride paste (will be / was) applied.
Pasta con fluoruro (será / fue) aplicada.

The teeth (will be / were) polished.
Los dientes (serán / fueron) pulidos.

Loose teeth (will be / were) pulled during the cleaning.
Los dientes flojos (serán / fueron) extraídos durante la
   limpieza.

We removed _____ teeth during cleaning.
Extrajimos _____ dientes durante la limpieza.

RETAINED DECIDUOUS TEETH
DIENTES TEMPORALES RETENIDOS

Your pet has (a) retained baby (tooth / teeth).
Su mascota tiene (un diente / dientes) de leche retenido(s).

**Baby teeth start to erupt from the gums at 2 to 4
   months of age.**
Los dientes de leche comienzan a salir en las encías entre los 2
   y 4 meses de edad.

**Baby teeth should be completely replaced by adult
   (permanent) teeth by 6 to 7 months of age.**
Los dientes de leche deberían ser reemplazados
   completamente con dientes permanentes entre los 6 y 7
   meses de edad.

If both the baby and adult tooth are in the socket at the same time, teeth can be displaced, causing severe problems.
Si el diente de leche y el diente permanente están en el alvéolo al mismo tiempo, los otros dientes pueden ser desplazados causando problemas severos.

Any baby (tooth / teeth) must be pulled.
Cualquier diente temporal tiene que ser extraído.

Your pet (will be / was) (sedated / anesthetized) for this procedure.
Su mascota (será / fue) (sedada / anestesiada) para este procedimiento.

SUPERNUMERARY TEETH
DIENTES SUPERNUMERARIOS

Your pet has (an) extra adult (tooth / teeth).
Su mascota tiene (un / varios) diente(s) permanente(s) adicional(es).

(This tooth / these teeth) must be removed.
(Este diente / estos dientes) deberá(n) de ser extraído(s).

Extra adult teeth can cause severe problems.
Los dientes permanentes adicionales pueden causar problemas severos.

Your pet (will be / was) (sedated / anesthetized) for this procedure.
Su mascota (será / fue) (sedada / anestesiada) para este procedimiento.

HOME CARE
CUIDADO CASERO

If possible, brush your pet's teeth daily.
De ser posible, cepille los dientes de su mascota dia riamente.

If it is not possible to brush your pet's teeth daily, brush them at least _____ times a week.
Si no es posible cepillar los dientes de su mascota diariamente, cepíllelos por lo menos _____ veces por semana.

Toothpaste and toothbrushes are available for small animals.
La pasta dental y los cepillos dentales para animales pequeños están disponibles en el mercado.

You can also use (a child's soft toothbrush / soft cloth dipped in toothpaste).
Usted también puede usar (cepillos suaves para niños / trapos suaves impregnados con pasta dental).

Do not use human toothpaste.
No use pasta dental para humanos.

Human toothpaste can upset your pet's stomach.
La pasta dental para humanos puede alterar el estómago de su mascota.

If possible, begin to brush your pet's teeth when they are young so that they adapt to the procedure early.
De ser posible, comience a cepillar los dientes de su mascota cuando ésta sea joven para que pueda adaptarse al procedimiento a temprana edad.

Treats are available that help to remove plaque buildup.
Hay botanas disponibles que ayudan a remover la acumulación de la placa dental.

Do not allow your pet to chew (rocks / fences / real bones / ice).
No permita que su mascota mastique (piedras / cercas / huesos verdaderos / hielo).

A decreased appetite can be a sign of dental problems or other health problems.
Un apetito reducido puede ser señal de problemas dentales o de otros problemas de salud.

Chapter 8
Ophthalmology

Capítulo 8
Oftalmología

GENERAL QUESTIONS / STATEMENTS
PREGUNTAS / ASEVERACIONES GENERALES

**How many (minutes / hours / days / weeks / months)
ago did you first notice this problem?**
¿Hace cuánt(os/as) (minutos / horas / días / semanas / meses)
usted notó este problema por primera vez?

Was your pet injured?
¿Se lastimó su mascota?

What happened?
¿Qué pasó?

Has this happened before?
¿Ha sucedido esto antes?

Does your pet take medicine?
¿Su mascota toma alguna medicina?

What is the name of the medicine?
¿Cuál es el nombre de la medicina?

What is the name of your pet's illness?
¿Cuál es el nombre de la enfermedad de su mascota?

Is your pet allergic to any medicines?
¿Su mascota es alérgica a alguna medicina?

Which one(s)?
¿Cuál(es)?

We (may) need to change the medicine.
(Podríamos necesitar / necesitamos) cambiar la medicina.

We (may) need to change the dosage.
(Podríamos necesitar / necesitamos) cambiar la dosis.

Your pet (may / will) need to take medicine.
Su mascota (puede necesitar / necesitará) tomar medicina.

Is your pet neutered (spayed / castrated)?
¿Su mascota está esterilizada (histerectomizada / castrada)?

Is your pet pregnant?
¿Su mascota está preñada?

How old is your pet?
¿Qué edad tiene su mascota?

Many diseases of the eye are symptoms of diseases affecting the whole body.
Muchas enfermedades del ojo son a su vez síntomas de enfermedades que afectan a todo el cuerpo.

Box 8-1. Some types of the following diseases have ocular manifestations:	**Cuadro 8-1. Algunos de los siguientes tipos de enfermedades tienen manifestaciones oculares:**
• Bacterial	Bacteriana
• Dermatologic	Dermatológica
• Inflammatory	Inflamatoria
• Metabolic	Metabólica
• Mycotic	Micótica
• Nematodal	Por parásitos nematode
• Nutritional	Nutricional
• Rickettsial	Rickettsial
• Viral diseases	Enfermedades virales

It is important to diagnose and treat the cause of the problem.
Es importante diagnosticar y tratar la causa del problema.

GENERAL STATEMENTS REGARDING SURGICAL PROCEDURES
ASEVERACIONES GENERALES ACERCA DE LOS PROCEDIMIENTOS QUIRÚRGICOS

Surgery is recommended to correct this condition.
Se recomienda una cirugía para corregir esta condición.

Your pet will be hospitalized for approximately _____ (hours / days).
Su mascota será hospitalizada por aproximadamente _____ (horas / días).

Your pet's eye(s) will be sutured closed for approximately _____ days.
(El / los) ojo(s) de su mascota estarán cerrados con suturas por aproximadamente _____ días.

We will show you how to give medicine at home.
Le mostraremos cómo darle medicinas en su casa.

Your pet must wear a protective collar at home. (See E-Collar)
Su mascota debe usar un collar de protección en casa. (Vea Collar Isabelino)

The collar prevents your pet from scratching the eye(s).
El collar impide que su mascota se rasguñe (el / los) ojo(s).

We will give you instructions for this collar.
Le daremos instrucciones para este collar.

We will schedule a follow-up appointment before you take your pet home.
Programaremos una cita de seguimiento antes de que usted se lleve su mascota a casa.

EYELID
PÁRPADO

The eyelids of newborn puppies and kittens normally open at about 2 weeks of age.
Los párpados de los cachorros y gatitos recién nacidos normalmente se abren a las 2 semanas de edad.

Ankyloblepharon
Anciloblefarón

Your pet has ankyloblepharon.
Su mascota tiene anciloblefarón.

The eyelids do not open or do not open completely.
Los párpados no abren o abren parcialmente.

An infection can develop underneath the eyelid.
Se puede desarrollar una infección debajo del párpado.

The eyeball can be damaged.
El globo ocular puede sufrir daños.

Vision may be affected.
La visión podría ser afectada.

I will gently massage the eyelids to help them open.
Le daré un masaje suavemente a los párpados para ayudarles a abrir.

We (may / will) need to (sedate / anesthetize) your pet and use an instrument to open the eyelids.
(Podríamos necesitar / necesitaremos) (sedar / anestesiar) a su mascota y usar un instrumento para abrir los párpados.

You can give your pet medicine at home.
Usted le puede dar medicina a su mascota en casa.

Ectropion
Ectropión

Your pet has ectropion.
Su mascota tiene ectropión.

The eyelid(s) roll(s) outward leaving part of the surface of the eye constantly exposed.
(El / los) párpado(s) se enrolla(n) hacia fuera dejando expuesta constantemente parte de la superficie del ojo.

Some breeds are born with this condition.
Algunas razas nacen con esta condición.

It may never need to be treated.
Puede que nunca necesite ser tratada.

The eye(s) can become(s) dry and irritated.
(El / los) ojo(s) puede(n) volverse reseco(s) e irritado(s).

Vision may eventually become impaired.
Eventualmente, la visión podría quedar afectada.

You can give medicine to your pet at home.
Usted puede darle medicina a su mascota en casa.

This defect (may / will) be surgically corrected.
Este defecto (puede ser / será) corregido quirúrgicamente.

Entropion
Entropión

Your pet has entropion.
Su mascota tiene entropión.

The eyelid(s) roll inward causing hairs to rub against the surface of the eye.
(El / los) párpado(s) se doblan hacia adentro y esto causa que los pelos froten contra la superficie del ojo.

Over time, the eye becomes dry and irritated.
Con el tiempo, el ojo se reseca y se irrita.

This condition can be painful.
Esta condición puede ser dolorosa.

Defects called ulcers can develop in the surface of the eyeball.
Se pueden desarrollar defectos en el globo ocular llamadas úlceras.

Vision may eventually become impaired.
Eventualmente, la visión podría quedar afectada.

Some breeds are born with this condition.
Algunas razas nacen con esta condición.

Entropion can result from some types of trauma or illness.
El entropión puede resultar de algunos tipos de trauma o enfermedades.

Entropion (can / will) be corrected surgically.
El entropión (puede ser / será) corregido quirúrgicamente.

Prolapsed Third Eyelid
Prolapso del Tercer Párpado

Your pet has a prolapsed third eyelid.
Su mascota tiene un prolapso del tercer párpado.

This is commonly called "cherry eye".
Esto se llama comúnmente como "ojo de cereza".

Some animals have third eyelids that protect the eye.
Algunos animales tienen un tercer párpado para proteger el ojo.

This eyelid contains a gland that makes tears.
Este párpado tiene una glándula que produce lágrimas.

This gland is protruding up above the edge of the third eyelid.
Esta glándula sobresale por encima del borde del tercer párpado.

The exact cause of this condition is not known.
La causa exacta de esta condición se desconoce.

The third eyelid has important functions. *(See Box 8-2)*
El tercer párpado tiene funciones importantes. *(Vea el Cuadro 8-2)*

Box 8-2. Functions of the third eyelid include:	Cuadro 8-2. Las funciones del tercer párpado incluyen:
• covering the eyeball as a protective barrier.	cubrir el globo ocular como una barrera protectora.
• removing debris from the surface of the eye	remover los cuerpos extraños de la superficie del ojo.
• spreading the tears across the eyeball for lubrication	esparcir las lágrimas alrededor del ojo para lubricación.
• tear production	producción de lágrimas.

We will try to replace the gland manually.
Trataremos de reemplazar la glándula manualmente.

You can give medicine at home.
Usted le puede dar medicina a su mascota en casa.

The condition often recurs unless surgery is performed.
Esta condición recurre frecuentemente a menos que se haga una cirugía.

Surgery involves suturing the eyelid back down into its natural position.
La cirugía consiste en suturar los párpados nuevamente a su posición natural.

The gland within it is not affected.
La glándula interna no es afectada.

Occasionally, the third eyelid prolapses again after surgery.
Ocasionalmente, el tercer párpado se prolapsa de nuevo luego de la cirugía.

If this occurs, the surgery will need to be repeated.
Si esto ocurre, la cirugía tendrá que repetirse.

Eyelid Neoplasia
Neoplasia del Párpado

Your pet has an eyelid tumor.
Su mascota tiene un tumor en el párpado.

There are many types of eyelid tumors.
Hay muchos tipos de tumores en el párpado.

Benign tumors do not generally spread or return after being removed.
Generalmente, los tumores benignos no se propagan ni regresan después de ser removidos.

Malignant tumors invade nearby tissues.
Los tumores malignos invaden a los tejidos vecinos.

Box 8-3. Types of ocular tumors include:	Cuadro 8-3. Los tipos de tumores oculares incluyen:
• sebaceous gland (adenoma / adenocarcinoma)	de la glándula sebácea (adenoma / adenocarcinoma)
• cutaneous histiocytoma	histiocitoma cutáneo
• viral papilloma	papiloma viral
• melanoma	melanoma
• squamous cell carcinoma	carcinoma de células escamosas
• basal cell carcinoma	carcinoma de células basales
• fibrosarcoma	fibrosarcoma
• benign epibulbar melanocytoma	melanocitoma epibulbar benigno
• lymphosarcoma (systemic neoplasia that infiltrates conjunctiva)	linfosarcoma (neoplasia sistémica que infiltra la conjuntiva)

Diagnostic Procedures
Procedimientos Diagnósticos

See Boxes 8-9 and A-2.
Vea los Cuadros 8-9 y A-2.

We (will remove / removed) the tumor and (send / sent) it to a laboratory for identification.
(Removeremos / removimos) el tumor y lo (enviaremos / enviamos) a un laboratorio para su identificación.

We should have results in approximately _____ days.
Deberíamos tener los resultados en aproximadamente _____ días.

Treatment
Tratamiento

See Boxes 8-4 and A-3.
Vea los Cuadros 8-4 7 A-3.

It is not necessary to do anything at this time because it is in a location that is not harming the eye.
No es necesario hacer nada en este momento porque está localizado en un lugar que no daña al ojo.

If it continues to grow, we will remove it.
Si continúa creciendo, lo removeremos.

Box 8-4. Treatment of ocular tumors includes:	**Cuadro 8-4. Los tratamientos de tumores oculares incluyen:**
• chemotherapy	quimioterapia
• cryotherapy	crioterapia
• laser therapy	terapia con láser
• photodynamic therapy	terapia fotodinámica
• radiation therapy	radioterapia
• surgical removal of the tumor	extirpación quirúrgica del tumor

Your pet needs additional therapy. *(See Box 8-4)*
Su mascota necesita terapia adicional. *(Vea el Cuadro 8-4)*

EYELASHES
PESTAÑAS

Your pet (has / may have) eyelashes or hair rubbing against the surface of the eye.
Su mascota (tiene / podría tener) pestañas o pelos que frotan contra la superficie del ojo.

I will examine your pet's eye(s) more closely with a small light.
Examinaré (el / los) ojo(s) de su mascota más de cerca con una linterna pequeña.

This condition can cause (excessive tearing / pain / inflammation / corneal ulcers).
Esta condición puede causar (lagrimeo excesivo / dolor / inflamación / úlceras en la córnea).

Box 8-5. Common eyelid disorders	Cuadro 8-5. Trastornos comunes de las pestañas
• **Distichia** Eyelashes are directed toward the surface of the eye.	**Distiquia** Las pestañas están dirigidas hacia la superficie del ojo.
• **Ectopic cilia** Eyelashes grow through the eyelid toward the eyeball.	**Cilio Ectópico** Las pestañas crecen a través del párpado y hacia el globo ocular.
• **Trichiasis** Eyelid hairs or eyelashes rub against the surface of the eye.	**Triquiasis** Los pelos del párpado o las pestañas frotan contra la superficie del ojo.

Treatment
Tratamiento

See Box A-3.
Vea el Cuadro A-3.

We (will trim / trimmed) hairs that were rubbing against the eye(s).
(Recortaremos / recortamos) los pelos que se frotaban contra (el / los) ojo(s).

You can give your pet medicine at home.
Usted le puede dar medicina a su mascota en casa.

This treatment may provide temporary relief.
Este tratamiento le puede proveer alivio temporal.

If the problems persist, there are surgical procedures that can be performed.
Si los problemas persisten, hay procedimientos quirúrgicos que pueden hacerse.

Cryoepilation (will be / was) performed.
Se (llevará / llevó) a cabo una criodepilación.

This method applies freeze-thaw cycles to the eyelash(es) so that they can be easily removed.
Este método aplica ciclos de congelación y descongelación a la(s) pestaña(s) de tal manera que pueda(n) ser removida(s) fácilmente.

This procedure may provide permanent relief.
Este procedimiento puede proveer alivio permanente.

Occasionally, the abnormal eyelashes grow back.
Ocasionalmente, las pestañas anormales vuelven a crecer.

The procedure must be repeated if this happens.
El procedimiento debe repetirse si esto ocurre.

Eyelid surgery (will be / was) performed to change the orientation of the eyelid.
La cirugía de los párpados (será / fue) llevada a cabo para cambiar la orientación del párpado.

CONJUNCTIVA
CONJUNTIVA

The conjunctiva is a thin, almost transparent covering over the eyeball.
La conjuntiva es una cubierta fina y casi transparente que recubre el globo ocular.

It (covers and protects the eye / lines the eyelids / produces some of the moisture that lubricates the eye).
La conjuntiva (cubre y protege al ojo / reviste los párpados / produce parte de la humedad que lubrica el ojo).

Conjunctivitis
Conjuntivitis

Your pet (has / may have) conjunctivitis.
Su mascota (tiene / podría tener) conjuntivitis.

Conjunctivitis is an inflammation of the conjunctiva and has many causes.
La conjuntivitis es una inflamación de la conjuntiva y tiene muchas causas.

Has your pet been groomed recently?
¿Su mascota ha sido bañada y cepillada recientemente?

When?
¿Cuándo?

Diagnostic Procedures
Procedimientos Diagnósticos

See Boxes 8-9 and A-2.
Vea los Cuadros 8-9 y A-2.

Box 8-6. Causes of conjunctivitis include:	Cuadro 8-6. Las causas de conjuntivitis incluyen:
• allergies	alergias
• decreased tear production	reducción en la producción de lágrimas
• eyelash abnormalities	anormalidades en las pestañas
• foreign bodies, including grass awns and seeds	cuerpos extraños, incluyendo aristas de hierbas y semillas
• infection	infección
• irritating substances including some shampoos	substancias irritantes incluyendo algunos champúes
• trauma	trauma
• unknown	causa desconocida

We (will measure / measured) tear production. (See Box 8-9)

(Mediremos / medimos) la producción de lágrimas. *(Vea el Cuadro 8-9)*

Treatment
Tratamiento

See Box A-3.
Vea el Cuadro A-3.

We (will flush / flushed) the eye(s) to remove debris.
(Lavaremos / lavamos) (el / los) ojo(s) para remover los cuerpos extraños.

We (will apply / applied) medicine.
(Aplicaremos / aplicamos) medicina.

You can give your pet medicine at home.
Usted le puede dar medicina a su mascota en casa.

CORNEA
CÓRNEA

The cornea is the clear, front part of the eyeball through which light enters.
La córnea es la parte del frente y clara del globo ocular a través de la cual entra la luz.

A healthy cornea is transparent.
Una córnea sana es transparente.

In order to see the color of someone's eyes, you must look through the transparent cornea.
Para ver el color de los ojos de alguien usted debe mirar a través de la córnea transparente.

(Boxer / Refractory / Indolent) Ulcer
Úlcera (Bóxer / Refractaria / Indolente)

Your pet (has / may have) a (boxer / refractory / indolent) ulcer.
Su mascota (tiene / podría tener) una úlcera (bóxer / refractaria / indolente).

This is a wound in the cornea that recurs despite treatment.
Ésta es una herida en la córnea, la cual reaparece a pesar del tratamiento.

This condition most commonly occurs in boxers, but it can affect other breeds.
Esta condición es más frecuente en perros bóxer, pero puede afectar a otras razas.

The top layer of the cornea detaches.
La capa externa de la córnea se desprende.

The exact cause is unknown.
La causa exacta se desconoce.

The condition can recur.
La condición puede recurrir.

Diagnostic Procedures
Procedimientos Diagnósticos

> **See Boxes 8-9 and A-2.**
> *Vea los Cuadros 8-9 y A-2.*

> **We (will measure / measured) tear production. *(See Box 8-9)***
> (Mediremos / medimos) la producción de lágrimas. *(Vea el Cuadro 8-9)*

> **We (will test for / tested for) corneal ulcers. *(See Box 8-9)***
> (Evaluaremos / se evaluó) para úlceras de la córnea. *(Vea el Cuadro 8-9)*

Treatment
Tratamiento

> **See Box A-3.**
> *Vea el Cuadro A-3.*

> **The layer of detached cells will be removed, and a "shield" will be placed over the area to promote healing.**
> La capa de células desprendidas será removida y un "protector" se colocará sobre el área ocular para promover la curación.

> **Surgery (will be / was) performed to reattach the detached part.**
> La cirugía (será / fue) llevada a cabo para readherir la parte desprendida.

Corneal Ulcer
Úlcera de la Córnea

> **Your pet (has / may have) a corneal ulcer.**
> Su mascota (tiene / podría tener) una úlcera de la córnea.

> **This is a wound in the cornea.**
> Esto es una herida en la córnea.

Ulcers can affect only the surface of the cornea, or they can be much deeper.
Las úlceras pueden afectar solamente la superficie de la córnea o pueden ser más profundas.

Corneal ulcers have many causes.
Las úlceras de la córnea tienen muchas causas.

Box 8-7. Causes of corneal ulcers include:	Cuadro 8-7. Causas de úlceras de la córnea incluyen:
• decreased tear production	reducción en la producción de lágrimas
• foreign bodies	cuerpos extraños
• friction from eyelashes or hairs	fricción de las pestañas o pelos
• infection	infección
• trauma to the surface of the eye	trauma en la superficie del ojo
• unknown causes	causas desconocidas

Diagnostic Procedures
Procedimientos Diagnósticos

See Boxes 8-9 and A-2.
Vea los Cuadros 8-9 y A-2.

We (will apply / have applied) a stain to the eye(s) to look for ulcers. *(See Box 8-9)*
(Aplicaremos / hemos aplicado) un colorante (al / a los) ojo(s) para detectar úlceras. *(Vea el Cuadro 8-9)*

We (will measure / measured) tear production. *(See Box 8-9)*
(Mediremos / medimos) la producción de lágrimas. *(Vea el Cuadro 8-9)*

We (will anesthetize / have anesthetized) the surface of the eye(s). *(See Box 8-9)*

(Anestesiaremos / anestesiamos) la superficie (del / de los) ojo(s). *(Vea el Cuadro 8-9)*

Your pet cannot feel pain in (his / her) eye(s) now.

Su mascota ahora no siente dolor en su(s) ojo(s).

I will gently pull the eyelid(s) forward and look behind them for foreign bodies.

Voy a tirar suavemente (del / de los) párpado(s) y buscaré debajo de (él / ellos) por cuerpos extraños.

Treatment
Tratamiento

We (will flush / flushed) the eye(s) in order to remove debris.

(Lavaremos / lavamos) (el / los) ojo(s) para remover los cuerpos extraños.

This ulcer is superficial and can be treated with medicine at home.

Esta úlcera es superficial y puede ser tratada con medicina en casa.

The ulcer is deep and requires surgery.

La úlcera es profunda y requiere cirugía.

A "flap" of healthy conjunctiva (will be / was) shifted to cover the ulcer and sutured in place.

Un segmento de conjuntiva sana (será / fue) desplazado y suturado para cubrir la úlcera.

Rarely, a small scar remains after healing but does not affect vision.

En raras ocasiones, permanece una pequeña cicatriz después de sanar, pero ésta no afecta la visión.

The wound takes about _____ weeks to heal after surgery.
La herida toma alrededor de _____ semanas para sanar después de la cirugía.

Your pet will need to wear a protective collar after surgery. (See E-Collar).
Su mascota necesitará llevar un collar protector después de la cirugía. (Vea Collar Isabelino)

The collar prevents your pet from injuring the eye(s) by scratching.
El collar impide que su mascota se lesione (el / los) ojo(s) al rascarse.

Keratitis
Queratitis

Your pet (has / may have) keratitis.
Su mascota (tiene / podría tener) queratitis.

Keratitis is an inflammation of the cornea.
La queratitis es una inflamación de la córnea.

Keratitis has many causes including (infection / trauma / embedded foreign body / dryness).
La queratitis tiene muchas causas incluyendo (infección / trauma / cuerpos extraños incrustados / resequedad).

The cause of keratatis is often unknown.
La causa de la queratitis a menudo se desconoce.

Diagnostic Procedures
Procedimientos Diagnósticos

See Boxes 8-9 and A-2.
Vea los Cuadro 8-9 y A-2.

We (will swab / swabbed) the eye(s) and test the material collected.
(Usaremos / usamos) un hisopo en (el / los) ojo(s) y evaluaremos el material colectado.

We (will measure / measured) tear production. *(See Box 8-9)*
(Mediremos / medimos) la producción de lágrimas. *(Vea el Cuadro 8-9)*

Treatment
Tratamiento

> **See Box A-3.**
> *Vea el Cuadro A-3.*
>
> **We (will flush / flushed) the eye to remove debris.**
> (Lavaremos / lavamos) el ojo para remover cuerpos extraños.
>
> **We (will apply / applied) medicine.**
> (Aplicaremos / aplicamos) la medicina.
>
> **You can give medicine at home.**
> Usted puede darle medicina en casa.

Perforated or Ruptured Cornea
Córnea Perforada o Rota

> **Your pet has a perforated corneal ulcer.**
> Su mascota tiene una úlcera de la córnea perforada.
>
> **This is a hole in the cornea that extends through the full thickness of the cornea.**
> Esto es un orificio en la córnea que se extiende a través de todo el espesor de la córnea.
>
> **This is a medical emergency.**
> Ésta es una emergencia médica.
>
> **The contents of the eyeball can push through this defect in the cornea.**
> El contenido del globo ocular puede salirse a través de este defecto en la córnea.
>
> **I will (begin / have started) treatment.**
> (Comenzaré / he comenzado) el tratamiento.

Your pet must be treated by a veterinary specialist.
Su mascota debe ser tratada por un veterinario especialista.

We will call the specialist for you.
Nosotros llamaremos al especialista.

UVEA
ÚVEA

Uveitis
Uveítis

Your pet (has / may have) uveitis.
Su mascota (tiene / podría tener) uveítis.

Uveitis is inflammation of the uvea.
La uveítis es una inflamación de la úvea.

The iris (the colorful part of the eye) is part of the uvea.
El iris (la parte coloreada del ojo) es parte de la úvea.

The uvea extends all the way back around the eye, but we cannot see this part.
La úvea se extiende por toda la parte posterior del ojo, pero no podemos ver esta parte.

There are many causes of uveitis.
Hay muchas causas de la uveítis.

Uveitis is often a sign of a serious problem elsewhere in the body.
La uveítis a menudo es una señal de un problema serio en otra parte del cuerpo.

Uveitis is painful, and it can have very severe, permanent side-effects, including glaucoma, cataracts, and blindness.
La uveítis es dolorosa y puede tener efectos secundarios severos y permanentes, incluyendo glaucoma, cataratas y ceguera.

Box 8-8. Causes of uveitis include:	Cuadro 8-8. Causas de la uveítis:
• infection	infección
• trauma	trauma
• cancer	cáncer
• autoimmune disease	enfermedad autoinmune
• unknown causes	causas desconocidas

Diagnostic Procedures
Procedimientos Diagnósticos

See Boxes 8-9 and A-2.
Vea los Cuadros 8-9 y A-2.

We (will measure / measured) the pressure inside of the eye. *(See Box 8-9)*
(Mediremos / medimos) la presión interna del ojo. *(Vea el Cuadro 8-9)*

Treatment
Tratamiento

See Boxes 8-9 and A-3.
Vea los Cuadros 8-9 y A-3.

We (will give/ have given) medicine to relieve the pain and inflammation.
Le (daremos / dimos) medicina para aliviar el dolor y la inflamación.

Other tests need to be run to determine the cause.
Se necesita hacer otros exámenes para determinar la causa.

LENS
LENTE

The healthy lens is transparent.
Un lente sano es transparente.

It is just behind the iris.
Está justo detrás del iris.

The lens controls light that enters the eye and focuses it so that we can see.
El lente controla la luz que entra en el ojo y la enfoca de tal manera que podamos ver.

Cataract
Catarata

Your pet (has / may have) (a) cataract(s).
Su mascota (tiene / podría tener) (una) catarata(s).

A cataract is a "whitening" of the lens that may impair vision.
Una catarata es un "emblanquecimiento" del lente, lo cual podría impedir la visión.

It causes the pupil to look white.
La catarata hace que la pupila se vea blanca.

Causes include: (hereditary factors / inflammation / nutritional deficiencies / diabetes mellitus / trauma / toxins).
Las causas incluyen: (factores hereditarios / inflamación / deficiencias nutricionales / diabetes mellitus / trauma / toxinas).

We are unable to treat your pet.
No podemos tratar a su mascota.

We will refer you to a veterinary specialist.
Le referiremos a un veterinario especialista.

Nuclear Sclerosis
Esclerosis Nuclear

Your pet (has / may have) nuclear sclerosis.
Su mascota (tiene / podría tener) esclerosis nuclear.

This is a "whitening" of the lens that occurs in some older animals.
Esto es un "emblanquecimiento" del lente que ocurre en algunos animales más viejos.

It does not affect vision.
No afecta la visión.

This is not a cataract.
Esto no es una catarata.

Treatment is not necessary.
No se necesita tratamiento.

Lens Luxation
Luxación del Lente

Your pet (has / may have) a lens luxation.
Su mascota (tiene / podría tener) una luxación del lente.

The lens has moved from its normal position.
El lente se ha movido de su posición normal.

Lens luxations may be caused by (trauma / glaucoma / inflammation around it).
Las luxaciones del lente podrían ser causadas por (trauma / glaucoma / inflamación periférica).

It may be inherited.
Podría ser hereditario.

A luxated lens may cause other very serious problems in the eye.
Una luxación del lente podría causar otros problemas serios en el ojo.

The position of the lens makes this a medical emergency.
La posición del lente hace que esto sea una emergencia médica.

I will recommend a veterinary specialist.
Le recomendaré un veterinario especialista.

This condition must be treated as soon as possible to save vision.
Esta condición debe ser tratada tan pronto como sea posible para preservar la visión.

Glaucoma
Glaucoma

Your pet (has / may have) glaucoma.
Su mascota (tiene / podría tener) glaucoma.

Pressure inside of the eye(s) is increased.
La presión interna (del / de los) ojo(s) está elevada.

This disease is painful and can cause blindness.
Esta enfermedad es dolorosa y puede causar ceguera.

The normal balance of fluid production and fluid elimination in the eye is upset.
El balance normal entre la producción y eliminación de líquido en el ojo está alterada.

Glaucoma has many causes.
El glaucoma tiene muchas causas.

Some breeds are predisposed to this disease and develop it spontaneously.
Algunas razas están predispuestas a esta enfermedad y la desarrollan espontáneamente.

Some causes include: (lens luxation / uveitis / trauma / cancer).
Algunas causas incluyen: (luxación del lente / uveítis / trauma / cáncer).

Diagnostic Procedures
Procedimientos Diagnósticos

See Boxes 8-9 and A-2.
Vea los Cuadros 8-9 y A-2.

We (will measure / measured) the pressure in your pet's eye(s).
(Mediremos / medimos) la presión en (el / los) ojo(s) de su mascota.

We (will give / gave) medicine.
Le (daremos / dimos) medicina.

Treatment
Tratamiento

See Box A-3.
Vea el Cuadro A-3.

We (will begin / began) treatment to decrease the pressure within the eye, control pain, and preserve vision, if possible.
(Comenzaremos / comenzamos) el tratamiento para disminuir la presión interna del ojo, controlar el dolor y preservar la visión, si es posible.

It is important to determine the cause of glaucoma.
Es importante determinar la causa del glaucoma.

We will recommend a veterinary specialist.
Le recomendaremos un veterinario especialista.

Regular measurements of the pressure inside of the eye are important to monitor the effectiveness of treatment.
Mediciones regulares de la presión intraocular son importantes a fin de monitorear la efectividad del tratamiento.

The sudden onset of glaucoma constitutes a medical emergency.
El inicio súbito del glaucoma constituye una emergencia médica.

Treatment must begin today to increase the chance of saving vision.
El tratamiento debe comenzar hoy para aumentar las posibilidades de salvar la visión.

RETINA
RETINA

The retina is the inner lining of the eye.
La retina es la capa interna del ojo.

It consists of nerves that detect light and travel to the brain.
Consiste de nervios que detectan la luz y la envían al cerebro.

Your pet's retina (is / may) be damaged.
La retina de su mascota (está / podría estar) lesionada.

This condition (is / may be) a sign of another serious health problem.
Esta condición (es / podría ser) una señal de otro problema grave de salud.

We must treat the other health problem in order to save your pet's vision and prevent more problems.
Debemos tratar el otro problema de salud para poder salvar la visión de su mascota e impedir más problemas.

We (will begin / have begun) tests and treatment of symptoms.
(Comenzaremos / comenzamos) exámenes y tratamientos de los síntomas.

However, your pet should be seen by a veterinary specialist.
Sin embargo, su mascota debe ser vista por un veterinario especialista.

The specialist may be able to determine the cause of this condition.
El especialista será capaz de determinar la causa de esta condición.

We will refer you to a veterinary specialist.
Le referiremos a un veterinario especialista.

ELIZABETHAN COLLAR (E-COLLAR) (SEE TAKE HOME INSTRUCTIONS)
COLLAR ISABELINO (VEA INSTRUCCIONES PARA EL CUIDADO EN CASA)

This is an E-collar.
Esto es un collar isabelino.

Your pet must wear this at all times except when eating or when you clean it.
Su mascota debe usarlo en todo momento, excepto cuando está comiendo o cuando usted la está aseando.

Watch your pet carefully when (he / she) is not wearing the E-collar.
Vigile cuidadosamente su mascota cuando (él / ella) no esté usando el collar isabelino.

Your pet may be able to scratch and injure (his / her) eye(s) when the collar is off.
Su mascota podría rasguñarse y lesionarse (su / sus) ojo(s) si no tiene el collar.

This collar prevents your pet from scratching (his / her) eye(s) so that it (they) can heal.
Este collar evita que su mascota se rasguñe (su / sus) ojo(s) de tal manera que (éste / éstos) pueda(n) curarse.

Box 8-9. Diagnostic ophthalmic procedures	Cuadro 8-9. Procedimientos diagnósticos oftalmológicos
Anesthetic, Topical	*Anestesia tópica*
The surface of your pet's eye(s) (will be / were) / numbed with a few drops of liquid anesthetic.	La superficie (del / los) ojo(s) de su mascota (será / fue) adormecida con unas gotas de un anestésico líquido.
Your pet will not feel pain as I perform different tests of the eye(s).	Su mascota no sentirá dolor mientras realizo varios exámenes (al / a los) ojo(s).

The medicine should wear off in about _____ minutes.

Fluorescein Stain

The purpose of this procedure is to look for corneal ulcers.
The test also tells us whether the tear duct is blocked.

A green fluid (will be / was) placed on your pet's eye(s).

The eye(s) (is / are) flushed gently.
Green spots on the eye indicate corneal ulcers.
Your pet's corneas are normal.

Your pet has an ulcer in (the left cornea / the right cornea / both corneas).

The stain is dripping from your pet's nose.
This is normal.
It indicates that the tear duct leading from the eye to the nose is not blocked.
This stain will not harm your pet or you.

Fundic Exam

The purpose of this procedure is to look to at the (back of your pet's eye(s) / retina).

The pupil(s) (will be / was / were) dilated with a couple drops of medicine.

Esta medicina debería finalizar su acción en alrededor _____ minutos.

Coloración Fluorescente

El propósito de este procedimiento es buscar úlceras de la córnea.
El examen también nos dice si el conducto lagrimal está bloqueado.

Un líquido verde (será / fue) colocado en (el / los) ojo(s) de su mascota.

(El / los) ojo(s) (es / fueron) lavado(s) cuidadosamente.
Las manchas verdes en el ojo indican úlceras de la córnea.
Las córneas de su mascota están normales.

Su mascota tiene una úlcera en (la córnea izquierda / la córnea derecha / ambas córneas).

El colorante está goteando por la nariz de su mascota.
Esto es normal.
Esto indica que el conducto lacrimal desde el ojo a la nariz no está bloqueado.
Este colorante no le afectará a usted ni a su mascota.

Examen Fúndico

El propósito de este examen es mirar la [parte de atrás (del / de los) ojo(s) de su mascota / la retina].

La(s) pupilas (serán / fueron) dilatadas con un par de gotas.

Continued

Box 8-9. Diagnostic Ophthalmic Procedures

Cuadro 8-9. Procedimientos Diagnósticos Oftalmológicos

The pupil(s) will remain dilated for about _____ minutes.

La(s) pupila(s) permanecerá(n) dilatadas por cerca de _____ minutos.

I will shine a light to the back of the eye.

Proyectaré una luz a la patrte de atrás del ojo.

The eye(s) look(s)(normal / abnormal).

(El / los) ojo(s) parecen (normal / anormal).

We will recommend a veterinary specialist (ophthalmologist).

Le recomendaremos un veterinario especialista (oftalmólogo).

Schirmer Tear Test

Examen Lacrimal de Schirmer

The purpose of this test is to measure your pet's tear production.

El propósito de este examen es medir la producción de lágrimas de su mascota.

A small strip of paper (will be / was) placed under the eyelids.

Una pequeña cinta de papel (será / fue) colocada debajo de los párpados.

The paper absorbs tears for one minute.

El papel absorbe lágrimas por un minuto.

The paper is marked in millimeters.

El papel está marcado en milímetros.

Your pet makes a normal amount of tears.

Su mascota produce una cantidad normal de lágrimas.

Your pet's tear production is low in (both eyes / the right eye / the left eye).

La producción de lágrimas de su mascota es baja en (ambos ojos / el ojo derecho / el ojo izquierdo).

Tonometry

Tonometría

The purpose of this test is to measure the pressure inside of the eye(s).

El propósito de este examen es medir la presión interna (del / de los) ojo(s).

A liquid (will be / was) placed on the eye(s) to numb them	Un líquido (será / fue) colocado en (el / los) ojo(s) para adormecerlos.
Your pet will not feel the instrument.	Su mascota no sentirá el instrumento.
Increased pressure indicates glaucoma.	Una presión alta indica glaucoma.
Decreased pressure indicates uveitis.	Una presión baja indica uveítis.
Pressure in the right eye is (normal / high / low).	El ojo derecho tiene presión interna (normal / alta / baja).
Pressure in the left eye is (normal / high / low).	El ojo izquierdo tiene presión interna (normal / alta / baja).
Pressure in both eyes is (normal / high / low).	Ambos ojos tiene presion interna (normal / alta / baja).
Your pet has (glaucoma / uveitis) in the (right / left / both) eye(s).	Su mascota tiene (glaucoma / uveítis) en (el ojo derecho / el ojo izquierdo / ambos ojos).

Chapter 9
Skin and Ear Disorders

Capítulo 9
Alteraciones de la Piel y del Sistema Auditivo

GENERAL QUESTIONS / STATEMENTS
PREGUNTAS / ASEVERACIONES GENERALES

Has your pet been itching?
¿Su mascota se ha estado rascando?

Does your pet (bite / chew / lick) the problem area(s)?
¿Su mascota se (muerde / mastica / lame) (el / la) área(s) problemáticas?

Does the (itching / chewing) occur more often during months of the year?
¿El (rascar / masticar) ocurre más frecuentemente durante algunos meses del año?

When?
¿Cuándo?

What does your pet sleep on?
¿Sobre qué duerme su mascota?

Have you seen (discharge / pus) coming from the area?
¿Usted ha visto (secreciones / pus) saliendo del área?

What color is it? (brown / green / white / yellow)
¿De qué color es? (marrón / verde / blanca / amarilla)

Has your pet experienced unusually stressful event(s) recently such as a diet change, trauma, giving birth, vaccinations, boarding in a kennel, etc.?

¿Su mascota ha experimentado recientemente evento(s) estresantes inusuales tales como cambios de dieta, trauma, parto, vacunaciones, dejarla en una perrera, etc.?

When did this happen?

¿Cuándo ocurrió esto?

Does your pet take medicine?

¿Su mascota toma alguna medicina?

What is the name of the medicine?

¿Cuál es el nombre de la medicina?

When did (he / she) start taking it?

¿Cuándo (él / ella) comenzó a tomarla?

How much do you give daily?

¿Cuánto le da diariamente?

How many times per day?

¿Cuántas veces al día?

What is the name of your pet's illness?

¿Cuál es el nombre de la enfermedad de su mascota?

Do you have other pets at home?

¿Usted tiene otras mascotas en casa?

Has (have) your other pet(s) ever had this problem?

¿Alguna vez ha(n) tenido su(s) otra(s) mascota(s) este problema?

Do you give your pet heartworm preventive medicine?

¿Usted le da usted a su mascota medicina preventiva para filariasis?

Has your pet ever been (tested / treated) for intestinal parasites?

¿Alguna vez ha sido (examinada / tratada) su mascota para parásitos intestinales?

When?
¿Cuándo?

What do you feed your pet?
¿Qué alimenta usted a su mascota?

How old is your pet?
¿Qué edad tiene su mascota?

How long have you had your pet?
¿Por cuánto tiempo ha tenido usted a su mascota?

Where did you get your pet?
¿Dónde usted obtuvo a su mascota?

Possible answers include: (pet shop / animal shelter / breeder / relative / friend / found as a stray).
Posibles respuestas incluyen: (tienda de mascotas / refugio de animales / criador / familiar / amigo / encontrado perdido).

Do you have any questions?
¿Tiene usted alguna pregunta?

AURAL HEMATOMA
HEMATOMA AURICULAR

Your pet (has / may have) an aural hematoma.
Su mascota (tiene / podría tener) un hematoma auricular.

This is a wound that fills with blood.
Esto es una herida que se llena con sangre.

Has your pet had ear infections?
¿Ha tenido su mascota infecciones de oídos?

Does your pet shake (his / her) head?
¿Su mascota sacude la cabeza?

Has your pet possibly hit the ear on an object such as furniture while shaking the head?
¿Su mascota se ha golpeado la oreja con un objeto como un mueble mientras sacude la cabeza?

Treatment
Tratamiento

See Box A-3.
Vea el Cuadro A-3.

We (will drain / drained) the blood and sutured the wound closed.
(Drenaremos / drenamos) la sangre y la herida se cerró con sutura.

A small tube was left in the wound for drainage.
Se dejó un tubo pequeño en la herida para drenaje.

The tube will be removed (when drainage stops / in about _____ days).
El tubo será removido (cuando deje de drenar /en unos _____ días).

The ear (will be / is) bandaged and taped to the head.
La oreja (será / está) vendada y pegada a la cabeza con tela adhesiva.

This may prevent more trauma, keep the area clean, and prevent it from recurring.
Esto podría evitar más trauma, mantener el área limpia e impedir que ocurra nuevamente.

Return in _____ days.
Regrese en _____ días.

SKIN MASSES
MASAS CUTÁNEAS

Your pet has (a mass / masses) (under / in) the skin.
Su mascota tiene (una masa / masas) (debajo de / en) la piel.

Skin masses have many potential causes. *(See Box 9-1)*
Las masas cutáneas tienen muchas causas potenciales. *(Vea el Cuadro 9-1)*

Box 9-1. Causes of skin masses include:	Cuadro 9-1. Las causas de masas cutáneas incluyen:
• fat	grasa
• papillomas (warts)	papilomas (verrugas)
• cysts	quistes
• abscesses / granulomas	abcesos / granulomas
• cancer	cáncer
• disease elsewhere within the body	enfermedades internas del cuerpo

Diagnostic Procedures
Procedimientos Diagnósticos

See Box A-2.
Vea el Cuadro A-2.

We (will take / took) a sample from the mass with a needle.
(Tomaremos / tomamos) una muestra de la masa con una aguja.

We (will take / took) a blood sample.
(Tomaremos / tomamos) una muestra de sangre.

We (will take / took) x-rays.
(Tomaremos / tomamos) unas radiografías.

Further testing is needed.
Es necesario hacer exámenes adicionales.

We (will remove / removed) the mass and (will send / sent) it to a laboratory.
(Removeremos / removimos) la masa y la (enviaremos / enviamos) al laboratorio.

We should have results in _____ days.
Vamos a tener resultados en _____ días.

Treatment
Tratamiento

See Box A-3.
Vea el Cuadro A-3.

We can begin treatment when we have test results.
Podemos comenzar el tratamiento cuando tengamos los
resultados de la(s) prueba(s).

Fatty Tumors
Tumores de Grasa

Your pet has a fatty mass.
Su mascota tiene una masa de grasa (lipoma).

This mass is not harmful to your pet.
Esta masa no es perjudicial para su mascota.

Fatty masses can grow to very large sizes.
Las masas de grasa pueden hacerse muy grandes.

**This mass should be removed because of its awkward
location.**
Esta masa debería ser removida debido a su localización
difícil.

ANAL SAC DISEASE
ENFERMEDAD DEL SACO ANAL

Your pet (has / may have) an anal sac disease.
Su mascota (tiene / podría tener) una enfermedad del saco
anal.

There is a small sac on each side of the anus.
Hay un saco pequeño a cada lado del ano.

**This sac normally secretes its contents when the
animal defecates.**
Normalmente, este saco expulsa su contenido cuando el animal
defeca.

The sacs may be (impacted / inflammed / infected / abscessed / ruptured).

El saco podría estar (impactado / inflamado / infectado / abcesado / roto).

The cause is often unknown.

La causa es a menudo desconocida.

Your pet's gland(s) (is / are) _____.

La(s) glándula(s) de su mascota (está / están) _____.

Does your pet scoot on the carpet?

¿Su mascota se arrastra sobre la alfombra?

Does your pet try to (bite / chew / lick) (his / her) rear end?

¿Su mascota trata de (morderse / masticar / lamerse) la región anal?

Does your pet strain when having bowel movements?

¿Su mascota hace esfuerzo cuando defeca?

Treatment
Tratamiento

See Box A-3.
Vea el Cuadro A-3.

I (will try to / tried to) empty the sac(s) manually.

(Trataré / traté) de vaciar (el / los) saco(s) manualmente.

I cannot empty them manually.

No puedo vaciarlos manualmente.

They are impacted.

Están impactados.

Your pet (will be / was) sedated.

Su mascota (será / fue) sedada.

The sac(s) will be flushed out.

(El / los) saco(s) será(n) lavado(s).

You can give your pet medicine at home.
Usted puede dar medicina a su mascota en casa.

This disease may recur.
Esta enfermedad puede recurrir.

Surgery is recommended to remove the sacs and to prevent the problem from recurring.
Se recomienda cirugía para remover los sacos e impedir que el problema recurra.

ATOPY
ATOPIA

Your pet (has / may have) skin allergies.
Su mascota (tiene / podría tener) alergias cutáneas.

Animals can have allergic reactions to substances that they inhale or absorb through the skin.
Los animales pueden tener reacciones alérgicas a substancias que inhalan o absorben a través de la piel.

Your pet may be allergic to (molds / pollen / house dust / mites), just like some people.
Su mascota podría ser alérgica a (los hongos / el polen / el polvo de la casa / los ácaros) al igual que las personas.

Signs include itching, chewing, hair loss, and pain.
Las señales incluyen rascar, masticar, caída de pelos y dolor.

Do you give your pet medicine?
¿Usted le da medicina a su mascota?

What is the name of the medicine?
¿Cuál es el nombre de la medicina?

What is the name of your pet's illness?
¿Cuál es el nombre de la enfermedad de su mascota?

Do you give your pet (flea / tick) prevention medicine?
¿Usted le da a su mascota medicina preventiva contra (pulgas / garrapatas)?

Diagnostic Procedures
Procedimientos Diagnósticos

See Box A-2.
Vea el Cuadro A-2.

An intradermal skin test (IDST) (will be / was) performed.
Se (hará / hizo) una prueba cutánea intradérmica (PCI).

An IDST may show us the cause(s) of your pet's allergies.
Una PCI podría mostrarnos la(s) causa(s) de las alergias de su mascota.

You can give your pet medicine at home.
Usted puede darle medicina a su mascota en casa.

We will give you a different food for your pet.
Le daremos un alimento diferente para su mascota.

DERMATOPHYTOSIS (RINGWORM)
DERMATOFITOSIS (TIÑA)

Box 9-2. Zoonosis warning	Cuadro 9-2. Alerta de Zoonosis
Pets infected with ringworm can transmit this disease to people (and to other animals).	Mascotas infectadas con tiña pueden transmitirla a las personas (y a otros animales).
Always wear gloves when handling a pet with or suspected of having ringworm, and wash your hands immediately afterward.	Siempre use guantes cuando manipule a una mascota con tiña o sospechosa de tener esta enfermedad y lavese las manos inmediatamente después.
Contact your doctor immediately if you suspect that you have come in contact with this disease.	Contacte de inmediato a su médico si usted sospecha el haber tenido contacto con esta enfermedad.

Your pet (has / may have) a fungal infection called ringworm.
Su mascota (tiene / podría tener) una infección micótica llamada tiña.

This infection can be transmitted to people and to other pets.
Esta infección puede ser transmitida a las personas y a otras mascotas.

Do you have other pets at home?
¿Usted tiene otras mascotas en su casa?

I would like to test your other pet(s) as well.
Me gustaría examinar a la(s) otra(s) mascota(s).

Do you give your pet medicine?
¿Usted le da medicina a su mascota?

What is the name of the medicine?
¿Cuál es el nombre de la medicina?

What is the name of your pet's illness?
¿Cuál es el nombre de la enfermedad de su mascota?

Diagnostic Procedures
Procedimientos Diagnósticos

See Box A-2.
Vea el Cuadro A-2.

We (will perform / performed) a fungal culture. (See Box 9-7)
(Haremos / hicimos) un cultivo para hongos. *(Vea el Cuadro 9-7)*

We will have results in approximately _____ days.
Tendremos resultados en aproximadamente _____ días.

We (will perform / performed) a Wood's lamp examination. (See Box 9-7)
(Haremos / hicimos) un examen con una lámpara de Wood.
(Vea el Cuadro 9-7)

Treatment
Tratamiento

> **See Box A-3.**
> *Vea el Cuadro A-3.*
>
> **We (will clip / clipped) your pet's hair.**
> Le (cortaremos / cortamos) el pelo a su mascota.
>
> **We (will bathe / bathed) your pet with a special shampoo.**
> (Bañaremos / bañamos) a su mascota con un champú especial.
>
> **We (will apply / applied) a cream on the wounds.**
> (Aplicaremos / aplicamos) una crema en las heridas.
>
> **You can give your pet medicine at home.**
> Usted puede darle medicina a su mascota en casa.
>
> **Return in _____ weeks.**
> Regrese en _____ semanas.

FLEA ALLERGY DERMATITIS
DERMATITIS ALÉRGICA POR PULGAS

> **Your pet (has / may have) an allergic reaction to fleas.**
> Su mascota (tiene / podría tener) una reacción alérgica a las pulgas.
>
> **Have you given your pet medicine to kill fleas recently?**
> ¿Usted le ha dado recientemente a su mascota medicina para matar pulgas?
>
> **When?**
> ¿Cuándo?
>
> **Have you seen fleas on your pet?**
> ¿Usted ha visto pulgas en su mascota?
>
> **Do you give your pet medicine?**
> ¿Usted le da medicina a su mascota?

What is the name of the medicine?
¿Cuál es el nombre de la medicina?

What is the name of your pet's illness?
¿Cuál es el nombre de la enfermedad de su mascota?

Do you have other pets at home?
¿Usted tiene otras mascotas en casa?

Your other pet(s) should be (checked / treated) for fleas.
Su(s) otra(s) mascota(s) debería(n) ser [examinada(s) / tratada(s)] contra las pulgas.

You (may need / need) to treat your home to get rid of the fleas.
Usted (podría necesitar / necesita) tratar su casa a fin de eliminar las pulgas.

An animal can have a very strong allergic response to only one flea.
Un animal puede tener una respuesta alérgica muy fuerte a sólo una pulga.

Diagnostic Procedures
Procedimientos Diagnósticos

See Box A-2.
Vea el Cuadro A-2.

I will look for fleas using a special comb.
Buscaré pulgas usando un peine especial.

Treatment
Tratamiento

See Box A-3.
Vea el Cuadro A-3.

We (will clip / clipped) hair to your pet.
Le (cortaremos / cortamos) el pelo a su mascota.

We (will bathe / bathed) your pet with a special shampoo.
(Bañaremos / bañamos) a su mascota con un champú especial.

We (will give / gave) your pet a medicine to (control / kill) fleas.
Le (daremos / dimos) a su mascota una medicina para (controlar / matar) las pulgas.

You can give medicine to your pet at home.
Usted puede darle la medicina a su mascota en casa.

FOOD HYPERSENSITIVITY
HIPERSENSIBILIDAD ALIMENTARIA

Your pet (has / may have) food allergies.
Su mascota (tiene / podría tener) alergias a los alimentos.

Box 9-3. Signs of food allergy include:	Cuadro 9-3. Las señales de alergia alimentaria incluyen:
• itching	comezón
• licking the paws	lamerse las patas
• diarrhea	diarrea
• vomiting	vómitos
• recurrent ear infections	infecciones de oído recurrentes

Does your pet get worse after eating certain types of foods?
¿Su mascota empeora después de comer ciertos tipos de alimentos?

Does the skin problem occur during certain times of the year?
¿El problema cutáneo ocurre durante ciertas épocas del año?

Approximately which months?
¿Aproximadamente en qué meses?

What do you feed your pet?
¿Qué alimenta usted a su mascota?

Please name all foods that your pet eats, including treats and table scraps.
Por favor, nombre todos los alimentos que su mascota come, incluyendo botanas y sobrantes de la mesa.

Have you changed your pet's diet recently?
¿Usted ha cambiado la dieta de su mascota recientemente?

When?
¿Cuándo?

What did you feed your pet previously?
¿Qué alimentaba usted a su mascota anteriormente?

Do you give your pet medicine?
¿Usted le da medicina a su mascota?

What is the name of the medicine?
¿Cuál es el nombre de la medicina?

What is the name of your pet's illness?
¿Cuál es el nombre de la enfermedad de su mascota?

Do you give your pet a heartworm preventative medicine?
¿Usted le da usted a su mascota medicina preventiva para filariasis?

Diagnostic Procedures
Procedimientos Diagnósticos

See Box A-2.
Vea el Cuadro A-2.

We (will perform / performed) a skin scraping. *(See Box 9-7)*
(Haremos / hicimos) un raspado de piel. *(Vea el Cuadro 9-7)*

You can give your pet a special food for approximately _____ weeks.
Usted puede darle a su mascota un alimento especial por aproximadamente _____ semanas.

This is called a food trial.
Esto se llama una prueba alimentaria.

Your pet must not eat any other foods during this time.
Durante este tiempo su mascota no puede comer otros tipos de alimentos.

Even the smallest amount of another food can invalidate the test.
Incluso la más pequeña cantidad de otro alimento puede invalidar la prueba.

Treatment
Tratamiento

See Box A-3.
Vea el Cuadro A-3.

You can give your pet medicine at home to treat symptoms.
Usted puede darle medicina a su mascota en casa para tratar los síntomas.

This disease cannot be transmitted to people.
Esta enfermedad no es transmisible a las personas.

IMMUNE-MEDIATED DERMATOSES (PEMPHIGUS COMPLEX, LUPUS ERYTHEMATOSUS COMPLEX, BULLOUS PEMPHIGOID, ETC.)
DERMATOSIS INMUNE (PÉNFIGO COMPLEJO, COMPLEJO LUPUS ERITEMATOSO, PÉNFIGO BULLAR, ETC.)

Your pet (has / may have) an immune-mediated skin disease.
Su mascota (tiene / podría tener) una enfermedad cutánea inmune.

The body destroys its own cells, in this case, skin cells.
El cuerpo destruye sus propias células, en este caso, las células
cutáneas.

The cause of this disease is unknown.
La causa de esta enfermedad se desconoce.

This disease cannot be transmitted to people.
Esta enfermedad no es transmisible a las personas.

Diagnostic Procedures
Procedimientos Diagnósticos

See Box A-2.
Vea el Cuadro A-2.

We (will take / took) several skin samples.
(Tomaremos / tomamos) varias muestras de piel.

**The samples (will be / were) sent to a lab for
examination.**
Las muestras (serán / fueron) enviadas al laboratorio para
examinarlas.

**Your pet (will be / was) anesthetized for this
procedure.**
Su mascota (será / fue) anestesiada para este procedimiento.

We (will take / took) a blood sample for tests.
(Tomaremos / tomamos) una muestra de sangre para
exámenes.

We should have results in approximately _____ days.
Deberíamos tener los resultados en aproximadamente
_____ días.

Treatment
Tratamiento

See Box A-3.
Vea el Cuadro A-3.

We (will give / gave) your pet medicine.
Le (daremos / dimos) una medicina a su mascota.

You can give medicine at home.
Usted le puede dar medicina a su mascota en casa.

MITE INFESTATIONS
INFESTACIONES POR ÁCAROS

Your pet (has / may have) a skin infection caused by mites.
Su mascota (tiene / podría tener) una infección cutánea causada por ácaros.

Mites are tiny parasites that live in or on the skin.
Los ácaros son parásitos diminutos que viven dentro o sobre la piel.

If an animal's immune system isn't strong, this infection can become life-threatening.
Si el sistema inmune de un animal no está fuerte, esta infección puede amenazar la vida del animal.

Does your pet take medicine?
¿Su mascota toma alguna medicina?

What is the name of the medicine?
¿Cuál es el nombre de la medicina?

What is the name of your pet's illness?
¿Cuál es el nombre de la enfermedad de su mascota?

Do you give your pet (flea / tick) preventive medicine?
¿Usted le da a su mascota medicina preventiva contra (pulgas / garrapatas)?

Do you have other pets at home?
¿Usted tiene otras mascotas en su casa?

This disease can be transmitted between animals.
Esta enfermedad puede ser transmitida entre animales.

Your other pet(s) should be (tested / treated).
Su(s) mascota(s) debería(s) ser [examinada(s) / tratada(s)].

Diagnostic Procedures
Procedimientos Diagnósticos

See Box A-2.
Vea el Cuadro A-2.

We (will perform / performed) a skin scraping. *(See Box 9-7)*
(Haremos / hicimos) un raspado de piel. *(Vea el Cuadro 9-7)*

We (will perform / performed) an impression smear. *(See Box 9-7)*
(Haremos / hicimos) un cultivo por impresión. *(Vea el Cuadro 9-7)*

We (will swab / swabbed) the contents of the ear for examination. *(See Box 9-7)*
(Usaremos / usamos) un hisopo para examinar el contenido interno del oído. *(Vea el Cuadro 9-7)*

We (will perform / performed) a fecal exam.
(Haremos / hicimos) un examen de heces.

We (will take / took) a blood sample for tests.
(Tomaremos / tomamos) una muestra de sangre para análisis.

Treatment
Tratamiento

See Box A-2.
Vea el Cuadro A-2.

We (will clip / clipped) your pet's hair.
(Cortaremos / cortamos) el pelo de su mascota.

We (will bathe / bathed) your pet with a special shampoo.
(Bañaremos / bañamos) a su mascota con un champú especial.

You can give your pet medicine at home.
Usted le puede dar medicina a su mascota en casa.

Localized Demodicosis
Demodicosis Localizada

This disease usually goes away without treatment in approximately _____ weeks.
Comúnmente esta enfermedad desaparece sin tratamiento en aproximadamente _____ semanas.

We (will bathe / have bathed) your pet with a special (shampoo / dip).
(Bañaremos / bañamos) a su mascota con un (champú / baño) especial.

You can use a special shampoo on your pet at home.
Usted puede usar un champú especial en su mascota en casa.

You can give your pet medicine at home.
Usted le puede dar medicina a su mascota en casa.

There is a possibility that this disease can progress.
Hay una posibilidad que esta enfermedad pueda progresar.

Generalized Demodicosis
Demodicosis Generalizada

This disease is very advanced and life-threatening.
Esta enfermedad está muy avanzada y puede amenazar la vida de su mascota.

We (will bathe / have bathed) your pet with a special (shampoo / dip).
(Bañaremos / bañamos) a su mascota con un (champú / baño) especial.

You must give medicine at home.
Usted debe dar medicina en casa.

You should not breed your pet.
Usted no debería reproducir a su mascota.

We (will) need to perform more skin scrapings in the future.
En el futuro (necesitaremos / necesitamos) hacer más raspados de piel.

PYODERMA
PIODERMA

Your pet (has / may have) pyoderma.
Su mascota (tiene / podría tener) pioderma.

Pyoderma is a bacterial infection of the skin.
La pioderma es una infección bacteriana de la piel.

Pyoderma has many causes.
La pioderma tiene muchas causas.

Box 9-4. Causes of pyoderma include:	Cuadro 9-4. Las causas de la pioderma incluyen:
• atopy	atopia
• excessive use of glucocorticoids	uso excesivo de glucocorticoides
• flea allergy	alergia a pulgas
• food allergy	alergia a alimentos
• hyperadrenocorticism	hiperadrenocorticismo
• hypothyroidism	hipotiroidismo
• immunologic suppression	inmunosupresión
• mites	ácaros
• poor diet	dieta deficiente

Does your pet scratch (himself / herself) often?
¿Su mascota se rasca a menudo?

Do you give your pet medicine?
¿Usted le da medicina a su mascota?

What is the name of the medicine?
¿Cuál es el nombre de la medicina?

What is the name of your pet's illness?
¿Cuál es el nombre de la enfermedad de su mascota?

What do you feed your pet?
¿Qué alimenta usted a su mascota?

Do you give your pet a flea preventative medicine?
¿Usted le da a su mascota una medicina preventiva para pulgas?

When did you give it last?
¿Cuándo fue la última vez que usted se la dio?

Diagnostic Procedure
Procedimientos Diagnósticos

See Box A-2.
Vea el Cuadro A-2.

We (will perform / performed) cytology. *(See Box 9-7)*
(Haremos / hicimos) una prueba de citología. *(Vea el Cuadro 9-7)*

We (will perform / performed) a skin scraping. *(See Box 9-7)*
(Haremos / hicimos) un raspado de piel. *(Vea el Cuadro 9-7)*

We (will take / took) a blood sample.
(Tomaremos / tomamos) una muestra de sangre.

Treatment
Tratamiento

See Box A-3.
Vea el Cuadro A-3.

We (will sedate / sedated) your pet.
(Sedaremos / sedamos) a su mascota.

We (will clip / clipped) your pet's hair around the wound.
(Cortaremos / cortamos) el pelo de su mascota alrededor de la herida.

We (will clean / cleaned) the skin.
(Limpiaremos / limpiamos) la piel.

We (will place / placed) a medicine on the skin.
(Colocaremos / colocamos) una medicina en la piel.

You can give your pet medicine at home.
Usted le puede dar medicina a su mascota en casa.

Acute Moist Dermatitis (Hot Spot)
Dermatitis Húmeda Aguda (Mancha Caliente)

Your pet (has / may have) a hot spot.
Su mascota (tiene / podría tener) una mancha caliente.

A hot spot is a localized infection of the skin.
Una mancha caliente es una infección localizada en la piel.

Hot spots are often caused by fleas.
Las manchas calientes a menudo son causadas por pulgas.

The exact cause may never be known.
Puede que nunca se conozca la causa.

Do you give your pet flea preventive medicine?
¿Usted le da a su mascota medicina preventiva contra pulgas?

When did you give it last?
¿Cuándo fue la última vez que usted se la dio?

Hot spots can be painful and affect the quality of your pet's life.
Las manchas calientes pueden ser muy dolorosas y afectar la calidad de vida de su mascota.

Treatment
Tratamiento

See Box A-3.
Vea el Cuadro A-3.

We (will clip / clipped) your pet's hair around the wound.
(Cortaremos / cortamos) el pelo de su mascota alrededor de la herida.

We (will clean / cleaned) the skin.
(Lavaremos / lavamos) la piel.

We (will place / placed) a medicine on the skin.
(Aplicaremos / aplicamos) una medicina en la piel.

You can give your pet medicine at home.
Usted puede dar medicina a su mascota en casa.

Hot spots can recur.
Las manchas calientes pueden ser recurrentes.

Skin Fold Pyoderma (Intertrigo)
Pioderma de Pliegue de la Piel (Intertrigo)

Your pet has skin fold pyoderma.
Su mascota tiene pioderma de pliegue de la piel arrugada.

This is an infection caused by skin repeatedly rubbing against skin.
Ésta es una infección causada por el roce constante de piel contra la piel.

The affected area becomes moist and inflamed.
El área afectada se torna húmeda e inflamada.

It is common in some breeds.
Es común en algunas razas.

Treatment
Tratamiento

See Box A-3.
Vea el Cuadro A-3.

We (will clip / clipped) your pet's hair around the wound.
(Cortaremos / cortamos) el pelo alrededor de la herida de su mascota.

We (will clean / cleaned) the skin.
(Limpiaremos / limpiamos) la piel.

We (will place / placed) a medicine on the skin.
(Aplicaremos / aplicamos) una medicina en la piel de su mascota.

This problem may recur.
Este problema podría recurrir.

You can treat this problem at home.
Usted puede tratar este problema en su casa.

Cosmetic surgery is an option to remove some of the excessive skin.
La cirugía cosmética es una opción para remover parte del exceso de piel.

OTITIS EXTERNA
OTITIS EXTERNA

Your pet (has / may have) a disease of the outer ear.
Su mascota (tiene / podría tener) una enfermedad del oído externo.

There are many possible causes.
Hay muchas causas posibles.

Diseases in other parts of the body may show as ear problems.
Enfermedades en otras partes del cuerpo pueden causar problemas del oído.

Do you give your pet medicine?
¿Usted le da medicina a su mascota?

Box 9-5. Causes of otitis include:	Cuadro 9-5. Las causas de la otitis incluyen:
• atopy	atopia
• autoimmune diseases	enfermedades autoinmunes
• bacteria	bacterias
• food allergies	alergias alimentarias
• foreign bodies	cuerpos extraños
• hair in the ears	pelo en las orejas
• hypothyroidism (and other endocrinologies)	hipotiroidismo (y otras endocrinologías)
• mites	ácaros
• reactions to certain drugs	reacciones a ciertos medicamentos
• shape	forma
• trauma	trauma
• yeast endocrinologies	endocrinologías de la levadura
Your pet has _____.	Su mascota tiene _____.

What is the name of the medicine?
¿Cuál es el nombre de la medicina?

What is the name of your pet's illness?
¿Cuál es el nombre de la enfermedad de su mascota?

Does your pet swim in (lakes / ponds)?
¿Su mascota nada en (lagos / lagunas)?

When was the last time?
¿Cuándo fue la última vez?

Does your pet hunt in the woods?
¿Su mascota caza en los bosques?

When was the last time?
¿Cuándo fue la última vez?

Has your pet been groomed recently?
¿Su mascota ha sido bañada y peinada recientemente?

When?
¿Cuándo?

Has your pet had ear problems before?
¿Su mascota ha tenido problemas del oído antes?

When?
¿Cuándo?

¿Do you clean your pet's ears at home?
¿Usted limpia los oídos de su mascota en casa?

What do you use to clean your pet's ears?
¿Qué usted usa para limpiar los oídos de su mascota?

Do you have other pets at home?
¿Usted tiene otras mascotas en casa?

Your other pet(s) (may) need(s) to be treated.
Su(s) otra(s) mascota(s) podría(n) necesitar ser tratada(s).

Diagnostic Procedures
Procedimientos Diagnósticos

See Box A-2.
Vea el Cuadro A-2.

I (will perform / performed) an otoscopic exam.
  (See Box 9-7)
(Haré / hice) un examen otoscópico. *(Vea el Cuadro 9-7)*

We (will perform / performed) cytology. *(See Box 9-7)*
(Haremos / hicimos) una prueba de citología. *(Vea el
  Cuadro 9-7)*

We (will take / took) a blood sample.
(Tomaremos / tomamos) una muestra de sangre.

We (will anesthetize / anesthetized) your pet and clean and examine the ear(s) more closely.
(Anestesiaremos / anestesiamos) a su mascota para limpiar y examinar su(s) oído(s) cuidadosamente.

Treatment
Tratamiento

See Box A-3.
Vea el Cuadro A-3.

Treatment is needed to prevent the disease from spreading into deeper parts of the ear.
El tratamiento es necesario para prevenir que la enfermedad se disemine hacia partes más profundas del oído.

We (will clean / cleaned) your pet's ears.
(Limpiaremos / limpiamos) los oídos de su mascota.

We (will apply / applied) medicine in your pet's ear(s).
(Aplicaremos / aplicamos) medicina en (el / los) oído(s) de su mascota.

You can give medicine at home.
Usted le puede dar medicina a su mascota en casa.

OTITIS MEDIA / OTITIS INTERNA
OTITIS MEDIA / OTITIS INTERNA

Your pet (has / may have) a disease deep within the ear.
Su mascota (tiene / podría tener) una enfermedad profunda en el oído.

The cause is unknown at this time.
En este momento la causa se desconoce.

Has your pet been (shaking the head / tilting the head / walking in an uncoordinated way / vomiting)?
¿Su mascota ha estado (sacudiendo la cabeza / con la cabeza inclinada /caminando en forma descoordinada / vomitando)?

Diagnostic Procedures
Procedimientos Diagnósticos

See Box A-2.
Vea el Cuadro A-2.

We (will take / took) x-rays.
(Tomaremos / tomamos) unas radiografías.

We (will anesthetize / anesthetized) your pet and clean and examine the ear(s) more closely.
(Anestesiaremos / anestesiamos) a su mascota y le
(limpiaremos / limpiamos) y (examinaremos / examinamos)
(el / los) oído(s) más detenidamente.

Your pet needs a (CT / MRI).
Su mascota necesita una (tomografía computarizada / toma de
imágenes por resonancia magnética).

This is a very specialized test.
Éste es un examen muy especializado.

We will refer you to a veterinary specialist.
Le referiremos a un veterinario especialista.

TICKS
GARRAPATAS

Your pet (has / may have) ticks.
Su mascota (tiene / podría tener) garrapatas.

Some ticks can cause life-threatening disease in animals and people.
Algunas garrapatas pueden causar enfermedades que amenazan
la vida de los animales y de las personas.

It is important to remove them from the body very carefully. *(See Box 9-6)*
Es importante removerlas del cuerpo con mucho cuidado.
(Vea el Cuadro 9-6)

Box 9-6. Tick removal	Cuadro 9-6. Extracción de garrapatas
Gently pinch your pet's skin underneath the tick between two fingers.	Agarre cuidadosamente y con dos dedos la piel de su mascota que está debajo de la garrapata.
Never grasp the body of the tick itself.	Nunca agarre el cuerpo de la garrapata.
With tweezers, grasp the part of the tick closest to your pet's body and gently pull it away from the skin.	Con unas pinzas, agarre la parte de la garrapata que está más cerca del cuerpo de su mascota y tire con cuidado.
The head of the tick may be left in the skin without causing problems.	La cabeza de la garrapata puede dejarse en la piel sin causar problemas.

Treatment
Tratamiento

See Boxes 9-6 and A-2.
Vea los Cuadros 9-6 y A-2.

We (will remove / removed) the tick(s).
(Removeremos / removimos) la(s) garrapata(s).

You can give your pet medicine at home to prevent tick problems in the future.
Usted le puede dar medicina a su mascota en casa para prevenir problemas por garrapatas en el futuro.

Box 9-7. **Dermatologic procedures**	**Cuadro 9-7.** **Procedimientos dermatológicos**
Ear Cytology	*Citología auricular*
We (will gently swab / gently swabbed) your pet's ear(s).	(Usaremos / usamos) un hisopo cuidadosamente en (el / los) oído(s) de su mascota.
Material collected (will be / was) examined under a microscope.	El material colectado (será / fue) examinado bajo un microscopio.
Fungal Culture	*Cultivo para Hongos*
We (will culture / cultured) a few of your pet's hairs to test for a fungal infection.	(Cultivaremos / cultivamos) algunos de los pelos de su mascota para evaluar para infecciones micóticas.
We (will culture / cultured) your pet's nail clipping to test for a fungal infection	(Cultivaremos / cultivamos) uñas cortadas de su mascota para evaluar para infecciones micóticas.
We should have results in approximately _____ days.	Deberemos tener los resultados en aproximadamente _____ días.
Impression Smear	*Cultivo por Impresión*
A small area of your pet's hair (will be / was) clipped.	Una área pequeña de pelo de su mascota (será / fue) cortada.
We (will gently press / gently pressed) a (glass slide / piece of tape) against the skin.	Con cuidado (presionaremos / presionamos) un (portaobjeto / pedazo de cinta adhesiva) contra la piel.
We (will look / looked) at it under a microscope.	Se (observará / observó) bajo el microscopio.

Continued

Box 9-7. Dermatologic procedures	Cuadro 9-7. Procedimientos dermatológicos

Microscopic Hair Examination

We (will gently take / gently took) a few of your pet's hairs.
We (will look / looked) at them under a microscope.

Otoscopic Exam

I (will look / looked) in your pet's ear(s) with a small instrument

An anesthetic (will be / was) placed in the ears to prevent discomfort.
Your pet (will be / was) anesthetized for this procedure.

Skin Biopsy

We (will take / took) a skin sample.
The sample (will be / was) sent to a laboratory for a diagnosis.
Your pet (will be / was) anesthetized.
We (will inject / injected) an anesthetic into the skin so that your pet (will / could) not feel the procedure.

Examen Microscópico del Pelo

Con cuidado (tomaremos / tomamos) algunos pelos de su mascota.
(Observaremos / observamos) los pelos bajo el microscopio.

Examen Otoscópico

(Examinaré / examine) (el/los) oído(s) de su mascota con un instrumento pequeño.
Un anestésico (será / fue) aplicado en los oídos para evitar incomodidades.
Su mascota (será / fue) anestesiada para este procedimiento.

Biopsia Cutánea

(Tomaremos / tomamos) una biopsia cutánea.
La muestra (será / fue) enviada al laboratorio para el diagnóstico.
Su mascota (será / fue) anestesiada.
(Inyectaremos / inyectamos) un anestésico en la piel, de tal manera que su mascota no (sentirá / sintió) nada durante el procedimiento.

The anesthetic will wear off in approximately _____ (minutes / hours).

El anestésico perderá su efecto en aproximadamente _____ (minutos / horas).

Your pet (will have / has) several (stitches / staples).

Su mascota (tendrá / tiene) varios (puntos de sutura / grapas).

These need to be removed in _____ days.

Estos necesitan removerse en _____ días.

Skin Scraping

Raspado de Piel

We (will gently scrape / gently scraped) your pet's skin to collect a skin sample.

Con cuidado (rasparemos / raspamos) la piel de su mascota para obtener una muestra de piel.

We (will scrape / scraped) the area with a dull scalpel blade.

(Rasparemos / raspamos) el área con una hoja de bisturí sin filo.

We (will look / looked) at the skin under a microscope.

(Observaremos / observamos) la piel bajo un microscopio.

A small amount of bleeding afterward is normal.

Es normal que haya un pequeño sangrado después de tomar la muestra.

Wood's Lamp Examination

Examen con Lámpara de Wood

A certain type of fungus may glow apple green under a special light.

Ciertos tipos de hongos brillan color verde manzana bajo una luz especial.

This glowing does not confirm a fungal infection.

Este brillo no confirma una infección micótica.

We (will perform / performed) a fungal culture of the hairs.

(Haremos / hicimos) un cultivo para hongos con los pelos.

Chapter 10
Bone and Joint Disorders

Capítulo 10
Alteraciones de los Huesos y las Articulaciones

JOINT DISORDERS
ALTERACIONES DE LAS ARTICULACIONES

General Questions / Statements
Preguntas / Aseveraciones Generales

When did you first notice this problem?
¿Cuándo usted notó este problema por primera vez?

Was your pet injured?
¿Se lastimó su mascota?

What happened?
¿Qué pasó?

Has this happened before?
¿Ha sucedido esto antes?

Does your pet take medicine?
¿Su mascota toma alguna medicina?

What is the name of the medicine?
¿Cuál es el nombre de la medicina?

What is the name of your pet's illness?
¿Cuál es el nombre de la enfermedad de su mascota?

Is your pet allergic to any medicines?
¿Su mascota es alérgica a alguna medicina?

Which one(s)?
¿Cuál(es)?

Has your pet ever had bone or joint surgery?
¿Alguna vez su mascota ha tenido cirugía ósea o articular?

When?
¿Cuándo?

What was the purpose of the surgery?
¿Cuál fue el propósito de la cirugía?

How old is your pet?
¿Qué edad tiene su mascota?

Do you have any questions?
¿Tiene alguna pregunta?

Coxofemoral Luxation
Luxación Coxofemoral

Your pet (has / may have) a dislocated hip joint.
Su mascota (tiene / podría tener) dislocada la articulación de la
    cadera.

The hip joint is similar to a ball and socket joint.
La articulación de la cadera es similar a la unión entre una bola
    y una cavidad mecánica.

**The head of the femur (the ball), is no longer in the
socket.**
La cabeza del fémur (la bola), ya no está en la cavidad.

Diagnostic Procedures
Procedimientos Diagnósticos

See Box A-2.
Vea el Cuadro A-2.

We (will take / took) x-rays.
(Tomaremos / tomamos) unas radiografías.

Treatment
Tratamiento

See Box A-3.
Vea el Cuadro A-3.

We (will anesthetize / anesthetized) your pet and (replace / replaced) the bone in the socket.
(Anestesiaremos / anestesiamos) a su mascota y le (reemplazaremos / reemplazamos) el hueso en la cavidad.

Surgery will be recommended if we cannot correct the dislocation manually.
Se recomendará cirugía si no podemos corregir la dislocación manualmente.

We were (able / unable) to correct the dislocation manually.
Fuimos (capaces / incapaces) de corregir manualmente la dislocación.

There is approximately a _____% chance of this recurring.
Hay aproximadamente un _____ % de posibilidad de que esto recurra.

Surgery is strongly recommended if this happens again.
Se recomienda fuertemente una cirugía si esto ocurre de nuevo.

Your pet must wear a (bandage / sling) for _____ days. (See Instructions for Home Care)
Su mascota debe usar un (vendaje / cabestrillo) por _____ días. *(Vea Instrucciones para Cuidado en Casa)*

Restrict your pet to leash-walks for _____ weeks.
Restrinja a su mascota a caminatas con correa por _____ semanas.

Mandibular Luxation
Luxación Mandibular

> **Your pet (has / may have) a dislocated (jaw bone / temporomandibular joint).**
> Su mascota (tiene / podría tener) una dislocación (del hueso mandibular / de la articulación temporomandibular).

> **We (will take / took) x-rays.**
> (Tomaremos / tomamos) unas radiografías.

> **The upper and lower jaw bones do not meet evenly.**
> Los huesos mandibulares superiores e inferiores no se encuentran nivelados.

> **This prevents your pet from closing the mouth appropriately.**
> Esto impide que su mascota cierre la boca adecuadamente.

Diagnostic Procedures
Procedimientos Diagnósticos

> **See Box A-2.**
> *Vea el Cuadro A-2.*

> **We (will take / took) x-rays.**
> (Tomaremos / tomamos) unas radiografías.

Treatment
Tratamiento

> **See Box A-3.**
> *Vea el Cuadro A-3.*

> **We (will anesthetize / anesthetized) your pet.**
> (Anestesiaremos / anestesiamos) a su mascota.

> **We were (able / unable) to correct the dislocation manually.**
> Fuimos (capaces / incapaces) de corregir la dislocación manualmente.

Your pet's mouth will be taped closed for approximately _____ weeks.
La boca de su mascota se cerrará con cinta por aproximadamente _____ semanas.

Your pet can be fed only soft food during this time.
Durante este tiempo su mascota sólo podrá ser alimentada con alimentos blandos.

Surgery is needed because we cannot correct the dislocation manually.
Se requiere cirugía porque no podemos corregir la dislocación manualmente.

We will refer you to a veterinary specialist.
Le referiremos a un veterinario especialista.

Scapulohumeral Joint Luxation
Luxación de la Articulación Escapulohumeral

Your pet (has / may have) a dislocated shoulder joint.
Su mascota (tiene / podría tener) dislocada la articulación del hombro.

Diagnostic Procedures
Procedimientos Diagnósticos

See Box A-2.
Vea el Cuadro A-2.

We (will take / took) x-rays.
(Tomaremos / tomamos) unas radiografías.

Treatment
Tratamiento

See Box A-3.
Vea el Cuadro A-3.

We (will anesthetize / anesthetized) your pet.
(Anestesiaremos / anestesiamos) a su mascota.

**We were (able / unable) to correct the dislocation
manually.**
Fuimos (capaces / incapaces) de corregir la dislocación
manualmente.

**Your pet must wear a (sling / splint) for _____ days.
(See Instructions for Home Care)**
Su mascota debe usar (un cabestrillo / una férula) por
_____ días. (Vea Instrucciones para Cuidado en Casa)

We will refer you to a veterinary specialist.
Le referiremos a un veterinario especialista.

JOINT DISEASE
ENFERMEDAD ARTICULAR

General Questions / Statements
Preguntas / Aseveraciones Generales

Your pet (has / may have) joint disease.
Su mascota (tiene / podría tener) una enfermedad articular.

**Please point to the (leg / joint / area) on your pet that
is painful.**
Por favor, señale (la pata / la articulación / el área) en su
mascota que está con dolor.

Have you observed swelling in any joints?
¿Usted ha observado hinchazón en alguna de las articulaciones?

Which one(s)?
¿Cuál(es)?

Has your pet ever suffered a traumatic injury?
¿Alguna vez su mascota ha sufrido una lesión traumática?

When?
¿Cuándo?

What happened?
¿Qué pasó?

Has your pet ever had bone or joint surgery?
¿Alguna vez su mascota ha tenido cirugía ósea o articular?

When?
¿Cuándo?

What was the purpose of the surgery?
¿Cuál fue el propósito de la cirugía?

Has your pet ever been diagnosed with arthritis?
¿Alguna vez su mascota ha sido diagnosticada con artritis?

When?
¿Cuándo?

Does your pet have more pain in the morning when (he / she) wakes up?
¿Su mascota tiene más dolor en la mañana cuando se despierta?

Does the pain seem to decrease after your pet becomes active?
¿El dolor parece disminuir después que su mascota empieza su actividad?

Diagnostic Procedures
Procedimientos Diagnósticos

See Box A-2.
Vea el Cuadro A-2.

I (will perform / performed) an orthopedic exam on your pet.
Le (haré / hice) un examen ortopédico a su mascota.

Each joint (will be / was) gently manipulated in order to locate the pain.
Cada articulación (será / fue) examinada con cuidado a fin de localizar el dolor.

Your pet appears to have pain in the _____ joint.
Parece que su mascota está adolorida en la articulación

_____.

We (will take / took) x-rays.
(Tomaremos / tomamos) unas radiografías.

The x-rays show no evidence, but your pet may have (degenerative / immune-mediated) joint disease.
Las radiografías no muestran evidencia, pero su mascota podría tener enfermedad articular (degenerativa / inmune).

The x-rays show signs of joint disease. *(See Box 10-1)*
Las radiografías muestran señales de enfermedad articular. *(Vea el Cuadro 10-1)*

Box 10-1. Causes of joint disease include:	Cuadro 10-1. Las causas de enfermedad articular incluyen:
• inflammation	inflamación
• infection	infección
• trauma	trauma
• immune-mediated	inmune
• aging	envejecimiento
• unknown causes	causas desconocidas

Immune-mediated joint disease is caused by the body's own immune system destroying its own cartilage.
La enfermedad articular inmune es causada porque el sistema inmune del cuerpo destruye su propio cartílago.

The cause is unknown.
La causa se desconoce.

We (will take / took) a blood sample.
(Tomaremos / tomamos) una muestra de sangre.

We (will take / took) a sample of your pet's joint fluid using a small needle.
(Tomaremos / tomamos) una muestra del líquido articular de su mascota usando una aguja fina.

The joint fluid will be analyzed.
El líquido articular será analizado.

We should have results in _____ days.
Deberíamos tener los resultados en _____ días.

Blood tests may tell us which kind of joint disease is present.
Los exámenes de sangre nos dirán qué clase de enfermedad articular está presente.

Treatment
Tratamiento

See Box A-3.
Vea el Cuadro A-3.

Decreasing your pet's weight may help decrease the pain.
El reducir el peso de su mascota podría ayudar a disminuir el dolor.

You can give your pet medicine at home.
Usted le puede dar medicina a su mascota en casa.

Do not allow your pet to exercise excessively.
No permita que su mascota se ejercite excesivamente.

Light to moderate daily exercise is recommended.
Se recomienda ejercicio diario de liviano a moderado.

There is no cure.
No hay cura.

Surgery is recommended.
Se recomienda cirugía.

Hip Dysplasia
Displasia de la Cadera

Your pet (has / may have) hip dysplasia.
Su mascota (tiene / podría tener) displasia de la cadera.

Hip dysplasia is a disease of the hip joint that causes abnormal mechanical wear and tear on the joint.
La displasia de la cadera es una enfermedad de la articulación de la cadera que causa un desgaste mecánico anormal y el deterioro en la articulación.

Has your pet suffered physical trauma?
¿Su mascota ha sufrido un trauma físico?

Has your pet ever had hip surgery?
¿Alguna vez su mascota ha tenido cirugía de la cadera?

When?
¿Cuándo?

Why?
¿Por qué?

Box 10-2. Signs of hip dysplasia include:	**Cuadro 10-2. Las señales de la displasia de la cadera incluyen:**
• lameness (continuous or intermittent) • difficulty using the back legs to stand up • reluctance to exercise	cojera (continua o intermitente) dificultad para pararse usando las patas traseras resistencia a hacer ejercicio

Diagnostic Procedures
Procedimientos Diagnósticos

See Box A-2.
Vea el Cuadro A-2.

We (will take / took) x-rays.
(Tomaremos / tomamos) unas radiografías.

Your pet (will be /was) (sedated / anesthetized) for these x-rays.
Su mascota (será / fue) (sedada / anestesiada) para estas radiografías.

The x-rays (show / show no) signs of hip dysplasia.
Las radiografías (muestran / no muestran) señales de displasia de la cadera.

Although the x-rays appear normal, based on your pet's history, clinical signs, age, and breed, a diagnosis of hip dysplasia is appropriate.
Aunque las radiografías parecen normales, en base a los antecedentes, las señales clínicas, la edad y la raza de su mascota, un diagnóstico de displasia de la cadera es apropiado.

Treatment
Tratamiento

See Box A-3.
Vea el Cuadro A-3.

In young dogs, rapid growth from excessive nutrition may lead to hip dysplasia.
En los perros jóvenes, un crecimiento rápido debido a la nutrición excesiva podría conducir a displasia de la cadera.

The bone grows faster than the surrounding, supportive muscles, tendons, and ligaments.
El hueso crece más rápido que los músculos de apoyo, los tendones y los ligamentos que le rodean.

This can be a painful condition that your pet may have for the rest of its life.
Esto puede ser una condición dolorosa que su mascota podría tener por el resto de su vida.

Being overweight places extra stress on the joints.
El estar sobrepeso pone estrés adicional sobre las articulaciones.

Your pet must lose weight.
Su mascota debe perder peso.

It is important to control the disease now as soon as possible because it will progress.
Es importante controlar la enfermedad ahora tan pronto como sea posible porque progresará.

You can give medicine at home to help slow down the progression of the disease.
Usted puede dar medicina en casa para ayudar a disminuir el avance de la enfermedad.

If your pet does not respond to medicine, surgery may be recommended.
Si su mascota no responde a la medicina, podemos recomendar cirugía.

Your pet is (not / no longer) responding to medicine.
Su mascota (no / ya no) responde a la medicina.

We will refer you to a veterinary specialist.
Le referiremos a un veterinario especialista.

Patellar Luxation
Luxación Rotular

Your pet (has / may have) luxating knee cap.
Su mascota (tiene / podría tener) luxación de la rótula (patela).

The knee cap(s) slide(s) in and out of the groove in which it normally rides.
Las rótulas se desliza dentro y fuera del surco en el cual se desliza normalmente.

Is the problem continuous or intermittent?
¿El problema es continuo o intermitente?

Diagnostic Procedures
Procedimientos Diagnósticos

See Box A-2.
Vea el Cuadro A-2.

I (will perform / performed) an orthopedic exam on your pet.
Le (haré / hice) un examen ortopédico a su mascota.

The joints (will be / were) gently bent and straightened.
Las articulaciones (serán / fueron) dobladas y estiradas suavemente.

The (right / left) knee cap moves abnormally.
La rótula (derecha / izquierda) se mueve anormalmente.

Both knee caps move abnormally.
Ambas rótulas se mueven anormalmente.

We (will take / took) x-rays.
(Tomaremos / tomamos) unas radiografías.

Your pet's knees (appear normal / show signs of degeneration).
Las rodillas de su mascota (parecen normales / muestran señales de degeneración).

Your can give your pet medicine.
Usted puede dar medicina a su mascota.

Surgery is recommended to correct this problem.
Se recomienda cirugía para corregir este problema.

Surgery may prevent deformity of the bones and cartilage damage as your pet ages.
La cirugía podría prevenir las deformidades de los huesos y daño al cartílago cuando su mascota envejezca.

We will refer you to a veterinary specialist.
Le referiremos a un veterinario especialista.

Box 10-3. Synovial fluid collection	Cuadro 10-3. Recolección de fluido sinovial
We (will take / have taken) a sample of your pet's joint fluid.	(Tomaremos / tomamos) una muestra del líquido articular de su mascota.
Analyzing the fluid may determine a diagnosis and appropriate treatment.	Al analizar el líquido, se podría determinar un diagnóstico y tratamiento apropiado.
Joint fluid lubricates joints and allows them to move smoothly.	El líquido articular lubrica las articulaciones y les permite moverse suavemente.
Synovial fluid contains nutrients for the cartilage within the joint.	El líquido sinovial contiene nutrientes para el cartílago dentro de la articulación.
Your pet will be (sedated / anesthetized) for this procedure.	Su mascota será (sedada / anestesiada) para este procedimiento.
The hair over the joint will be shaved.	Se afeitará el pelo sobre la articulación.
A small needle will be inserted into the joint to collect fluid.	Se insertará una aguja pequeña dentro de la articulación para recolectar el líquido.
Your pet's joint may be slightly sore temporarily.	La articulación de su mascota podría estar un poco adolorida temporalmente.

LAMENESS
COJERA

General Questions / Statements
Preguntas / Aseveraciones Generales

When did you first notice this problem?
¿Cuándo usted notó este problema por primera vez?

Was your pet injured?
¿Se lastimó su mascota?

What happened?
¿Qué pasó?

Has this happened before?
¿Ha sucedido esto antes?

Does your pet take medicine?
¿Su mascota toma alguna medicina?

What is the name of the medicine?
¿Cuál es el nombre de la medicina?

What is the name of your pet's medical condition?
¿Cuál es el nombre de la enfermedad de su mascota?

Has your pet ever had surgery?
¿Alguna vez su mascota ha tenido cirugía?

When?
¿Cuándo?

Why?
¿Por qué?

Is your pet allergic to any medicines?
¿Su mascota es alérgica a alguna medicina?

Which one(s)?
¿Cuál(es)?

How old is your pet?
¿Qué edad tiene su mascota?

Is the lameness getting worse?
¿Está empeorando la cojera?

Please point to the leg that seems painful.
Por favor, señale la pata que parece dolorosa.

Diagnostic Procedures
Procedimientos Diagnósticos

See Box A-2.
Vea el Cuadro A-2.

I (will perform / performed) an orthopedic exam by gently examining the bones and joints. *(See Box 10-4)*
(Haré / hice) un examen ortopédico examinando cuidadosamente los huesos y las articulaciones. *(Vea Cuadro 10-4)*

The orthopedic exam is normal.
El examen ortopédico es normal.

Box 10-4. Location of pain	Cuadro 10-4. Localización del dolor
Your pet appears to have pain in the:	Su mascota parece tener dolor en:
• right front (leg / paw)	la (pata / garra) delantera derecha
• right rear (leg / paw)	la (pata / garra) posterior derecha
• left front (leg / paw)	la (pata / garra) delantera izquierda
• left rear (leg / paw)	la (pata / garra) posterior izquierda
• right (shoulder / elbow / wrist / hip / knee / ankle)	(el hombro / el codo / la muñeca / la cadera / la rodilla / el tobillo) derecho(a)
• left (shoulder / elbow / wrist / hip / knee / ankle)	(el hombro / el codo / la muñeca / la cadera / la rodilla / el tobillo) izquierdo(a)
• back	la espalda
• neck	el cuello

NEUROLOGIC DISORDERS
DESORDENES NEUROLÓGICOS

General Questions / Statements
Preguntas / Aseveraciones Generales

When did you first notice this problem?
¿Cuándo usted notó este problema por primera vez?

Was your pet injured?
¿Se lastimó su mascota?

What happened?
¿Qué pasó?

Has this happened before?
¿Ha sucedido esto antes?

Does your pet take medicine?
¿Su mascota toma alguna medicina?

What is the name of the medicine?
¿Cuál es el nombre de la medicina?

What is the name of your pet's illness?
¿Cuál es el nombre de la enfermedad de su mascota?

We (may) need to change the medicine.
(Podríamos necesitar / necesitamos) cambiar la medicina.

We (may) need to change the dosage.
(Podríamos necesitar / necesitamos) cambiar la dosis.

Is your pet allergic to any medicines?
¿Su mascota es alérgica a alguna(s) medicina(s)?

Which one(s)?
¿Cuál(es)?

Could your pet have swallowed poison?
¿Podría ser posible que su mascota haya tragado algún veneno?

Has your pet eaten anything from the garbage?
¿Su mascota ha comido algo de la basura?

How old is your pet?
¿Qué edad tiene su mascota?

Head Tilt
Inclinación de la Cabeza

Head tilting has many causes including (infections / cancer / trauma / nutritional deficiency).
La inclinación de la cabeza tiene muchas causas incluyendo (infecciones / cáncer / trauma / deficiencia nutricional).

The cause is often unknown.
La causa frecuentemente se desconoce.

Do you give your pet ear medicine?
¿Usted le da a su mascota medicina para el oído?

What is the name of it?
¿Cuál es el nombre de la medicina?

How long have you been giving it?
¿Hace cuánto tiempo se la ha estado dando?

Did this start suddenly?
¿Esto comenzó súbitamente?

Is your pet vomiting?
¿Su mascota está vomitando?

Is your pet's appetite increased or decreased?
¿El apetito de su mascota ha aumentado o disminuido?

Diagnostic Procedures
Procedimientos Diagnósticos

See Box A-2.
Vea el Cuadro A-2.

I (will perform / performed) a neurological exam.
(Haré / hice) un examen neurológico.

I (will examine / examined) your pet's ears.
(Examinaré / examiné) los oídos de su mascota.

We (will take / took) x-rays.
(Tomaremos / tomamos) unas radiografías.

A (CT scan / MRI / CSF tap) is recommended.
Se recomienda una (tomografía computarizada / toma de
   imágenes por resonancia magnética / toma de líquido
   cerebroespinal).

We will refer you to a veterinary specialist.
Le referiremos a un veterinario especialista.

Treatment
Tratamiento

See Box A-3.
Vea el Cuadro A-3.

Your pet needs strict cage rest for _____ days.
Su mascota requiere de descanso estricto en una jaula por
   _____ días.

The head tilt should disappear during this time.
La inclinación de la cabeza debería desaparecer durante este
   tiempo.

If not, more testing is needed.
Si no, serán necesarias más pruebas.

You can give medicine to help decrease vomiting.
Usted le puede dar medicina para ayudar a que los vómitos
disminuyan.

Horner's Syndrome
Síndrome de Horner

Your pet (has / may have) Horner's Syndrome.
Su mascota (tiene / puede tener) el Síndrome de Horner.

Some nerves to the eye have been damaged.
Algunos nervios del ojo han sido dañados.

**There are many causes including: (ear infections /
trauma / tumors / disk disease)**
Hay muchas causas incluyendo: (infecciones de oído / trauma /
tumores / enfermedad de los discos).

The cause is almost never discovered.
La causa casi nunca se puede descubrir.

**Has your pet recently suffered a traumatic event such
as a fall or bite?**
¿Su mascota ha sufrido algún evento traumático recientemente
como una caída o una mordida?

How old is your pet?
¿Qué edad tiene su mascota?

Diagnostic Procedures
Procedimientos Diagnósticos

I (will perform / performed) an eye exam.
(Haré / hice) un examen ocular.

I (will examine / examined) the ears.
(Examinaré / examiné) los oídos.

We (will take / took) x-rays.
(Tomaremos / tomamos) unas radiografías.

Your pet should have a CSF tap done to examine fluid around the brain and spinal cord. We will recommend a veterinary specialist.
Su mascota deberá ser sometida a una toma de líquido cerebroespinal para examinar el líquido alrededor del cerebro y la médula espinal. Le recomendaremos a un veterinario especialista.

Treatment
Tratamiento

Treatment depends on the cause.
El tratamiento depende de la causa.

This disease often resolves without treatment.
La enfermedad normalmente se cura sin tratamiento.

Seizures
Convulsiones

Your pet (had / may have had / is having) a seizure.
Su mascota (tuvo / pudo haber tenido / está teniendo) una convulsión.

This means that nerves in a part of the brain are abnormally overactive.
Esto significa que los nervios en alguna parte del cerebro están anormalmente sobreactivos.

There are many causes of seizures.
Hay muchas causas asociadas con convulsiones.

Has your pet suffered trauma recently?
¿Su mascota ha sufrido algún trauma recientemente?

Could your pet have ingested any poisons recently?
¿Podría ser posible que su mascota haya ingerido algún veneno recientemente?

Approximately how long did the episode last?
¿Aproximadamente cuánto tiempo duró el episodio?

Describe any unusual behavior before and after the seizure.
Describa cualquier comportamiento anormal antes y después de la convulsión.

How long did this unusual behavior last?
¿Cuánto tiempo duró este comportamiento anormal?

Has your pet ever had an episode like this before?
¿Su mascota ha tenido algún episodio convulsivo como éste anteriormente?

When?
¿Cuándo?

How often does your pet have these episodes?
¿Cuán frecuentemente su mascota tiene estos episodios?

How long do they generally last?
¿Cuánto tiempo duran las convulsiones normalmente?

Does your pet take anticonvulsant (antiseizure) medicine?
¿Su mascota está tomando alguna medicina anticonvulsiva?

What is the name of it?
¿Cuál es su nombre?

Box 11-1. Causes of seizures	**Cuadro 11-1. Causas de convulsiones**
• brain tumors	tumores cerebrales
• infections	infecciones
• malformations of the brain (usually present at birth)	malformaciones del cerebro (generalmente presentes desde el nacimiento)
• metabolic diseases	enfermedades metabólicas
• poisons	venenos
• stress	estrés
• trauma / lesions	trauma / lesiones
• unknown	desconocidas

Diagnostic Procedures
Procedimientos Diagnósticos

See Box A-2.
Vea el Cuadro A-2.

We (will take / took) a blood sample.
(Tomaremos / tomamos) una muestra de sangre.

We (will send / sent) the blood off to measure the level of the medicine in the blood.
(Enviaremos / enviamos) la sangre al laboratorio para medir los niveles de la medicina en la sangre.

We (will take / took) x-rays.
(Tomaremos / tomamos) unas radiografías.

A (CT scan / MRI / CSF tap) is recommended.
Se recomienda una (tomografía computarizada / toma de imágenes por resonancia magnética / toma de líquido cerebroespinal).

We will refer you to a veterinary specialist.
Le referiremos a un veterinario especialista.

Treatment
Tratamiento

See Box A-3.
Vea el Cuadro A-3.

Your pet needs to be hospitalized.
Su mascota necesita ser hospitalizada.

We are giving your pet medicine to control seizures.
Le estamos dando medicina a su mascota para el control de las convulsiones.

The dosage of antiseizure medicine must be changed.
La dosis de la medicina anticonvulsiva debe cambiarse.

The medicine needs to be changed.
La medicina necesita cambiarse.

Treatment of the First Seizure Episode
Tratamiento del Primer Episodio de Ataque Convulsivo

In the future, record every episode that you witness on a calendar. Record how long it lasts.
En el futuro, anote en un calendario cada episodio convulsivo que usted vea. Incluya el tiempo de duración.

Record any unusual activity in the environment (visitors, birthday party, doorbell ringing, etc).
Anote cualquier actividad inusual en el ambiente (visitas, fiestas de cumpleaños, timbre de la puerta, etcetera.).

Describe any unusual behavior before or after the seizure and duration.
Describa cualquier actividad inusual en el ambiente antes o después de cada episodio convulsivo y su duración.

This may be an isolated event, so I do not recommend starting medicine.
Éste puede ser un evento aislado, así que no puedo recomendar iniciar la medicina.

Sudden Acquired Retinal Degeneration (SARD)
Degeneración Retinal Adquirida Súbita (DRAS)

Your pet (has / may have) SARDS.
Su mascota (tiene / puede tener) DRAS.

This is a disease of the retina (the back part of the eye made of nerves).
Ésta es una enfermedad de la retina (la región posterior del ojo compuesta por nervios).

The cause is not known.
La causa se desconoce.

This disease causes sudden blindness.
Esta enfermedad causa ceguera súbita.

When did you first notice the problem?
¿Cuándo usted notó este problema por primera vez?

How old is your pet?
¿Qué edad tiene su mascota?

Diagnostic Procedures
Procedimientos Diagnósticos

See Box A-2.
Vea el Cuadro A-2.

We (will take / took) a blood sample.
(Tomaremos / tomamos) una muestra de sangre.

We (will perform / performed) a fundic exam.
(Haremos / hicimos) un examen fúndico.

Your pet needs to be seen by a veterinary specialist.
Su mascota necesita ser atendida por un veterinario
especialista.

Treatment
Tratamiento

There is no treatment for this disease.
No hay tratamiento para esta enfermedad.

SPINAL CORD DISEASE
ENFERMEDAD DE LA MÉDULA ESPINAL

General Questions / Statements
Preguntas / Aseveraciones Generales

When did you first notice this problem?
¿Cuándo usted notó este problema por primera vez?

Did this happen suddenly?
¿Esto sucedió súbitamente?

Was your pet injured?
¿Se lastimó su mascota?

What happened?
¿Qué pasó?

Has this happened before?
¿Ha sucedido esto antes?

Does your pet take medicine?
¿Su mascota toma alguna medicina?

What is the name of the medicine?
¿Cuál es el nombre de la medicina?

What is the name of your pet's illness?
¿Cuál es el nombre de la enfermedad de su mascota?

Is your pet allergic to any medicines?
¿Su mascota es alérgica a alguna medicina?

Which one(s)?
¿Cuál(es)?

Intervertebral Disk Disease
Enfermedad del Disco Intervertebral

Your pet (has / may have) intervertebral disk disease.
Su mascota (tiene / puede tener) enfermedad del disco intervertebral.

The disk is the material between the vertebrae.
El disco es el material entre las vértebras de la columna.

This material (is / may be) damaged.
Este material (está / puede estar) dañado.

As a result, your pet's spinal cord may be injured.
Como resultado, la médula espinal de su mascota puede estar lesionada.

Questions Regarding Intervertebral Disk Disease
Preguntas Relacionadas con la Enfermedad del Disco Intervertebral

When did you first notice the problem?
¿Cuándo usted notó el problema por primera vez?

Has the problem been getting progressively worse?
¿El problema se ha empeorado progresivamente?

Has your pet's problem occurred suddenly?
¿El problema de su mascota ocurrió súbitamente?

Has your pet suffered trauma recently (hit by a car / falling)?
¿Su mascota ha sufrido algún trauma (choque con un automóvil / caída) recientemente?

Have you given your pet any medicine today?
¿Le ha dado a su mascota alguna medicina hoy?

What is the name of the medicine?
¿Cuál es el nombre de la medicina?

Box 11-2. Signs of spinal cord injury include:	Cuadro 11-2. Las señales del daño a la médula espinal incluyen:
• inability to walk • dragging one or more legs • weakness • decreased ability to urinate or defecate • paralysis of leg(s) or tail	inhabilidad para caminar arrastrar una o más patas debilidad habilidad reducida para orinar y defecar parálisis de la(s) pata(s) o de la cola

Diagnostic Procedures
Procedimientos Diagnósticos

See Box A-2.
Vea el Cuadro A-2.

I will perform a neurologic exam.
Haré un examen neurológico.

The neurologic exam helps to locate the site of the injury.
El examen neurológico ayuda a localizar la lesión.

We (will take / took) x-rays.
(Tomaremos / tomamos) unas radiografías.

Your pet (needs / may need) a CSF tap to examine the fluid around the spinal cord and brain.
Su mascota (necesita / puede necesitar) una toma del líquido cerebroespinal para examinar el líquido alrededor de la médula espinal y del cerebro.

Your pet requires a myelogram to further assess the damage to the spinal cord.
Su mascota requiere un mielograma para evaluar mejor el daño de la médula espinal.

Treatment
Tratamiento

See Box A-3.
Vea el Cuadro A-3.

Your pet needs surgery as soon as possible.
Su mascota necesita cirugía lo antes posible.

If surgery is postponed, your pet may completely lose the ability to walk.
Si se pospone la cirugía, su mascota puede perder completamente la habilidad para caminar.

We will refer you to a veterinary specialist.
Le referiremos a un veterinario especialista.

Surgery is not recommended at this time; however, medical management is important.
La cirugía no es recomendada por el momento, sin embargo el tratamiento médico es muy importante.

For the next _____ weeks, your pet must (have strict cage rest / be allowed to walk only on a leash / not be allowed to go up and down steps / not be allowed to jump on or off of furniture).
Durante las próximas _____ semanas, su mascota (deberá tener descanso estricto en una jaula / se le deberá permitir caminar solamente con la correa puesta / no deberá subir y bajar escalones / no deberá brincar en los muebles).

The damage is deep in the spinal cord.
El daño es profundo en la médula espinal.

Surgery will not help at this point.
La cirugía no ayudará en este punto.

Fibrocartilaginous Embolism (FCE)
Embolismo Fibrocartilaginoso (EFC)

Your pet (has / may have) a fibrocartilaginous embolism (FCE).
Su mascota (tiene / puede tener) un embolismo fibrocartilaginoso (EFC).

The blood supply to a part of the spinal cord has been cut off.
El flujo de la sangre que irriga una parte de la médula espinal ha sido obstruido.

The exact cause is not known.
La causa exacta no se conoce.

When did you first notice this problem?
¿Cuándo usted notó este problema por primera vez?

Did the problem develop suddenly?
¿El problema se desarrolló súbitamente?

When?
¿Cuándo?

What happened?
¿Qué pasó?

Diagnostic Procedures
Procedimientos Diagnósticos

> **See Box A-2.**
> *Vea el Cuadro A-2.*
>
> **I (will perform / performed) a neurologic exam.**
> (Haré / hice) un examen neurológico.
>
> **We (will take / took) x-rays.**
> (Tomaremos / tomamos) unas radiografías.
>
> **The x-rays are (normal / abnormal).**
> Los resultados de las radiografías son (normales / anormales).
>
> **Your pet needs other radiology tests.**
> Su mascota necesita otros estudios radiológicos.
>
> **Your pet needs a CSF tap to examine the fluid around the spinal cord and brain.**
> Su mascota necesita una toma del líquido cerebroespinal para examinar el líquido alrededor de la médula espinal y del cerebro.

Treatment
Tratamiento

> **See Box A-3.**
> *Vea el Cuadro A-3.*
>
> **Your pet must have strict cage rest for _____ weeks.**
> Su mascota necesita tener descanso estricto en una jaula por _____ semanas.

You can give medicine at home.
Usted le puede dar medicina a su mascota en casa.

Do not give medicine.
No le de ninguna medicina.

We will refer you to a veterinary specialist.
Le referiremos a un veterinario especialista.

CEREBROSPINAL FLUID ANALYSIS
ANÁLISIS DE LÍQUIDO CEREBROESPINAL

Box 11-3. Cerebrospinal fluid analysis	Cuadro 11-3. Análisis de líquido cerebroespinal
We (will perform / performed) a cerebrospinal fluid analysis.	Nosotros (haremos / hicimos) un análisis del líquido cerebroespinal.
Cerebrospinal fluid surrounds and nourishes the spinal cord and brain.	El líquido cerebroespinal rodea y nutre la médula espinal y el cerebro.
Changes in this fluid may help us determine appropriate treatment.	Los cambios en este líquido pueden ayudarnos a determinar un tratamiento apropiado.
Your pet (will be / was) anesthetized for this procedure.	Su mascota (será / fue) anestesiada durante este procedimiento.
A needle (will be / was) used to carefully draw a small amount of this fluid.	Una aguja (será / fue) usada para extraer cuidadosamente una muestra pequeña de este líquido.
We should have results in _____ days.	Deberíamos tener los resultados en _____ días.

GENERAL QUESTIONS / STATEMENTS
PREGUNTAS / ASEVERACIONES GENERALES

When did you first notice this problem?
¿Cuándo usted notó el problema por primera vez?

Was your pet injured?
¿Se lastimó su mascota?

What happened?
¿Qué pasó?

Has this happened before?
¿Ha sucedido esto antes?

Does your pet take medicine?
¿Su mascota está tomando alguna medicina?

What is the name of the medicine?
¿Cuál es el nombre de la medicina?

What is the name of your pet's illness?
¿Cuál es el nombre de la enfermedad de su mascota?

Is your pet allergic to any medicine?
¿Su mascota es alérgica a alguna medicina?

Which one(s)?
¿Cuál(es)?

When did your pet eat last?
¿Cuándo fue la última vez que su mascota comió?

When did your pet drink water last?
¿Cuándo fue la última vez que su mascota bebió agua?

We (took / need to take) x-rays of your pet.
(Tomamos / necesitamos tomar) unas radiografías de su
    mascota.

How old is your pet?
¿Qué edad tiene su mascota?

Is your pet pregnant?
¿Su mascota está preñada?

Has your pet ever had surgery before?
¿Su mascota ha tenido alguna cirugía antes?

Why?
¿Por qué?

When?
¿Cuándo?

INSTRUCTIONS FOR CARE AFTER SURGERY
INSTRUCCIONES PARA EL CUIDADO DESPUÉS
DE LA CIRUGÍA

**Your pet will be hospitalized for approximately
    _____ days.**
Su mascota será hospitalizada por aproximadamente _____
    días.

**After surgery, your pet (may / will) need to take
    medication for approximately _____ (days / weeks /
    indefinitely).**
Después de la cirugía, su mascota (puede necesitar / necesitará)
    tomar medicinas por aproximadamente _____ (días /
    semanas / indefinidamente).

After surgery, your pet will need to wear a (cast / bandage / sling) for approximately _____ (days / weeks). *(See Instructions for Home Care)*
Después de la cirugía, su mascota necesitará (un yeso / un vendaje / un cabestrillo) por aproximadamente _____ (días / semanas). *(Vea las Instrucciones para el Cuidado en Casa)*

You will need to return every _____ week(s) to have x-rays taken.
Usted necesitará regresar cada _____ semana(s) para tomar radiografías.

After surgery, your pet will be strictly limited to leash-walking for_____ weeks.
Después de la cirugía, su mascota será limitada estrictamente a caminar con la correa por _____ semanas.

After surgery, your pet will have (sutures / staples) in the skin.
Después de la cirugía su mascota tendrá (suturas / grapas) en la piel.

We will remove the (sutures / staples) in approximately _____ (days / weeks).
Le quitaremos las (suturas / grapas) en aproximadamente _____ (días / semanas).

We will provide instructions for you to follow at home.
Le proveeremos instrucciones para que las siga en casa.

The prognosis is _____ for returning to functional activity. *(See Prognoses)*
El pronóstico es _____ para regresar a la actividad funcional. *(Vea Pronósticos)*

We will recommend a veterinary specialist.
Le recomendaremos a un veterinario especialista.

Do you have any questions?
¿Tiene alguna pregunta?

ORTHOPEDIC SURGERY
CIRUGÍA ORTOPÉDICA

Cranial Cruciate Ligament Repair
Reparación del Ligamento Craneal Cruzado

Has this problem been occurring off and on for a while?
¿Este problema ha estado ocurriendo de vez en cuando por
algún tiempo?

**The prognosis is _____ for returning to functional
activity.** *(See Prognoses)*
El pronóstico es _____ para regresar a la actividad
funcional. *(Vea Pronósticos)*

**Have you ever heard a "popping" sound when your pet
walks?**
¿Alguna vez ha escuchado un sonido de "chasquido" cuando su
mascota camina?

**I will perform an orthopedic exam of your pet's leg by
gently moving the bones and muscles.**
Haré un examen ortopédico de la pata de su mascota
moviendo los huesos y los músculos suavemente.

We (will take / took) x-rays.
(Tomaremos / tomamos) unas radiografías.

**Your pet (has / may have) a torn cranial cruciate
ligament.**
Su mascota (tiene / puede tener) un ligamento craneal cruzado
desgarrado.

This ligament helps to stabilize the knee joint.
Este ligamento ayuda a estabilizar la articulación de la rodilla.

I will perform a cranial drawer test. *(See Box 12-1)*
Haré la prueba de cajón para el ligamento craneal. *(Vea el
Cuadro 12-1)*

The cranial drawer test is (positive / negative).
La prueba de cajón para el ligamento craneal es (positiva /
negativa).

This result helps to confirm that the cranial cruciate ligament is injured.
Este resultado ayuda a confirmar que el ligamento craneal cruzado está lesionado.

The meniscus is a cartilage that may be injured along with the cranial cruciate ligament.
El menisco es un cartílago que puede lesionarse a la misma vez que el ligamento craneal cruzado.

Surgery (will be / has been) performed to stabilize the joint.
Se (hará / hizo) una cirugía para estabilizar la articulación.

There is a good chance that the opposite knee will be similarly injured within _____ years.
Existe una gran posibilidad de que la rodilla opuesta sea afectada en forma similar dentro de aproximadamente _____ años.

Box 12-1. Cranial drawer test	Cuadro 12-1. Prueba de cajón craneal
The cranial drawer test helps to diagnose a torn cranial cruciate ligament.	La prueba del cajón craneal ayuda a diagnosticar un ligamento craneal cruzado desgarrado.
Your pet (will be / has been) (sedated / anesthetized) in order to relieve any tension on the joint.	Su mascota (será / ha sido) (sedada / anestesiada) para relajar cualquier tensión en la articulación.
I will try to move your pet's knee in a specific direction while the muscles are relaxed.	Trataré de mover la rodilla en una dirección específica mientras los músculos están relajados.
If this movement is possible, then the cranial cruciate ligament is torn.	Si este movimiento es posible, entonces el ligamento craneal cruzado está desgarrado.

Declaw
Excisión de las Garras

Do you intend to keep your cat (indoors / outdoors)?
¿Usted pretende mantener a su gato (dentro de la casa / afuera de la casa)?

Outdoor cats need their claws to protect themselves in the environment.
Los gatos que viven afuera de la casa necesitan sus garras para defenderse.

Declawing prevents indoor cats from scratching furniture and people.
La excisión de las garras previene que los gatos que viven dentro de la casa rasguñen los muebles y las personas.

Declawing should ideally be performed before one year of age.
Idealmente, la excisión de las garras debe realizarse antes del primer año de edad.

Your pet (can / will) be declawed when (he / she) is neutered.
Su mascota (puede ser / será) operada para extirpar las garras cuando sea esterilizada.

After surgery, your pet's paws will be bandaged for about one day.
Después de la cirugía, las patas de su mascota serán vendadas por un día.

The paws may bleed slightly.
Las patas pueden sangrar ligeramente.

Replace litter with shredded paper towels or newspapers for _____ (days / weeks) while the paws heal.
Cambie la arena sanitaria con tiras de toallas de papel o de papel periódico por _____ (días / semanas) mientras que las heridas sanan.

Femoral Head and Neck Excision
Excisión del Cuello y la Cabeza del Fémur

The head or "ball" of the long bone (femur) will be removed.
Se removerá la cabeza o bola del hueso largo de la pierna (fémur).

The tissues around the joint strengthen over time to support the joint.
Los tejidos alrededor de la articulación se fortalecen con el tiempo para darle apoyo a la articulación.

The pain currently caused by the bones rubbing together will be completely eliminated.
El dolor actual causado por el roce de los huesos será eliminado completamente.

This is the least expensive procedure that can be performed for your pet's condition. Small animals have a more favorable prognosis.
Éste es el procedimiento más barato que se puede hacer para mejorar la condición de su mascota. Los animales pequeños tienen un mejor pronóstico.

Because your pet is a large breed (and overweight), the prognosis is fair.
Porque su mascota es de una raza grande (y en sobrepeso), el pronóstico es reservado.

Fracture Repair
Reparación de Fracturas

Your pet (has / may have) a broken bone.
Su mascota (tiene / puede tener) un hueso roto.

We (will take / have taken) x-rays.
(Tomaremos / tomamos) unas radiografías.

I will show you the broken bone(s) on the x-rays.
Le voy a enseñar (el / los) hueso(s) roto(s) en las radiografías.

We (can place / have placed) a cast on the leg.
(Podemos colocar / hemos colocado) un yeso en la pata.

Your pet needs surgery to repair the broken bone(s).
Su mascota necesita cirugía para reparar (el / los) hueso(s) roto(s).

There are many procedures that can be used to repair broken bones.
Hay muchos procedimientos que se pueden usar para reparar los huesos rotos.

Box 12-2. Devices used to repair broken bones	**Cuadro 12-2. Materiales usados para reparar los huesos rotos**
Your pet (may / will) need a(n):	Su mascota (puede necesitar / necesitará) de:
• external fixation device	un aparato de fijación externa
• pin	un clavo
• wires wrapped snuggly around the bone	alambres enrollados fuertemente alrededor del hueso
• metal plate(s)	placa(s) metálicas
• screw(s)	tornillo(s)
• bone graft taken from another bone	injerto de hueso extraído de otro hueso
Your pet may require more than one method in order to stabilize the bone(s).	Su mascota requerirá más de un método de reducción para estabilizar (el / los) hueso(s).
The _____ will remain in place for the rest of your pet's life.	(El / la) _____ permanecerá en su lugar por el resto de la vida de su mascota.
The _____ may be removed eventually, depending on how well the fracture heals.	(El / la) _____ eventualmente puede ser removid(o/a), dependiendo en que tan bien sana la fractura.

Patellar Luxation
Luxación Rotular

Your pet (has / may have) a patellar luxation.
Su mascota (tiene / puede tener) una luxación rotular.

Is the problem (constant / intermittent)?
¿El problema es (constante / intermitente)?

I will gently examine your pet's leg(s).
Yo voy a examinar suavemente la(s) pata(s) de su mascota.

The knee cap shifts out of the groove in which it normally glides.
La rótula se sale del surco en el cual se desplaza normalmente.

Both knees are affected.
Las dos rodillas están afectadas.

Over time, this can cause degenerative changes in the joint.
Con el tiempo, esto puede causar cambios degenerativos en la articulación.

Medical Management
Manejo Médico

You can give your pet medicine at home.
Usted le puede dar medicina a su mascota en casa.

The disease will probably progress.
Es posible que la enfermedad progrese.

Surgery
Cirugía

Surgery is recommended.
Se recomienda cirugía.

Surgery involves reinforcing the correct positioning of the kneecap.
La cirugía consiste de reforzar la posición correcta de la rótula.

After surgery, your pet will wear a soft, padded bandage for _____ days and be restricted to leash-walking for _____ weeks.
Después de la cirugía, su mascota usará un vendaje suave y acolchonado por _____ días y será restringida a caminar solamente con la correa por _____ semanas.

Your pet may be given medicine after surgery to control pain and inflammation.
Se le puede dar medicina a su mascota después de la cirugía para controlar el dolor y la inflamación.

The prognosis is good for return to functional activity.
El pronóstico es bueno para un regreso a la actividad funcional.

We will recommend a veterinary specialist.
Le recomendaremos a un veterinario especialista.

Triple Pelvic Osteotomy
Osteotomía Pélvica Triple

Your pet (has / may have) hip dysplasia.
Su mascota (tiene / puede tener) displasia de la cadera.

The bones in the hip joint can degenerate over time.
Los huesos de la articulación de la cadera pueden degenerarse con el tiempo.

Your pet may benefit from a surgery called triple pelvic osteotomy.
Su mascota puede beneficiarse de un procedimiento quirúrgico llamado osteotomía pélvica triple.

This surgery stops or slows down the progression of degeneration.
Esta cirugía detiene o reduce el avance de la degeneración.

I will recommend a surgical specialist.
Le recomendaré a un cirujano especialista.

Total Hip Replacement
Reemplazo Total de la Cadera

Your pet (has / may have) hip dysplasia.
Su mascota (tiene / puede tener) displasia de la cadera.

The bones of the hip joint are degenerating.
Los huesos de la cadera se están degenerando.

Medical management of your pet's hip dysplasia is no longer effective.
El manejo médico de la displasia de la cadera de su mascota ya no es efectivo.

A total hip replacement surgery is recommended.
Se recomienda una cirugía de reemplazo total de la cadera.

This procedure is similar to the surgery performed on humans.
Este procedimiento es similar a la cirugía que se realiza en humanos.

I will recommend a surgical specialist.
Le recomendaré a un cirujano especialista.

SOFT TISSUE SURGERY
CIRUGÍA DE TEJIDOS BLANDOS

Anastamosis and Resection
Anastomosis y Resección

An anastomosis and resection surgery (may be needed / was performed).
(Puede ser necesaria / se llevó a cabo) una cirugía de anastomosis y resección.

The affected part of the intestines (will be / may need to be / was) removed.
La parte afectada del intestino (será / puede necesitar ser / fue) removida.

The two ends of the healthy part of the intestines (will be / were) sutured together.

Los dos extremos de la parte sana de los intestinos (serán / fueron) unidos con suturas.

Most pets do well if only a small part of the intestine is removed.

La mayoría de las mascotas se recuperan si sólo se remueve un segmento pequeño de intestino.

After surgery, your pet will get nothing by mouth for approximately _____ (hours / days). The gut will be healing.

Después de la cirugía, su mascota no podrá ser alimentada por boca por aproximadamente _____ (horas / días). El intestino estará sanándose.

Then, your pet can eat bland, easily digested food for approximately _____ days.

Después, su mascota puede comer alimentos blandos y fáciles de digerir por aproximadamente _____ días.

Eventually, your pet should be able to eat (his / her) regular diet.

Eventualmente, su mascota debería ser capaz de comer su dieta regular.

Castration
Castración

Do you intend to breed your pet?

¿Usted pretende aparear a su mascota?

It is recommended that your pet be castrated in order to: *(See Box 12-3)*

Se recomienda que su mascota sea castrada para: *(Vea el Cuadro 12-3)*

Box 12-3. Reasons to have pets castrated	Cuadro 12-3. Razones para castrar a las mascotas
• prevent cancer of the testicles and mammary gland	prevenir el cáncer testicular y de la glándula mamaria
• prevent the release of hormones that can cause medical problems	prevenir la liberación de hormonas que pueden causar problemas médicos
• prevent prostate diseases	prevenir enfermedades de la próstata
• reduce male aggressiveness, roaming, and urine marking	reducir la agresividad del macho, el vagabundeo y la demarcación con orina
• decrease overpopulation	disminuir la sobrepoblación

After surgery, replace your cat's litter with shredded paper towels or newspaper (until the incision heals / for approximately _____ days).

Después de la cirugía, reemplace la arena sanitaria de su mascota con tiras de toallas de papel o de papel periódico (hasta que la herida sane / por aproximadamente _____ días).

Your pet should be able to go home _____.

Su mascota podrá regresar a casa _____.

Your pet should be able to go home (today / tomorrow).

Su mascota podrá regresar a casa (hoy / mañana).

Cesarean Section
Operación Cesárea

When is your pet due to give birth?

¿Cuándo será el parto de su mascota?

Has your pet given birth before?
¿Su mascota ha parido antes?

Did she have trouble giving birth previously?
¿Su mascota tuvo problemas al parir antes?

What happened?
¿Qué pasó?

Did she have surgery to remove the babies?
¿Ella tuvo cirugía para remover las crías?

How many babies did she have?
¿Cuántas crías tuvo?

Were they all born alive?
¿Nacieron todas las crías vivas?

We (will take / took) x-rays of your pet.
(Tomaremos / tomamos) unas radiografías de su mascota.

I can see (approximately) _____ fetuses on the x-rays.
Puedo ver (aproximadamente) _____ fetos en las radiografías.

I don't know if they are all still alive.
No sé si todavía están todos con vida.

Your pet needs surgery in order to remove the babies. *(See Box 12-4)*
Su mascota necesita cirugía para extraer a las crías. *(Vea el Cuadro 12-4)*

An incision (will be / was) made in the uterus in order to remove the babies.
Se (hará / hizo) una incisión en el útero para remover las crías.

Do you intend to breed your pet again?
¿Usted pretende aparear a su mascota otra vez?

Box 12-4. Reasons for performing a cesarean section	Cuadro 12-4. Razones para hacer una operación cesárea
• the fetus(es) (is / are) too large to fit through the birth canal • inability to have contractions • the fetus(es) are positioned abnormally in the uterus	(el / los) feto(s) (es / son) muy grande(s) para pasar por el canal pélvico inhabilidad para tener contracciones (el / los) feto(s) está(n) posicionado(s) anormalmente en el útero

It is not recommended that you breed your pet again.
No se recomienda que su mascota sea apareada otra vez.

This problem can happen again.
Este problema puede suceder otra vez.

This is life-threatening for mom and the babies.
Esto amenaza la vida de la mamá y las crías.

Would you like us to spay your pet while we are performing the cesarean section?
¿Le gustaría que esterilicemos a su mascota mientras hacemos la operación cesárea?

Your pet won't be able to get pregnant again.
Su mascota no podrá quedar preñada otra vez.

Your pet may be able to go home in _____ day(s).
Su mascota podrá regresar a casa en _____ día(s).

Cryptorchid Castration
Castración Criptorquidia

One of your pet's testicles has not descended from the abdomen.
Uno de los testículos de su mascota no ha descendido del abdomen.

We should be able to see both testicles when the pet is about 2 months old.
Deberíamos ver ambos testículos cuando la mascota tiene
2 meses de edad.

Testicles that remain in the abdomen have a higher possibility of becoming cancerous.
Los testículos que permanecen en el abdomen tienen una
posibilidad mayor de volverse cancerosos.

I (will perform / performed) a cryptorchid castration.
(Haré / hice) una castración criptorquidia.

The retained testicle (will be / was) removed through an incision on the belly.
El testículo retenido (será / fue) removido mediante una
incisión en el abdomen.

The testicle (will be / was) sent to a laboratory to test for cancer.
El testículo (será / fue) enviado al laboratorio para hacer
pruebas para el diagnóstico de cáncer.

Your pet can probably go home in _____ day(s).
Su mascota probablemente podrá irse a casa en _____
día(s).

Cystotomy
Cistotomía

Your pet needs surgery.
Su mascota necesita cirugía.

We (will remove / removed) the stones from the bladder (and urethra).
(Removeremos / removimos) los cálculos de la vejiga (y de la
uretra).

We (will take / took) a sample of the bladder because it looked abnormal.
(Tomaremos / tomamos) una muestra de la vejiga porque se
vio anormal.

We (will send / sent) the (stone / sample) to a lab for testing.
(Enviaremos / enviamos) (el cálculo / la muestra) al laboratorio para análisis.

We should have results in approximately _____ days.
Deberíamos tener los resultados en aproximadamente _____ días.

Your pet will have a urinary catheter for approximately _____ days after surgery.
Su mascota tendrá un catéter en el tracto urinario por aproximadamente _____ días después de la cirugía.

Your pet will be hospitalized until (he / she) can urinate on (his / her) own.
Su mascota será hospitalizada hasta que pueda orinar por sí sola.

Your pet's urine (may / will probably) be blood-tinged for up to _____ days after surgery.
La orina de su mascota (puede estar / probablemente estará) teñida con sangre por cerca de _____ días después de la cirugía.

This is normal.
Esto es normal.

Your pet may urinate frequently while the incision is healing.
Su mascota puede orinar frecuentemente mientras la incisión sana.

Stones may form again.
Los cálculos pueden formarse otra vez.

Changing your pet's diet may prevent recurrence.
El cambiar la dieta de su mascota puede prevenir la recurrencia.

Exploratory Laparotomy
Laparotomía Exploratoria

The cause of your pet's illness is unknown at this time.
La causa de la enfermedad de su mascota se desconoce en este
momento.

**Surgery is recommended so that we can carefully
examine your pet's abdomen.**
Se recomienda cirugía para poder examinar cuidadosamente el
abdomen de su mascota.

**Samples (will be / were) taken of structures that
appear(ed) abnormal.**
Se (tomaran / tomaron) muestras de estructuras que
(parezcan / parecían) anormales.

**These samples (will be / were) sent to a laboratory for
testing.**
Estas muestras (serán / fueron) enviadas a un laboratorio para
análisis.

**We should have results in approximately _____
day(s).**
Deberíamos tener los resultados en aproximadamente
_____ día(s).

**The cause of your pet's illness may be discovered this
way.**
La causa de la enfermedad de su mascota puede descubrirse de
este modo.

**Your pet will have (sutures / staples) in the skin for
approximately _____ days.**
Su mascota tendrá (suturas / grapas) en la piel por
aproximadamente _____ días.

**There is no guarantee that the cause of the problem
will be found.**
No hay garantía de que la causa del problema será encontrada.

Hernias
Hernias

> **Your pet (has / may have) a _____ hernia. *(See Box 12-5)***
>
> Su mascota (tiene / puede tener) una hernia _____. *(Vea el Cuadro 12-5)*
>
> **There is a hole through which internal structures can pass.**
>
> Hay un orificio por el cual pueden pasar estructuras internas.
>
> **Some of the abdominal contents (may slide through / have slid through) this hole.**
>
> Parte del contenido abdominal (puede deslizarse / se ha deslizado) por este orificio.
>
> **The blood supply to these parts can become decreased.**
>
> El suministro de sangre a estas partes puede disminuir.
>
> **Surgery is needed to close the hole.**
>
> Se requiere cirugía para cerrar el orificio.
>
> **Umbilical hernias are probably inherited.**
>
> Las hernias umbilicales probablemente son hereditarias.

Box 12-5. Types of hernias	Cuadro 12-5. Tipos de hernias
• abdominal	abdominal
• diaphragmatic	diafragmática
• inguinal	inguinal
• perineal	perineal
• scrotal	escrotal
• incisional	incisional
• hiatal	iatal
• peritoneopericardal	peritoneopericardial
• pleuroperitoneal	pleuroperitoneal
• umbilical	umbilical
• femoral	femoral

Your pet should not be bred.
Su mascota no debe aparearse.

Your pet will have (sutures / staples) in the skin for about _____ days.
Su mascota tendrá (suturas / grapas) en la piel por cerca de _____ días.

Intestinal Foreign Body
Cuerpos Extraños Intestinales

Your pet (has / may have) an intestinal foreign body.
Su mascota (tiene / puede tener) un cuerpo extraño intestinal.

Could your pet have swallowed anything unusual such as a (toy / clothing / garbage / string from a toy or curtains)?
¿Es posible que su mascota haya tragado alguna cosa inusual como (un juguete / ropa / basura / una cuerda de algún juguete o de cortinas)?

Is the vomiting productive?
¿El vómito es productivo?

Is your pet heaving (vomiting nonproductively)?
¿Su mascota está teniendo arcadas (vómito no productivo)?

Box 12-6. Signs of an intestinal foreign body include:	Cuadro 12-6. Señales de un cuerpo extraño intestinal incluyen:
• vomiting	vómito
• diarrhea	diarrea
• lethargy	letargo
• painful belly	dolor abdominal
• weight loss	pérdida de peso
• straining to defecate	estreñimiento o dificultad para defecar

Your pet has a painful belly.
Su mascota tiene un abdomen muy adolorido.

We (will take / took) x-rays.
(Tomaremos / tomamos) unas radiografías.

(The foreign body / something) is blocking the contents of the intestines from passing through.
(El cuerpo extraño / algo) está bloqueando el paso de los contenidos de los intestinos.

This looks like a string foreign body.
Este cuerpo extraño parece un cordón.

The string can cut through the intestines.
El cordón puede cortar los intestinos.

The foreign object needs to be removed surgically.
El cuerpo extraño necesita ser removido quirúrgicamente.

This is a life-threatening condition.
Ésta es una condición que pone en riesgo la vida de su mascota.

We removed _____.
Removimos _____.

Mastectomy
Mastectomía

Your pet (has / may have) mammary gland cancer.
Su mascota (tiene / puede tener) cáncer de la glándula mamaria.

Your pet has (a lump / lumps) in the mammary gland(s).
Su mascota tiene (un abultamiento / abultamientos) en la(s) glándula(s) mamaria(s).

This cancer (can / has) spread to other parts of the body.
Este cáncer (puede extenderse / se ha extendido) a otras partes del cuerpo.

Has your pet been neutered?
¿Su mascota ha sido esterilizada?

At what age was your pet neutered?
¿A qué edad su mascota fue esterilizada?

How old is your pet?
¿Qué edad tiene su mascota?

Diagnostic Procedures
Procedimientos Diagnósticos

We (will aspirate / aspirated) cells from the lump using a small needle.
(Aspiraremos / aspiramos) células del abultamiento con una aguja muy fina.

We (will examine / examined) them under a microscope.
(Examinaremos / examinamos) los tejidos bajo un microscopio.

We (will take / took) x-rays to determine whether the cancer has spread to other parts of the body.
(Tomaremos / tomamos) unas radiografías para determinar si el cáncer se ha propagado a otras partes del cuerpo.

Ultrasound examination is needed to determine whether the cancer has spread.
Se necesita hacer un examen de ultrasonido para determinar si el cáncer se ha propagado.

The cancer is advanced and has spread to the [lungs / liver / kidney(s) / bone(s) / lymph node(s)].
El cáncer es avanzado y se ha propagado a [los pulmones / el hígado / (el riñón / los riñones) / (hueso / los huesos) / (el / los) nódulo(s) linfático(s)].

We will recommend a veterinary specialist.
Le recomendaremos a un veterinario especialista.

Treatment
Tratamiento

Your pet needs surgery in order to remove the lump(s) and gland(s).

Su mascota necesita cirugía para remover (el / los) abultamiento(s) y la(s) glándula(s).

Mammary gland cancer can be affected by hormones released from the ovaries.

El cáncer de la glándula mamaria puede ser afectado por las hormonas liberadas por los ovarios.

Your pet will have (sutures / staples) in the skin for approximately _____ days.

Su mascota tendrá (suturas / grapas) en la piel por aproximadamente _____ días.

Ovariohysterectomy
Ovariohisterectomía

It is recommended that your pet be neutered before 6 months of age.

Se recomienda que su mascota sea esterilizada antes de los 6 meses de edad.

Ideally, spays should be performed before the first heat.

Idealmente, la esterilización debe de ser hecha antes del primer celo.

Early neutering has many benefits. *(See Box 12-7)*

La esterilización temprana tiene muchos beneficios. *(Vea el Cuadro 12-7)*

Has your pet ever had (a litter / litters)? How many?

¿Su mascota ha tenido alguna(s) camada(s)? ¿Cuántas?

Your pet should be able to go home in _____ days.

Su mascota podrá regresar a casa en _____ días.

Your pet will have (sutures / staples) in the skin for approximately _____ days.

Su mascota tendrá (suturas / grapas) en la piel por aproximadamente _____ días.

Box 12-7. Benefits of early spaying include:	Cuadro 12-7. Los beneficios de la esterilización temprana incluyen:
• reduced incidence of mammary gland cancer	reducción de la incidencia de cáncer de la glándula mamaria
• prevents diseases of the uterus	previene enfermedades del útero
• prevents diseases of the ovaries	previene enfermedades de los ovarios
• decreased overpopulation	disminuye la sobrepoblación animal

Diet After Intestinal Surgery
Dieta Después de la Cirugía Intestinal

Your pet will get nothing by mouth for the first _____ hours after surgery.

Su mascota no comerá nada durante las primeras _____ horas después de la cirugía.

Nutrition will be provided in the intravenous fluids.

Se proveerá nutrición en los fluidos intravenosos.

If your pet is not vomiting at this time, a very small amount of bland food will (should) be offered for the next _____ days.

Si su mascota no está vomitando en este momento, se le (ofrecerá / debería ofrecer) una pequeña cantidad de alimentos blandos durante los siguientes _____ días.

Gradually, this amount will be increased as long as your pet is not vomiting.

Gradualmente, esta cantidad será aumentada, siempre y cuando su mascota no esté vomitando.

Gradually, you pet will return to (his / her) regular diet.

Gradualmente, su mascota regresará a su dieta regular.

Your pet (has / may have) cancer of the _____.
Su mascota (tiene / podría tener) cáncer (del / de la)

_____.

**We (will perform / performed) a _____. (See
Box 13-1)**
(Haremos / hicimos) (un / una) _____. *(Vea el Cuadro 13-1)*

**We (will take / took) a sample of the _____
and (send / sent) it to the lab for diagnosis. (See
Box 13-1)**
(Tomaremos / tomamos) una muestra de _____ y la
(enviaremos / enviamos) al laboratorio para diagnóstico. *(Vea
el Cuadro 13-1)*

**We should have results in approximately _____
(hours / days).**
Deberíamos tener los resultados en aproximadamente
_____ (horas / días).

The cancer is apparently not very advanced.
El cáncer aparentemente no está muy avanzado.

**The cancer has spread to other parts of the
body.**
El cáncer se ha propagado a otras partes del cuerpo.

There are several treatment methods available.
Hay varios métodos de tratamiento disponibles.

(With / without) treatment your pet may have approximately _____ to _____ (months / years) to live.

(Con / sin) el tratamiento su mascota tendría aproximadamente _____ a _____ (meses / años) de vida.

Treatment lasts approximately _____ (days / weeks / months).

El tratamiento dura aproximadamente _____ (días / semanas / meses).

Treatment (may need to be / will be) repeated again in _____ (days / weeks / months).

El tratamiento (puede necesitar ser / será) repetido de nuevo en _____ (días / semanas / meses).

Your pet will be hospitalized for approximately _____ days.

Su mascota será hospitalizada por aproximadamente _____ días.

This treatment is new.

Este tratamiento es nuevo.

We do not know how your pet will respond to this treatment.

No sabemos cómo responderá su mascota a este tratamiento.

Box 13-1. Methods of treating cancer include:	Cuadro 13-1. Los métodos para tratar el cáncer incluyen:
• radiation therapy	radioterapia
• chemotherapy	quimioterapia
• surgical removal	cirugía
• a combination of _____ and _____	una combinación de _____ y _____

This disease may recur.
Esta enfermedad puede recurrir.

ADVANCED CANCER
CÁNCER AVANZADO

The cancer is very advanced.
Este cáncer está muy avanzado.

The cancer has spread to other parts of the body.
El cáncer se ha propagado a otras partes del cuerpo.

There is no cure for this type of cancer.
No hay una cura para este tipo de cáncer.

Treatment is not recommended because the disease is so advanced.
No se recomienda el tratamiento porque la enfermedad está muy avanzada.

(Euthanasia / putting your pet to sleep / putting your pet down) is appropriate at this time.
(La eutanasia / el poner su mascota a dormir) es lo más apropiado en este momento.

Chapter 14
Pharmacology

Capítulo 14
Farmacología

GENERAL QUESTIONS / STATEMENTS
PREGUNTAS / ASEVERACIONES GENERALES

Does your pet take medicine?
¿Su mascota toma alguna medicina?

What is the name of the medicine?
¿Cuál es el nombre de la medicina?

Why does your pet take this medicine?
¿Por qué su mascota toma esta medicina?

Is your pet allergic to any medicine(s)?
¿Su mascota es alérgica a alguna(s) medicina(s)?

Which one(s)?
¿Cuál(es)?

We (may) need to change the dosage.
(Podríamos necesitar / necesitamos) cambiar la dosis.

We (may) need to change the medicine.
(Podríamos necesitar / necesitamos) cambiar la medicina.

**Your pet (needs to / may need to) take additional
   medicine(s).**
Su mascota (necesita / podría necesitar) tomar medicina(s)
   adicional(es).

We will give you instructions for giving the medicine at home. *(See Instructions for Giving Medicine at Home)*
Le daremos instrucciones para darle la medicina en casa. *(Vea Instrucciones para Dar Medicina en Casa)*

TYPES OF MEDICATIONS
TIPOS DE MEDICACIONES

Analgesic
Analgésicos

This is an analgesic.
Esto es un analgésico.

It (controls / relieves) pain.
(Controla / alivia) el dolor.

Antibiotic
Antibiótico

This is an antibiotic.
Esto es un antibiótico.

It controls bacterial infections.
Controla las infecciones bacterianas.

Anticancer / Chemotherapeutic
Anticancerosos / Quimioterapéuticos

This is an anticancer drug.
Esto es un medicamento anticanceroso.

It helps to (kill / prevent) growth of cancer cells.
Ayuda a (matar / prevenir) el crecimiento de las células cancerosas.

Anticoccidial Agents
Agentes Anticoccidiales

This is an anticoccidial drug.
Esto es un medicamento anticoccidial.

It helps to control coccidial infections in the intestines.
Ayuda a controlar infecciones coccidiales en los intestinos.

Anticonvulsant
Anticonvulsivos

This is an anticonvulsant medication.
Ésta es una medicación anticonvulsiva.

It controls seizures.
Controla las convulsiones.

Antidiabetic Agents
Agentes Antidiabéticos

This is (insulin / glipizide / an antidiabetic drug).
Esto es (insulina / glipdizina / un medicamento antidiabético).

It lowers blood sugar.
Reduce el nivel de azúcar en la sangre.

Antidiarrheal
Antidiarréicos

This is an antidiarrheal medication.
Ésta es una medicación antidiarréica.

It (controls / decreases) diarrhea.
(Controla / reduce) la diarrea.

Antiemetic
Antieméticos

This is an antiemetic.
Esto es un antiemético.

It (controls / decreases) vomiting.
(Controla / reduce) el vómito.

Antifungal
Antimicóticos

>**This is an antifungal drug.**
>Esto es un medicamento antimicótico.

>**It controls fungal infections.**
>Controla las infecciones micóticas.

Antigiardial
Antigiardiasis

>**This is an antigiardial drug.**
>Esto es un medicamento antigiardiasis.

>**It fights Giardia infections in the intestinal tract.**
>Ataca las infecciones por Giardia en el tracto intestinal.

Antiglaucoma
Antiglaucoma

>**This medicine helps to control glaucoma.**
>Esta medicina ayuda a controlar el glaucoma.

>**It decreases pressure within the eye.**
>Disminuye la presión intraocular.

Antihistamine
Antihistamínicos

>**This is an antihistamine.**
>Esto es un antihistamínico.

>**It helps to control itching and signs of allergies.**
>Ayuda a controlar la comezón y las señales de alergias.

Antiinflammatory (NSAID)
Antiinflamatorios (AINES)

>**This is a(n) nonsteroidal antiinflammatory drug.**
>Esto es un medicamento antiinflamatorio no esteroide
> (AINES).

It decreases inflammation.
Disminuye la inflamación.

It can also decrease pain.
También puede disminuir el dolor.

Antiparasitic Agent
Agente Antiparásitos

This is an antiparasitic drug.
Esto es un medicamento antiparásitos.

It (kills / prevents the growth of) worms in the (intestines / liver / lungs / tissues).
Ayuda a (matar / impedir el crecimiento de) lombrices en (los intestinos / el hígado / los pulmones / los tejidos).

It helps to control (fleas / ticks).
Ayuda a controlar las (pulgas / garrapatas).

Antiviral
Antiviral

This is antiviral agent.
Éste es un agente antiviral.

It (kills/inactivates) viruses.
(Mata / inactiva) los virus.

Artificial Tears
Lágrimas Artificiales

These are artificial tears.
Éstas son lágrimas artificiales.

They lubricate and protect the eye.
Ellas lubrican y protegen el ojo.

Cardiovascular Medications
Medicaciones Cardiovasculares

Antihypertensive
Antihipertensivos

This is an antihypertensive medication.
Ésta es una medicación antihipertensiva.

It lowers blood pressure.
Reduce la presión sanguínea.

Vasodilator
Vasodilatador

This is a vasodilator.
Éste es un vasodilatador.

It dilates the blood vessels around the heart so that the heart doesn't have to work so hard.
Dilata los vasos sanguíneos alrededor del corazón para que el corazón no tenga que trabajar tan fuerte.

Positive Inotrope
Inotrópico Positivo

This drug helps the heart pump more strongly.
Este medicamento ayuda al corazón a bombear más fuerte.

Beta blockers / Calcium channel blockers
Beta bloqueadores / Bloqueadores de los canales de calcio

This medication helps to decrease the heart rate and helps the heart relax.
Esta medicación ayuda a disminuir el ritmo cardíaco y a relajar al corazón.

Antiarrhythmics
Antiarrítmicos

This is an antiarrhythmic.
Esto es un antiarrítmico.

It helps to convert the abnormal rhythm of the heart to a normal rhythm.
Ayuda a convertir el ritmo anormal del corazón en un ritmo normal.

Bronchodilator
Broncodilatador

> **This is a bronchodilator.**
> Esto es un broncodilatador.

> **It dilates airways in the lungs so that more oxygen reaches the lungs.**
> Dilata las vías aéreas en los pulmones para que llegue más oxígeno a los pulmones.

Diuretic
Diurético

> **This is a diuretic.**
> Esto es un diurético.

> **It can help to lower blood pressure.**
> Ayuda a bajar la presión sanguínea.

> **It pulls fluid out of the body that collects in abnormal locations with some diseases.**
> Extrae el fluido del cuerpo que se acumula en lugares anormales con algunas enfermedades.

Laxative / Cathartic
Laxantes / Catárticos

> **This is a laxative.**
> Esto es un laxante.

> **It (relieves constipation / reduce straining during defecation).**
> Ayuda a (aliviar el estreñimiento / reducir el esfuerzo durante la defecación).

Otic Medication
Medicación Ótica

> **This is ear medicine.**
> Ésta es medicina para el oído.

It helps to control (pain / inflammation / infection).
Ayuda a controlar (el dolor / la inflamación / la infección).

Steroids
Esteroides

This is a (cortico)steroid.
Esto es un (cortico) esteroide.

It decreases inflammation.
Disminuye la inflamación.

It can help to decrease (pain / itching).
Ayuda a disminuir (el dolor / la comezón).

It (may / helps to) suppress the immune system.
(Podría / ayuda a) suprimir el sistema inmune.

Thyroid Supplement
Suplemento Tiroideo

This is thyroid medicine.
Ésta es una medicina tiroidea.

It helps to replace the hormone that your pet's thyroid
gland is not producing adequately.
Ayuda a reemplazar la hormona que la glándula tiroides de su
mascota no está produciendo adecuadamente.

Uterine Contractant
Contractante Uterino

This is a uterine contractant.
Esto es un contractante uterino.

It stimulates the uterus to contract during (birthing /
whelping).
Estimula al útero a contraerse durante el parto.

GENERAL QUESTIONS
PREGUNTAS GENERAL

Is your pet vaccinated?
¿Su mascota está vacunada?

When was your pet last vaccinated?
¿Cuándo fue la última vez que su mascota fue vacunada?

_____ **(days / weeks /months / years) ago.**
Hace _____ (días / semanas / meses / años).

Do you give your pet heartworm prevention medicine?
¿Usted le da medicina para prevenir la filariasis a su mascota?

Do you give your pet (flea / tick) prevention medicine?
¿Usted le da medicina para prevenir las (pulgas / garrapatas) a su mascota?

Has your pet been dewormed?
¿Su mascota ha sido desparasitada?

DIET
DIETA

Does your pet eat (dry / canned) food?
¿Su mascota come alimento (seco / enlatado)?

How much do you feed your pet?
¿Cuánto usted alimenta a su mascota?

How often?
¿Cuán frecuente?

Does your pet eat table scraps?
¿Su mascota come las sobras de la mesa?

Does your pet eat a homemade diet?
¿Su mascota come una dieta hecha en casa?

Does your pet eat (pellets / seeds)?
¿Su mascota come (alimento granulado / semillas)?

VACCINATIONS
VACUNAS

We (will vaccinate / vaccinated) your pet.
(Vacunaremos / vacunamos) a su mascota.

We will vaccinate your pet when (he / she) is healthy.
Vacunaremos a su mascota cuando esté saludable.

Vaccines help the body recognize and fight off some diseases.
Las vacunas ayudan al cuerpo a reconocer y combatir algunas enfermedades.

You must follow a specific vaccination schedule very strictly.
Usted debe seguir un itinerario de vacunación específico muy estrictamente.

Your pet must be vaccinated again in _____ [weeks / year(s)].
Tenemos que volver a vacunar a su mascota en _____ [semanas / año(s)].

We will give you a schedule to take home.
Le daremos una copia del itinerario para que se lo lleve a casa.

A few animals have physical reactions to the vaccinations a few days afterward.

Algunos animales tienen reacciones físicas a las vacunaciones unos cuantos días después de ser vacunados.

Vaccine reactions include (tiredness / vomiting / diarrhea / decreased appetite).

Las reacciones a las vacunas incluyen (cansancio / vómitos / diarrea / disminución del apetito).

Please call our office if your pet displays any of these.

Por favor llame a nuestra oficina si su mascota muestra alguno de éstos.

The rabies vaccination is required by law.

La vacuna contra la rabia es requerida por ley.

Dogs
Perros

There are many vaccines for dogs.

Hay muchas vacunas para los perros.

Vaccines commonly given include: DHPLP, rabies, and *Bordetella bronchiseptica*.

Las vacunas administradas comúnmente incluyen: DHPLP, rabia y *Bordetella bronchiseptica*.

DHPLP stands for distemper, hepatitis, parainfluenza, leptospirosis, and parvovirus.

DHPLP representa las siglas en inglés para el moquillo, la hepatitis, la parainfluenza, la leptospirosis y el parvovirus.

DHPLP is a combination of 5 vaccines.

La DHPLP es una combinación de 5 vacunas.

Puppies
Cachorros

Puppies should receive the DHPLP vaccine at _____ weeks of age, then every _____ weeks until _____ weeks of age.
Los cachorros necesitan recibir la vacuna DHPLP a las _____ semanas de vida, y luego cada _____ semanas hasta las _____ semanas de vida.

Then, the DHPLP vaccine is given annually.
Luego, la vacuna DHPLP se administra anualmente.

The annual vaccine is called a booster.
La vacuna anual se conoce como refuerzo.

The rabies vaccine is given at _____ weeks of age and again 1 year later.
La vacuna contra la rabia se administra a las _____ semanas de vida y de nuevo 1 año después.

The rabies booster is given (annually / every 3 years).
El refuerzo de la vacuna contra la rabia se administra (anualmente / cada 3 años).

Adult Dogs
Perros Adultos

If the vaccination history of an adult dog is unknown, DHPLP is given _____ times, _____ weeks apart.
Si no se conoce la historia de vacunación de un perro adulto, la DHPLP se administra _____ veces, con _____ semanas entre cada administración.

The DHPLP booster is given annually.
El refuerzo para la DHPLP se administra anualmente.

If the vaccination history of an adult dog is unknown, the rabies vaccine is given once and then 1 year later.
Si no se conoce la historia de vacunación de un perro adulto, la vacuna contra la rabia se administra una vez y luego 1 año más tarde.

The rabies booster is given (annually / every 3 years).
El refuerzo para la vacuna contra la rabia se administra
(anualmente / cada 3 años).

**The Bordetella bronchiseptica vaccine is
recommended for dogs that board in kennels.**
La vacuna contra Bordetella bronchiseptica se recomienda para
perros que van a estar en perreras.

**The Bordetella bronchiseptica vaccine may prevent
kennel cough.**
La vacuna contra Bordetella bronchiseptica puede prevenir la
tos de las perreras.

Kennel cough is very contagious.
La tos de las perreras es muy contagiosa.

**This vaccine is a liquid given in the nose _____
weeks before boarding.**
Esta vacuna es un líquido dado por la nariz _____ semanas
antes de hospedar en la perrera.

**The Bordetella bronchiseptica booster is given
annually.**
El refuerzo de la vacuna para Bordetella bronchiseptica se
administra anualmente.

Cats
Gatos

There are many vaccines for cats.
Hay muchas vacunas para gatos.

**Vaccines commonly given include: FVRCP, rabies, and
FeLV (feline leukemia virus).**
Las vacunas administradas comúnmente incluyen: FVRCP, la
rabia y para el VLF (virus de la leucemia felina).

**FVRCP stands for feline viral rhinotracheitis, calicivirus,
and panleukopenia.**
FVRCP representa las siglas en inglés para la rinotraqueítis
felina viral, el calicivirus y la panleucopenia.

FVRCP is a combination of 3 vaccines.
La FVRCP es una combinación de 3 vacunas.

The rabies vaccination is required by law.
La vacuna contra la rabia es requerida por ley.

Kittens
Gatitos

**Kittens should receive the FVRCP vaccination at
_____ weeks of age and then every _____ weeks
until _____ weeks of age.**
Los gatitos necesitan recibir la vacuna FVRCP a las _____
semanas de vida y luego cada _____ semanas hasta las
_____ semanas de vida.

Then, the FVRCP vaccine is given annually.
Luego, la vacuna de la FVRCP se administra anualmente.

The annual vaccine is called a booster.
La vacuna anual se conoce como refuerzo.

**The rabies vaccine is given at ___ weeks of age and
again 1 year later.**
La vacuna contra la rabia se administra a las ___ semanas de
vida y de nuevo 1 año después.

The rabies booster is given (annually / every 3 years).
El refuerzo para la vacuna contra la rabia se administra
(anualmente / cada 3 años).

Adult cats
Gatos Adultos

**If the vaccination history of an adult cat is unknown,
the FVRCP vaccine is given _____ times, _____
weeks apart.**
Si no se conoce la historia de vacunación de un gato adulto, la
vacuna FVRCP se administra _____ veces, con _____
semanas entre cada administración.

The FVRCP booster is given every 3 years.
El refuerzo para la FVRCP se administra cada 3 años.

If the vaccination history of an adult cat is unknown, the rabies vaccine is given once and then 1 year later.
Si no se conoce la historia de vacunación de un gato adulto, la vacuna contra la rabia se administra una vez y luego 1 año más tarde.

The rabies booster is given (annually / every 3 years).
El refuerzo para la vacuna contra la rabia se administra (anualmente / cada 3 años).

FeLV vaccine should be given to kittens or cats allowed to go outdoors or who are exposed to other cats whose FeLV status is unknown.
La vacuna contra el virus de la leucemia felina (VLF) debe darse a gatitos o gatos que andan afuera de la casa o que están expuestos a otros gatos cuyo estado de VLF se desconoce.

The FeLV vaccine is given twice, _____ weeks apart.
La vacuna contra el VLF se administra 2 veces, con _____ semanas entre cada administración.

The FeLV booster is given every 3 years.
El refuerzo de la vacuna del VLF se administra cada 3 años.

Ferrets
Hurones

There are many vaccines for ferrets.
Hay varios tipos de vacunas para los hurones.

Vaccines commonly given include canine distemper and rabies.
Las vacunas administradas comúnmente incluyen moquillo canino y la rabia.

Young ferrets should be vaccinated against canine distemper virus _____ times, _____ weeks apart.
Los hurones jóvenes deben ser vacunados contra el moquillo canino _____ veces, con _____ semanas entre cada administración.

Adult ferrets are vaccinated against canine distemper virus _____ times, _____ weeks apart.
Los hurones adultos deben ser vacunados contra el moquillo canino _____ veces, con _____ semanas entre cada administración.

Canine distemper boosters are given annually.
Los refuerzos para el moquillo canino se administran anualmente.

Young ferrets are vaccinated against the rabies virus at _____ months of age and then annually.
Los hurones jóvenes son vacunados contra el virus de la rabia a los _____ meses de edad y después anualmente.

Adult ferrets are vaccinated against the rabies virus once and then (annually / every 3 years).
Los hurones adultos son vacunados contra el virus de la rabia una vez y luego (anualmente / cada 3 años).

DEWORMING
DESPARASITACIÓN

Your pet(s) (has / may have) intestinal worms.
Su(s) mascota(s) [tiene(n) / puede(n) tener] parásitos intestinales.

Intestinal worms can cause many problems for animals.
Los parásitos intestinales pueden causar muchos problemas para los animales.

There are many types of intestinal worms.
Hay muchos tipos de parásitos intestinales.

Your pet(s) should be tested for intestinal worms (every _____ months / annually).
Su(s) mascota(s) debe(n) ser examinada(s) para parásitos intestinales (cada _____ meses/ anualmente).

Diagnostic Procedures
Procedimientos Diagnósticos

We (will take / took) a fecal sample and examine it for worms.
(Tomaremos / tomamos) una muestra fecal y la (examinaremos / examinamos) para parásitos.

Treatment
Tratamiento

We (will give / gave) your pet medicine.
Le (daremos / dimos) medicina a su mascota.

You should continue to give medicine at home.
Debe continuar dando la medicina en su casa.

We will give you a schedule.
Le daremos un itinerario.

Return in _____ weeks.
Regrese en _____ semanas.

We will examine a fecal sample again at that time.
Examinaremos una muestra fecal nuevamente entonces.

Please bring in a small fecal sample from your pet at that time.
Por favor traiga una pequeña muestra fecal de su mascota entonces.

Collect it as close to the appointment time as possible.
Obténgala lo más cercano posible a la cita.

Keep it in a tightly sealed container or plastic bag.
Manténgala en un envase sellado o en una bolsa plástica.

Animals can become reinfected with intestinal worms later in life.
Los animales se pueden reinfectar con parásitos intestinales más adelante en la vida.

ROUNDWORMS
ASCÁRIDES

Roundworms are commonly present at birth in puppies' and kittens' intestines.
Los ascárides comúnmente están presentes al nacer en los intestinos de los cachorros o gatitos.

Roundworms can make the belly look bloated.
Los ascárides pueden hacer que el abdomen se vea hinchado.

Roundworms are transmitted in the womb before the baby is born in puppies and kittens, in mothers' milk of cats and dogs, in feces from infected animals, and by ingesting other infected animals such as rodents.
Los ascárides se transmiten en el útero antes de que los cachorros o gatitos nazcan, en la leche materna de gatos y perros, en las heces de los animales infectados y al ingerir otros animales infectados tales como roedores.

Roundworms can cause many problems from discomfort to stunted growth to intestinal blockage and death.
Los ascárides pueden causar muchos problemas desde molestia a crecimiento lento a obstrucción intestinal y muerte.

All newly adopted puppies and kittens should be tested upon adoption.
Todos los cachorros y gatitos recién adoptados deberían ser evaluados después de la adopción.

HOOKWORMS
ANQUILOSTOMAS

Hookworms can be present in the intestines of puppies and kittens at birth.
Los anquilostomas pueden estar presentes en los intestinos de los gatitos y los cachorros cuando nacen.

Hookworms can be transmitted in the womb before the baby is born, in mothers' milk, in feces of infected animals, by ingesting other infected animals such as rodents and by baby worms in the environment that penetrate skin.

Los anquilostomas pueden transmitirse en el útero antes de que los bebés nazcan, en la leche materna, en las heces de animales infectados, al ingerir otros animales infectados, tales como roedores, y por anquilostomas bebés en el ambiente que penetran la piel.

Hookworms attach to the intestines of animals and feed on their blood.

Los anquilostomas se adhieren a los intestinos de animales y se alimentan de su sangre.

Hookworms can cause weakness, anemia, diarrhea, dehydration, and death.

Los anquilostomas pueden causar debilidad, anemia, diarrea, deshidratación y muerte.

If anemia is severe, the puppy or kitten may need a blood transfusion. *(See Blood / Plasma Transfusion)*

Si la anemia es severa, el cachorro o gatito puede necesitar una transfusión de sangre. *(Vea Transfusiones de Sangre / Plasma)*

WHIPWORMS
TRICHURIS

Whipworms are more common in dogs than cats.

Los trichuris son más comunes en perros que en gatos.

Animals usually get whipworms by ingesting the eggs from the soil.

Los animales generalmente adquieren los trichuris al ingerir los huevos de la tierra.

Whipworms can cause diarrhea and bloody stools.

Los trichuris pueden causar diarrea y sangre en las heces.

It may be necessary to look at several fecal samples at
different points in time.
Puede ser necesario analizar varias muestras fecales en
diferentes momentos.

Treatment (may / will) need to be repeated several
times.
El tratamiento (puede / debe) ser repetido varias veces.

TAPEWORMS
TENIAS

Tapeworms are common intestinal parasites of dogs
and cats.
Las tenias son parásitos intestinales comunes en los perros y
gatos.

Dogs and cats can get tapeworms by ingesting fleas,
lice, and other animals infected with tapeworms such
as rabbits and rodents.
Los perros y gatos pueden adquirir las tenias al ingerir pulgas,
piojos y otros animales infectados con tenias tales como
conejos y roedores.

Tapeworms may look like white rice around the anus
or in the feces.
Las tenias se ven como granos de arroz blanco alrededor del
ano o en las heces.

Irritation around the anus is common.
La irritación alrededor del ano es común.

Tapeworms can block the intestines and cause very
serious health problems.
Las tenias pueden obstruir los intestinos y causar problemas de
salud muy serios.

HEARTWORMS *(Also see Internal Medicine)*
FILARIASIS *(También vea Medicina Interna)*

Your pet (has / may have) heartworms.
Su mascota (tiene / puede tener) filariasis.

Heartworm disease is fatal if not treated.
La filariasis es fatal si no se trata.

This disease damages the heart and lungs.
Esta enfermedad daña el corazón y los pulmones.

Dogs and cats can become infected with heartworms from mosquito bites.
Los perros y gatos pueden ser infectados con filariasis por picaduras de mosquitos.

Diagnostic Procedures
Procedimientos Diagnósticos

We (will take / took) a small blood sample.
(Tomaremos / tomamos) una pequeña muestra de sangre.

We (will take / took) x-rays.
(Tomaremos / tomamos) unas radiografías.

Prevention
Prevención

You can give a pill to your pet(s) at home to prevent heartworm disease.
Usted puede darle una píldora a su(s) mascota(s) en casa para prevenir la filariasis.

Puppies and kittens should take heartworm prevention tablets beginning at _____ months of age.
Los cachorros y gatitos deben tomar tabletas para prevenir la filariasis comenzando a los _____ meses de edad.

Give the medicine every month on the same day of the month.
Dé la medicina todos los meses en el mismo día del mes.

The heartworm tablets taste good to the animals.
Las tabletas para la filariasis le saben bien a los animales.

The monthly preventative should be given year-round.
El preventivo mensual debe darse durante todo el año.

The monthly preventative should be given (April / May / June) through (October / November / December).
El preventivo mensual debe darse desde (abril / mayo / junio) hasta (octubre / noviembre / diciembre).

We will give you a schedule.
Le daremos un itinerario.

The heartworm test is done annually.
La prueba para la filariasis se hace anualmente.

FLEAS
PULGAS

Your pet (has / may have) fleas.
Su mascota (tiene / puede tener) pulgas.

Fleas can cause itching, chewing, rolling, rubbing, and hair loss.
Las pulgas pueden producir comezón, masticación, que se revuelque, frotación y pérdida de pelo.

Cats may groom excessively if they have fleas.
Los gatos se pueden lamer excesivamente si tienen pulgas.

Skin where hair has fallen out may look wet and moist.
La piel donde el pelo se ha caído puede parecer mojada y húmeda.

This is called a hot spot. *(See Skin and Ear Disorders)*
Esto se llama una "mancha caliente". *(Vea Trastornos de la Piel y de los Oídos)*

Animals who are extremely sensitive to fleas will develop severe problems even if only one flea is on them.
Los animales que son extremadamente sensibles a las pulgas desarrollarán problemas severos aún si una sola pulga está sobre ellos.

These tiny, dark specks in the haircoat are flea excrement.
Estos granitos pequeños y oscuros en el pelaje son los excrementos de las pulgas.

Treatment
Tratamiento

This is a flea comb.
Éste es un peine para pulgas.

Flea combs help to remove fleas and their excrement.
Los peines para pulgas ayudan a remover las pulgas y su excremento.

Flea excrement contains blood from the animal.
El excremento de las pulgas contiene sangre del animal.

We (will bathe / bathed) your pet with a special shampoo.
(Bañaremos / bañamos) a su mascota con un champú especial.

We (will give / gave) your pet medicine to kill fleas.
Le (daremos / dimos) medicina a su mascota para matar las pulgas.

This medicine also kills (some worms in the intestines / ticks).
Esta medicina también mata (algunos parásitos intestinales / garrapatas).

You can give medicine at home to prevent flea problems in the future.
Usted puede darle medicina en casa para prevenir problemas de pulgas en el futuro.

We will give you a schedule.
Le daremos un itinerario.

You (may / will) need to treat the part of your home where your pet lives.
Usted (puede necesitar / necesitará) tratar la parte de su casa donde su mascota vive.

TICKS *(See Skin and Ear Disorders)*
GARRAPATAS *(Vea Trastornos De La Piel Y De Los Oídos)*

Your pet (has / may have) ticks.
Su mascota (tiene / puede tener) garrapatas.

Ticks feed on animals' blood.
Las garrapatas se alimentan de la sangre del animal.

There are many kinds of ticks.
Hay muchas clases de garrapatas.

Some types of ticks can give life-threatening diseases to pets and people.
Algunos tipos de garrapatas pueden causar enfermedades que ponen en riesgo la vida de las mascotas y de las personas.

Treatment
Tratamiento

We will show you how to remove ticks from your pet. *(See Skin and Ear Diseases, Tick Removal)*
Le mostraremos cómo quitar las garrapatas de su mascota. *(Vea Trastornos de la Piel y de los Oídos, Extracción de Garrapatas)*

We (will give / gave) your pet medicine to kill fleas.
Le (daremos / dimos) medicina a su mascota para matar las pulgas.

This medicine also kills (some intestinal worms / ticks).
Esta medicina también mata (algunos parásitos intestinales / garrapatas).

You can give medicine at home to prevent tick problems in the future.
Usted puede dar medicina en casa para prevenir problemas de garrapatas en el futuro.

We will give you a schedule.
Le daremos un itinerario.

Euthanasia of a pet can be a very wrenching experience for the veterinarian and client. The veterinarian's relationship with each pet and owner is different. The following statements are intended to represent statements and questions that might apply for different doctor/pet/client relationships. Therefore, some statements may be appropriate while others may not be.

La eutanasia de una mascota puede ser una experiencia sumamente difícil para el veterinario y para el cliente. La relación del veterinario con cada mascota y dueño es diferente. Las siguientes aseveraciones tienen la intención de representar las aseveraciones y preguntas que podrían aplicar para diferentes relaciones entre el doctor, la mascota y el dueño. Por lo tanto, algunas aseveraciones serán apropiadas mientras otras no lo serán.

Your pet's prognosis is poor.
El pronóstico para su mascota es pobre.

We will not be able to save your pet.
No podremos salvar a su mascota.

Your pet is in pain and suffering.
Su mascota tiene mucho dolor y está sufriendo.

I can administer medicine to control pain temporarily, but the pain will return.
Puedo administrar medicina para controlar el dolor temporalmente pero el dolor volverá.

Your pet's quality of life is not good right now.
La calidad de vida de su mascota ya no es buena.

The disease is advanced and irreversible.
La enfermedad está avanzada y es irreversible.

No treatment is available for this advanced disease.
No hay tratamiento disponible para esta enfermedad avanzada.

I realize that you were not expecting this, but this is an appropriate time to put your pet to sleep.
Comprendo que usted no esperaba esto, pero éste es el momento apropiado para poner a dormir a su mascota.

Mr. / Mrs. / Ms._____, have you (thought about / discussed) putting your pet to sleep? (He / she) will not suffer any more.
¿Señor / Señora / Señorita _____, ha (pensado acerca de / discutido) el poner a dormir a su mascota? (Él / ella) no sufrirá más.

Your pet has given you many years of happiness and love.
Su mascota le ha dado muchos años de felicidad y amor.

This is the kindest thing that you can do for your pet now.
Esto es lo más cariñoso que usted puede hacer por su mascota en estos momentos.

You have done all that you can to keep _____ healthy for as long as possible.
Usted ha hecho todo lo que puede para mantener a _____ saludable por tanto tiempo como fue posible.

Would you like to call a friend or family member to discuss this situation?
¿Le gustaría llamar a algún amigo o a un miembro de la familia para discutir esta situación?

Please take some time to think about your decision.
Por favor tome su tiempo para pensar acerca de su decisión.

Would you like to be present when your pet is put to sleep?
¿Le gustaría estar presente cuando pongamos a dormir a su mascota?

Have you ever been present for this with another pet?
¿Usted ha estado presente para esto con alguna otra mascota?

I will place a small catheter in your pet's leg and inject the solution.
Voy a colocar un pequeño catéter en la pata de su mascota e inyectaré la solución.

Some of the things that you may see include twitching of muscles, loss of bladder control, and gasping.
Algunos de los efectos de la inyección que usted podría ver incluyen temblores musculares, pérdida del control urinario e inspiraciones profundas.

These are all normal reactions and do not indicate pain.
Éstas son reacciones normales y no indican dolor.

Would you like to (stand / sit) by your pet's head so that you can talk with (him / her)?
¿Le gustaría (pararse / sentarse) al lado de la cabeza de su mascota para poder hablarle?

I do not hear a heartbeat any longer.
Ya no escucho los latidos del corazón.

(He / she) is gone now and is no longer suffering.
(Él / ella) se ha ido y no sufre más.

You did the right thing.
Usted hizo lo apropiado.

Would you prefer to have your pet's body cremated and ashes returned to you?
¿Usted preferiría que el cuerpo de su mascota sea cremado y que le entreguemos las cenizas?

Would you like to take the body home with you?
¿Le gustaría llevarse el cuerpo a su casa?

Would you like to leave the body with us for cremation?
¿Le gustaría dejar el cuerpo con nosotros para su cremación?

Please call if you have any questions or need to talk to someone.
Por favor llámenos si tiene alguna pregunta o si necesita hablar con alguien.

Chapter 17
Exotic Pets

Capítulo 17
Mascotas Exóticas

GENERAL QUESTIONS / STATEMENTS
PREGUNTAS / ASEVERACIONES GENERALES

When did you first notice this problem?
¿Cuándo usted notó este problema por primera vez?

Was your pet injured?
¿Se lastimó su mascota?

What happened?
¿Qué pasó?

Has this happened before?
¿Ha sucedido esto antes?

Does your pet take medicine?
¿Su mascota toma alguna medicina?

What is the name of the medicine?
¿Cuál es el nombre de la medicina?

What is the name of your pet's illness?
¿Cuál es el nombre de la enfermedad de su mascota?

We (may) need to change the medicine.
(Podríamos necesitar / necesitamos) cambiar la medicina.

We (may) need to change the dosage.
(Podríamos necesitar / necesitamos) cambiar la dosis.

Your pet (may / will) need to take medicine.
Su mascota (puede necesitar / necesitará) tomar medicina.

Is your pet allergic to any medicines? Which one(s)?
¿Su mascota es alérgica a alguna medicina? ¿Cuál(es)?

Is your pet male or female?
¿Su mascota es macho o hembra?

Is your pet neutered (spayed / castrated)?
¿Su mascota está (esterilizada / castrada)?

At what age was your pet neutered?
¿A qué edad se esterilizó a su mascota?

How old is your pet?
¿Qué edad tiene su mascota?

BIRDS
AVES

Beaks and Nails
Picos y Uñas

Your bird requires a (beak / nail) trim.
Su pájaro requiere un corte de (pico / uñas).

Birds' beaks grow constantly.
El pico de las aves crece constantemente.

Most birds' beaks and nails wear down with daily activity.
La mayoría de los picos y las uñas de las aves se gastan con la actividad diaria.

Your pet should have trimmings regularly.
Se debe recortar el pico y las uñas de su mascota con regularidad.

Egg Binding
Retención de Huevos

Your bird (is / may be) eggbound.
Su ave (tiene / puede tener) retención de huevos.

She is unable to lay her eggs.
Ella no puede poner sus huevos.

This is a stressful, life-threatening condition.
Ésta es una condición estresante que pone en riesgo la vida.

There are several causes of this condition including:
Hay varias causas de esta condición incluyendo:

Box 17-1. Causes of egg binding include:	Cuadro 17-1. Las causas de la retención del huevo incluyen:
inflammation in the abdomen	inflamación del abdomen
decreased calcium level in the blood	niveles bajos de calcio en la sangre
injury	heridas
infections	infecciones
malpositioned egg	huevos mal posicionados

Diagnostic Procedures
Procedimientos Diagnósticos

> **See Box A-2.**
> *Vea el Cuadro A-2.*

We (will take / took) x-rays.
(Tomaremos / tomamos) unas radiografías.

Treatment
Tratamiento

> **See Box A-3.**
> *Vea el Cuadro A-3.*

We will give your bird a calcium injection in the muscle.
Le daremos una inyección de calcio en el músculo a su ave.

We will give your bird an oxytocin injection in the muscle.
Le daremos una inyección de oxitocina en el músculo a su ave.

Oxytocin may help to increase uterine contractions.
La oxitocina puede ayudar a aumentar las contracciones uterinas.

I will gently try to remove the egg manually.
Trataré de remover el huevo gentilmente en forma manual.

I am unable to manually remove the egg.
No puedo remover el huevo manualmente.

I will aspirate the contents of the egg with a needle and break the egg.
Voy a aspirar el contenido del huevo con una aguja y romper el cascarón.

Breaking the egg may relieve pressure.
Romper el huevo podría aliviar la presión.

I will remove as many pieces of egg shell as I can.
Voy a remover tantos pedazos del cascarón como pueda.

Your bird should pass remaining pieces of shell over the next _____ days.
Su ave debería eliminar los pedazos restantes del cascarón durante los próximos _____ días.

Feathers and Wings
Plumas y Alas

Your bird needs to have (his / her) (feathers trimmed / wings clipped).
Su ave necesita un corte de sus (plumas / alas).

This helps to prevent them from flying away when outside of the cage.
Esto ayuda a prevenir que vuelen lejos cuando están fuera de la jaula.

Clipping wings is never a guarantee of flight prevention.
El recortar las alas nunca es una garantía de que el ave no
volará.

Older feathers can become worn and broken.
Las plumas viejas se pueden gastar y romper.

These feathers should be clipped.
Estas plumas deben ser cortadas.

Young feathers are called (pin / blood) feathers.
Las plumas jóvenes se llaman cañones.

**Young feathers are darker because they contain blood
in the shaft.**
Las plumas jóvenes son más oscuras porque contienen sangre
en la base.

**Cockatoos and African Greys should never have their
wings trimmed because it can lead to psychological
feather picking in which they mutilate themselves.**
Nunca se deben recortar las plumas de las alas de las cacatúas
ni de los loros africanos grises porque esto puede conducir a
un daño psicológico que hace que se mutilen ellas mismas.

Never pull or clip the feathers at home.
Nunca arranque o corte las plumas en su casa.

Your bird (has / had) (a) broken pin feather(s).
Su mascota (tiene / ha tenido) (un cañón / unos cañones)
roto(s).

This feather (will be / was) pulled out.
Esta pluma (será / fue) arrancada.

Housing
Alojamiento

What is your bird's cage made of?
¿De qué está hecha la jaula de su ave?

What is the perch made of?
¿De qué está hecha la percha de su ave?

How big is the cage?
¿Qué tan grande es la jaula?

Do you ever cover the cage?
¿Usted cubre la jaula?

How often?
¿Cuán frecuente?

The width of your bird's cage should be at least twice the bird's wingspan.
El ancho de la jaula de su ave debe ser por lo menos dos veces el ancho de sus alas extendidas.

Avoid cages that are (upright / tall / cylindrical).
Evite jaulas que son (verticales / altas / cilíndricas).

Perches should be made of natural hardwood such as (oak / maple / apple / pear) wood.
Las perchas deben estar hechas de maderas naturales como (roble / arce / manzano / peral).

Do not spray or finish the wood.
No barnice la madera.

One or more sides of the cage can be covered with wood or cloth.
Uno o más lados de la jaula pueden estar cubiertos con madera o tela.

Covering the cage this way may help your pet to feel more secure and less stressed.
El cubrir la jaula de esta manera ayuda a su mascota a sentirse más segura y menos estresada.

Nutrition
Nutrición

What do you feed your bird(s)?
¿Qué usted alimenta a su(s) ave(s)?

How (much / often) do you feed them?
¿(Cuánto / cuán frecuente) usted le alimenta?

Do your birds eat everything that you feed them?
¿Su mascota come todo lo que usted le alimenta?

Pet birds should be fed twice daily, morning and evening.
Las aves mascotas deben ser alimentadas dos veces al día, mañana y tarde.

Feeding free choice can cause obesity.
El alimentar libremente puede causar obesidad.

It is difficult for birds to lose weight.
Es difícil para las aves perder peso.

Box 17-2. Foods that are appropriate for pet birds include:	**Cuadro 17-2. Alimentos apropiados para las aves mascotas incluyen:**
grains	granos
seeds	semillas
beans of all kinds	toda clase de frijoles
fruit	frutas
vegetables except for avocadoes	vegetales, excepto aguacate
dairy (milk, yogurt, cheese, cooked eggs, cream cheese)	productos lácteos (leche, yogur, queso, huevos cocidos, queso crema)
commercially-produced pellets	alimento comercial granulado

Never feed only seeds.
Nunca alimente semillas solamente.

Seeds lack several important nutrients.
Las semillas carecen varios nutrientes importantes.

Feeding commercially-produced pellets with a combination of other foods is ideal.
Alimentar con alimento comercial granulado en combinación con otros alimentos es ideal.

Avoid feeding grit.
Evite incluir arena en el alimento.

Grit can obstruct the intestinal tract.
La arena puede obstruir el tracto intestinal.

Intestinal obstruction can be life-threatening.
La obstrucción intestinal puede poner en riesgo la vida.

Sanitation
Sanidad

What do you use to line the bottom of the cage?
¿Qué usted usa para cubrir el piso de la jaula?

How often do you clean the (cage / water and food bowls)?
¿Cuán frecuente limpia (la jaula / las bandejas del agua y alimento)?

What do you use to clean the cage?
¿Qué usa para limpiar la jaula?

What is the cage made of?
¿De qué está hecha la jaula?

Newspaper is an excellent covering for the bottom of the cage.
El papel periódico es excelente para cubrir el piso de la jaula.

Avoid using corncobs and clay litter because these can hide the droppings.
Evite usar mazorcas y aserrín de arcilla porque estos materiales pueden esconder las heces.

The appearance of droppings can help to diagnose some diseases.
La apariencia de las heces puede ayudar a diagnosticar algunas enfermedades.

Do not leave food and water bowls under the perch.
No deje bandejas de agua o alimento debajo de la percha.

Clean the cage about every _____ weeks (more frequently if needed).
Limpie la jaula cada _____ semanas (más frecuentemente si es necesario).

Diluted household bleach can be used to clean the cage.
Se puede usar blanqueador casero diluido para limpiar la jaula.

Add 3 ounces of household bleach to one gallon of water.
Añada 3 onzas de blanqueador casero a un galón de agua.

Rinse the cage well.
Enjuague la jaula bien.

The cage must be completely dry before returning the bird to it.
La jaula debe estar completamente seca antes de regresar el ave a la jaula.

Food and water bowls must be thoroughly cleaned daily.
Las bandejas para agua y alimento se deben limpiar completamente todos los días.

Use a dishwasher if possible.
Use una lavadora de platos si es posible.

Social Activity
Actividad Social

Do you have an area at home where your bird(s) play outside of the cage?
¿Tiene algún área en su casa donde su(s) ave(s) juega(n) fuera de la jaula?

Where?
¿Adónde?

Provide a play area for your bird at home.
Provea un área de juegos para su ave en casa.

Pet parrots and cockatoos require a few hours daily of interaction with their owners.
Los pericos y cacatúas mascotas requieren unas cuantas horas diarias de interacción con sus dueños.

Being caged constantly can affect the general health of your bird.
El estar enjaulado constantemente puede afectar el estado general de salud de su mascota.

Critically Ill Avian Patient
Paciente Ave Críticamente Enferma

How long have you owned your bird(s)?
¿Hace cuánto tiempo ha tenido a su(s) ave(s)?

Where did you get your bird(s)?
¿Dónde obtuvo a su(s) ave(s)?

Possible responses include: (Aviary / breeder / pet shop / friend / relative).
Posibles respuestas incluyen: (Aviario / criador / tienda de mascotas / amigo / pariente).

(Did you bring / can you bring) a sample of your bird's droppings?
¿(Trajo / puede traer) una muestra de las heces de su ave?

Do you have other birds at home?
¿Tiene usted otras aves en casa?

(Is this bird / are any of these birds) sick?
¿Está (esta ave / alguna de estas aves) enferma(s)?

(Is this bird / are these birds) kept in the same cage?
¿(Es esta ave / son estas aves) mantenida(s) en la misma jaula?

Has your bird experienced an unusually stressful situation recently?
¿Su ave ha experimentado alguna situación inusualmente estresante recientemente?

Stressful situations include moving to a new home or apartment, diet change, new pets, or new additions to the family.
Situaciones estresantes incluyen el mudarse a una casa o un apartamento nuevo, cambio de dieta, mascotas nuevas o miembros nuevos en la familia.

Have you noticed a change in your bird's droppings?
¿Ha notado algún cambio en las heces de su ave?

Are they (more watery / thicker / greener / more frequent / increased or decreased in amount)?
¿Son (más aguadas / más espesas / más verdes / más frecuentes / de mayor o menor cantidad)?

Does your bird (regurgitate / bring back up) undigested food?
¿Su ave (regurgita / devuelve) comida sin digerir?

Does your bird pass undigested seeds in the droppings?
¿Hay semillas sin digerir en las heces de su ave?

Birds hide illness well.
Las aves esconden bien las enfermedades.

This helps them to survive in the wild.
Esto les ayuda a sobrevivir en su hábitat natural.

Birds who appear sick in the wild are easily caught and destroyed by their enemies.
Las aves que parecen enfermas en su hábitat natural son cazadas y destruidas fácilmente por sus enemigos.

In general, birds appear sick only when a disease is advanced and often life-threatening.
En general, las aves parecen enfermas sólo cuando la enfermedad está avanzada y cuando pone en riesgo la vida.

Your bird is too sick to examine closely right now.
Su ave está demasiado enferma para examinarla detenidamente
en este momento.

**Stress caused by examining your bird could be life-
threatening.**
El estrés causado por examinar a su ave puede poner en riesgo
su vida.

Your bird needs to be hospitalized.
Su ave necesita ser hospitalizada.

We are giving your bird oxygen and warmth.
Le vamos a dar oxígeno y calor a su ave.

Diagnostic Procedures
Procedimientos Diagnósticos

See Box A-2.
Vea el Cuadro A-2.

**(When your bird appears less stressed), we will take
some samples for testing.**
(Cuando su mascota parezca estar menos estresada),
tomaremos unas muestras para examinarlas.

We (will take / took) a blood sample.
(Tomaremos / tomamos) una muestra de sangre.

**We (will take / took) a fecal sample using a soft
swab.**
(Tomaremos / tomamos) una muestra fecal con un hisopo
suave.

**We (will take / took) a sample from the mouth with a
soft swab.**
(Tomaremos / tomamos) una muestra de la boca con un hisopo
suave.

The sample(s) will be cultured to see if any disease-causing organisms (bacteria / viruses / yeast) are present.
La(s) muestra(s) será(n) cultivadas para ver si están presentes organismos causantes de enfermedades (bacterias / viruses / levaduras).

We will have results of the culture in approximately _____ days.
Tendremos los resultados del cultivo en aproximadamente _____ días.

Treatment
Tratamiento

See Box A-3.
Vea el Cuadro A-3.

Your pet needs (fluids / antibiotics / nutritional supplements).
Su mascota necesita (fluidos / antibióticos / suplementos nutricionales).

We (will place / placed) a catheter in a leg.
(Colocaremos / colocamos) un catéter en la pata.

Your pet will be fed through a tube placed into the (esophagus / stomach).
Su mascota será alimentada a través de un tubo colocado en el (esófago / estómago).

Your pet's illness is advanced.
La enfermedad de su mascota está avanzada.

(He / she) may not survive this illness.
(Él / ella) puede no sobrevivir a esta enfermedad.

This is an appropriate time to (euthanize your pet / put your pet to sleep / put your pet down).
Éste es un momento apropiado para (hacer eutanasia / poner a dormir a su mascota).

I'm sorry.
Lo siento.

Your bird has died.
Su ave ha muerto.

FERRETS
HURONES

Canine Distemper
Moquillo Canino

Your pet (has / may have) canine distemper virus.
Su mascota (tiene / puede tener) el virus del moquillo canino.

This disease is highly contagious and fatal.
Esta enfermedad es altamente contagiosa y fatal.

Questions Regarding Canine Distemper
Preguntas Relacionadas con el Moquillo Canino

Has your pet been vaccinated against (canine distemper / rabies) virus?
¿Su mascota ha sido vacunada contra el virus (del moquillo canino / de la rabia)?

How many (days / weeks / months / years) ago was your ferret vaccinated?
¿Hace cuántos (días / semanas / meses / años) fue vacunado su hurón?

Where did you get your pet?
¿Dónde obtuvo a su mascota?

Possible responses include: (Breeder, pet shop, shelter, friend, relative).
Posibles respuestas incluyen: (Criador, tienda de mascotas, refugio, amigo, pariente).

How old is your ferret?
¿Qué edad tiene su hurón?

Do you know if your pet's mother is vaccinated?
¿Usted sabe si la madre de su mascota está vacunada?

Has your pet come in contact with any other ferrets or dogs recently?
¿Su mascota ha tenido contacto con otros hurones o perros recientemente?

Has your pet boarded in a kennel or hospital recently?
¿Su mascota ha sido dejada en una perrera o en un hospital recientemente?

(When / how long ago)?
¿(Cuándo / hace cuánto tiempo)?

Does your ferret roam freely outside?
¿Su hurón se pasea libremente en el exterior?

Do you have other ferrets or dogs at home that are sick?
¿Tiene otros hurones o perros en su casa que estén enfermos?

Box 17-3. Signs of distemper include:	Cuadro 17-3. Las señales de moquillo incluyen:
decreased appetite	disminución del apetito
diarrhea	diarrea
itching	comezón
rash on the underside	erupción en el vientre
skin infections	infecciones de la piel
swelling and hardening of the footpads	hinchazón y endurecimiento de las almohadillas plantares
thick, white discharge from the eyes and nose	secreción blanca y espesa de los ojos y nariz
weakness	debilidad

Box 17-4. Ferrets may become infected with canine distemper virus by:	**Cuadro 17-4. Los hurones se pueden infectar con el virus del moquillo canino por:**
directly contacting another infected animal	contacto directo con otro animal infectado
inhaling the virus	inhalación del virus
directly contacting water or food bowls of infected animals	contacto directo con bandejas de agua o alimentos de animales infectados

Diagnostic Procedures
Procedimientos Diagnósticos

See Box A-2.
Vea el Cuadro A-2.

This disease is difficult to diagnose.
Esta enfermedad es difícil de diagnosticar.

Diagnosis is usually made based on signs and history.
El diagnóstico generalmente se hace basado en las señales y en la historia.

Treatment
Tratamiento

See Box A-3.
Vea el Cuadro A-3.

There is no treatment for this virus.
No hay tratamiento para este virus.

(Euthanizing / putting your pet to sleep / putting your pet down) is appropriate at this time.
(La eutanasia / el poner a dormir a su mascota) es lo apropiado en este momento.

If you take your pet home, you must keep (him / her) isolated from other animals.
Si usted se lleva a su mascota a casa, necesita mantenerla aislada de otros animales.

In the future, vaccination may prevent this disease.
En el futuro, la vacunación podría prevenir esta enfermedad.

Hyperadrenocorticism
Hiperadrenocorticismo

Your pet (has / may have) enlarged adrenal glands.
Su mascota (tiene / puede tener) las glándulas adrenales agrandadas.

This disease (is / may be) caused by neutering at an early age.
Esta enfermedad (es / puede ser) causada por esterilización a una edad temprana.

The adrenal glands release hormones that regulate the body's use of energy.
Las glándulas adrenales producen hormonas que regulan el uso de energía en el cuerpo.

The enlarged gland secretes these hormones in excess.
Las glándulas agrandadas secretan estas hormonas en exceso.

This disease is not contagious.
Esta enfermedad no es contagiosa.

Questions Regarding Hyperadrenocorticism
Preguntas Relacionadas con el Hiperadrenocorticismo

Does your ferret take medicine?
¿Su hurón toma alguna medicina?

What is the name of the medical condition?
¿Cuál es el nombre de la condición médica?

What is the name of the medicine?
¿Cuál es el nombre de la medicina?

How old is your ferret?
¿Qué edad tiene su hurón?

Is your pet male or female?
¿Su mascota es hembra o macho?

Is your pet neutered?
¿Su mascota está esterilizada?

How old was your pet when neutered?
¿Qué edad tenía su mascota cuando fue esterilizada?

Box 17-5. Signs of hyperadreno-corticism in ferrets include:	**Cuadro 17-5. Las señales del hiperadreno-corticismo en hurones incluyen:**
hair loss on the (tail / belly)	pérdida de pelo en (la cola / el vientre)
itching	comezón
vaginal discharge	descarga vaginal
(straining / inability) to urinate	(dificultad / incapacidad) para orinar
recurrence of the above signs	recurrencia de las señales arriba mencionadas

Diagnostic Procedures
Procedimientos Diagnósticos

See Box A-2.
Vea el Cuadro A-2.

I will gently palpate your pet's abdomen.
Voy a palpar suavemente el abdomen de su mascota.

I can feel a mass in the abdomen.
Puedo sentir una masa en el abdomen.

We (will take / took) x-rays.
(Tomaremos / tomamos) unas radiografías.

We (will take / took) a blood sample for tests.
(Tomaremos / tomamos) una muestra de sangre para
   pruebas.

We (will perform / performed) an ultrasound exam.
(Haremos / hicimos) un examen de ultrasonido.

We will recommend a veterinary specialist.
Le recomendaremos a un veterinario especialista.

Treatment
Tratamiento

   See Box A-3.
   Vea el Cuadro A-3.

Surgical Treatment
Tratamiento Quirúrgico

   **Surgery is recommended to remove the enlarged
   gland(s).**
   Se recomienda cirugía para remover la(s) glándula(s)
      agrandada(s).

   **After surgery, your ferret may need to take medicine
   to replace the hormones that the gland normally
   produces.**
   Después de la cirugía, su hurón puede necesitar tomar
      medicina para reemplazar las hormonas que la glándula
      produce normalmente.

Medical Treatment
Tratamiento Médico

   **Your pet is not a good candidate for surgery because of
   [(his / her) advanced age / the other medical
   problems)].**
   Su mascota no es un buen candidato para cirugía debido a (su
      avanzada edad / sus otros problemas médicos).

Medicine is recommended to decrease the amount of hormones produced.
Se recomienda medicina para disminuir la cantidad de hormonas producidas.

Hyperestrogenism
Hiperestrogenismo

Your pet (has / may have) hyperestrogenism.
Su mascota (tiene / puede tener) hiperestrogenismo.

Hyperestrogenism is an excess of the hormone estrogen in the body.
El hiperestrogenismo es un exceso de la hormona de estrógeno en el cuerpo.

Female ferrets in heat must be bred or else life-threatening consequences result.
Las hembras de hurón en celo deben ser apareadas o pueden resultar consecuencias que ponen en riesgo su vida.

They normally remain in heat for up to 5 or 6 months if not bred.
Ellas normalmente pueden permanecer en celo hasta por 5 a 6 meses si no se aparean.

During heat they become (anemic / weak / immunosuppressed).
Durante el celo, pueden desarrollar (anemia / debilidad / inmunosupresión).

This disease is not contagious but can be fatal.
Esta enfermedad no es contagiosa, pero puede ser fatal.

Questions Regarding Hyperestrogenism
Preguntas Relacionadas con el Hiperestrogenismo

When did you first notice this problem?
¿Cuándo usted notó este problema por primera vez?

Has your ferret been spayed?
¿Su hurón ha sido esterilizado?

Does your pet take medicine?
¿Su mascota toma alguna medicina?

What is the name of the medicine?
¿Cuál es el nombre de la medicina?

What is the name of your pet's illness?
¿Cuál es el nombre de la enfermedad de su mascota?

Diagnostic Procedures
Procedimientos Diagnósticos

We (will take / took) a blood sample.
(Tomaremos / tomamos) una muestra de sangre.

Treatment
Tratamiento

You can either breed your ferret or I can give a hormonal injection that will end the heat.
Usted puede aparear a su hurón o puedo darle una inyección hormonal para terminar el celo.

Your pet should be spayed to prevent this problem from recurring.
Su mascota debería ser esterilizada para prevenir que este problema recurra.

Ferrets should be spayed at _____ months of age, before they have their first heat.
Los hurones deben ser esterilizados a los _____ meses de edad, antes de su primer celo.

Insulinoma
Insulinoma

Your pet (has / may have) an insulinoma.
Su mascota (tiene / puede tener) un insulinoma.

An insulinoma is a tumor in the pancreas.
Un insulinoma es un tumor en el páncreas.

The pancreas is the gland that releases insulin to lower blood sugar.
El páncreas es la glándula que secreta insulina para bajar el nivel de azúcar en la sangre.

This is a tumor of the pancreas that causes too much insulin to be released.
Éste es un tumor del páncreas que causa que se secrete demasiada insulina.

Therefore, blood sugar tends to be too low.
Por lo tanto, el nivel de azúcar en la sangre tiende a ser muy bajo.

Insulinomas can cause seizures, coma, and death.
Los insulinomas pueden causar convulsiones, coma y muerte.

Questions Regarding Insulinoma
Preguntas Relacionadas con el Insulinoma

Is your pet taking medicine?
¿Su mascota toma alguna medicina?

What is the name of the medicine?
¿Cuál es el nombre de la medicina?

What is the name of your pet's illness?
¿Cuál es el nombre de la enfermedad de su mascota?

How old is your ferret?
¿Qué edad tiene su hurón?

Is your pet neutered?
¿Su mascota está esterilizada?

When did your pet last eat?
¿Cuándo fue la última vez que su mascota comió?

(What / how often / how much) do you feed your pet?
¿(Qué / cuán frecuente / cuánto) usted alimenta a su mascota?

Does (he / she) eat everything that you offer?
¿(Él / ella) se come todo lo que le ofrece?

Box 17-6. Signs of an insulinoma include:	Cuadro 17-6. Las señales de un insulinoma incluyen:
weakness	debilidad
excessive drooling	babeo excesivo
weight loss	pérdida de peso
sleeping longer than usual	dormir más de lo normal

Diagnostic Procedures
Procedimientos Diagnósticos

See Box A-2.
Vea el Cuadro A-2.

I will gently palpate your pet's abdomen.
Voy a palpar suavemente el abdomen de su mascota.

We will take a blood sample to measure the (blood sugar / insulin) level(s).
Tomaremos una muestra de sangre para medir (el / los) nivel(es) de (azúcar en la sangre / insulina).

Your pet's blood sugar level is _____ mg/dl.
El nivel de azúcar en la sangre de su mascota es de _____ mg/dl.

This is (low / normal / high).
Este nivel es (bajo / normal / alto).

Your pet's insulin level is _____ (pmol/L/ μU/mL).
El nivel de insulina de su mascota es de _____ (pmol/L/ μU/mL).

This is (low / normal / high).
Este nivel es (bajo / normal / alto).

Treatment
Tratamiento

See Box A-3.
Vea el Cuadro A-3.

Normally, surgery is recommended to remove the tumor.
Normalmente, se recomienda cirugía para remover este tumor.

Your pet is not a good candidate for surgery because of [(his / her) advanced age / other illness].
Su mascota no es un buen candidato para cirugía debido a (su edad avanzada / sus otras enfermedades).

You can give your pet medicine to control signs but the disease will progress.
Puede darle medicina a su mascota para controlar los síntomas, pero la enfermedad progresará.

Feed your pet smaller amounts of food more frequently throughout the day.
Alimente a su mascota cantidades más pequeñas de comida más frecuentemente durante el día.

Feed a high protein diet such as ferret or cat food.
Alimente una dieta alta en proteína tal como comida para hurón o para gato.

Nutrition
Nutrición

Ferrets can be fed cat food.
Los hurones pueden comer comida para gato.

Cat food is low in fiber and high in protein.
La comida para gato es baja en fibra y alta en proteína.

Feed dry cat food instead of canned.
Alimente comida seca para gato en lugar de comida enlatada.

Dry food may help to prevent gum diseases.
La comida seca puede ayudar a prevenir las enfermedades de la
encías.

Their protein must come from meat (not vegetables).
La proteína debe ser derivada de carne (y no de vegetales).

**Do not offer table foods except for meat, fish and
poultry.**
No ofrezca comida de humanos excepto por carne, pescado y
pollo.

**Do not offer bones because they can injure the
digestive tract.**
No ofrezca huesos porque éstos pueden lastimar el tracto
digestivo.

Always have fresh water available for your pet.
Siempre tenga agua fresca disponible para su mascota.

GUINEA PIGS
CONEJILLOS DE INDIAS

Alopecia
Alopecia

Questions Regarding Hair Loss
Preguntas Relacionadas con la Pérdida del Pelo

(When / how long ago) did you get your pet?
¿(Desde cuándo / hace cuánto tiempo que) tiene a su mascota?

Where did you get your pet?
¿Dónde obtuvo a su mascota?

**Possible responses include: (Pet shop / animal shelter /
breeder / friend / relative).**
Posibles respuestas incluyen: (Tienda de mascotas / refugio para
animales / criador / amigo / pariente).

How old is your pet?
¿Qué edad tiene su mascota?

What do you feed your guinea pig?
¿Qué usted alimenta a su conejillo de Indias?

Do you have other pets at home?
¿Usted tiene otras mascotas en casa?

(Does it have / do they have) hair or skin problems?
¿Ésta(s) (tiene / tienen) problemas del pelo o de la piel?

Is your pet pregnant?
¿Su mascota está preñada?

Is your pet neutered?
¿Su mascota está esterilizada?

Do you give your pet vitamin C (as a supplement / in the water)?
¿Le da a su mascota vitamina C (como suplemento / en el agua)?

Box 17-7. Causes of hair loss in guinea pigs include:	**Cuadro 17-7. Las causas de la pérdida de pelo en conejillos de Indias incluyen:**
cystic ovaries	ovarios císticos
fleas	pulgas
hormone changes late in pregnancy	cambios hormonales en la última parte de la preñez
lice	piojos
mites	ácaros
self-chewing due to boredom or parasites	auto masticación por aburrimiento o parásitos
vitamin deficiencies	deficiencias de vitaminas

Diagnostic Procedures
Procedimientos Diagnósticos

See Box A-2.
Vea el Cuadro A-2.

I will gently palpate your pet's abdomen.
Voy a palpar suavemente el abdomen de su mascota.

The abdomen feels (normal / abnormal).
El abdomen se siente (normal / anormal).

We (will scrape / scraped) the skin to look for mites.
(Rasparemos / raspamos) la piel para buscar ácaros.

**We (will comb and pluck / combed and plucked) hair
to look for lice.**
(Peinaremos y arrancaremos / peinamos y arrancamos) pelo
para buscar piojos.

We (will use / used) a special comb to look for fleas.
(Usaremos / usamos) un peine especial para buscar pulgas.

We (will take / took) x-rays.
(Tomaremos / tomamos) unas radiografías.

We (will perform / performed) an ultrasound exam.
(Haremos / hicimos) un examen de ultrasonido.

Treatment
Tratamiento

> **See Box A-3.**
> *Vea el Cuadro A-3.*

Ectoparasites
Ectoparásitos

> **Your pet (has / may have) (mites / lice / fleas).**
> Su mascota (tiene / puede tener) (ácaros / piojos / pulgas).
>
> **We (will bathe / bathed) your pet with a special
> shampoo.**
> (Bañaremos / bañamos) a su mascota con un champú especial.
>
> **You can give your pet medicine at home.**
> Usted le puede dar medicina a su mascota en casa.

Your other pets should be examined and treated.
Sus otras mascotas debe ser examinada y tratada.

Cystic Ovaries
Ovarios Císticos

Your pet (has / may have) cysts on her ovaries.
Su mascota (tiene / puede tener) quistes en los ovarios.

Spaying your pet is recommended.
Se recomienda la esterilización.

After being spayed, your pet will not be able to get pregnant.
Después de la esterilización su mascota no podrá quedar preñada.

Medicine is available but may only help temporarily.
Hay medicina disponible pero podría ayudar sólo temporalmente.

Vitamin C Deficiency and Scurvy
Deficiencia de Vitamina C y Escorbuto

Your pet (has / may have) a vitamin C deficiency.
Su mascota (tiene / puede tener) una deficiencia de vitamina C.

Guinea pigs must get vitamin C in their diet because their bodies cannot make it.
Los conejillos de Indias deben recibir vitamina C en su dieta porque sus cuerpos no la pueden producir.

An adult guinea pig needs approximately 5 mg/kg of body weight per day.
Un conejillo de Indias adulto necesita aproximadamente 5 mg/kg de peso al día.

A pregnant guinea pig needs approximately 30 mg/kg of body weight per day.
Una conejilla de Indias preñada necesita aproximadamente 30 mg/kg de peso al día.

Vitamin C deficiency can be life-threatening.
La deficiencia de vitamina C puede poner en riesgo la vida.

A vitamin C deficiency can cause (tooth loss / internal bleeding / decreased appetite / diarrhea / and other serious problems).
La deficiencia de vitamina C puede causar (pérdida de dientes / sangrado interno / disminución del apetito / diarrea / y otros problemas serios).

Treatment
Tratamiento

Your pet needs approximately _____ mg of vitamin C daily.
Su mascota necesita aproximadamente _____ mg de vitamina C al día.

Give fresh water to your pet every day with vitamin C added.
Déle agua fresca a su mascota diariamente con vitamina C añadida.

We will show you how much to give.
Le vamos a mostrar cuánto darle a su mascota.

Guinea pig pellets older than 90 days no longer contain all of the vitamins.
La comida granulada para conejillos de Indias que tenga más de 90 días ya no contiene todas las vitaminas.

Keep the pellets in a tightly sealed container.
Mantenga el granulado en un contenedor sellado.

Do not feed rabbit pellets to guinea pigs.
No alimente comida granulada para conejos a los conejillos de Indias.

We (will give / gave) your pet an injection of vitamin C.
Le (daremos / dimos) una inyección de vitamina C a su mascota.

If possible, use only deionized water or the vitamin C loses its potency.
Si es posible, use sólo agua desionizada o la vitamina C pierde su potencia.

Feed fresh guinea pig pellets, roughage, and hay.
Alimente comida granulada para conejillos de Indias fresca, forraje y heno.

Oranges, kale, and cabbage contain vitamin C.
Las naranjas, la col rizada y la col contienen vitamina C.

Cervical Lymphadenitis (Lumps)
Linfadenitis Cervical (Protuberancias)

Your pet (has / may have) an infection of the lymph nodes of the neck.
Su mascota (tiene / puede tener) una infección en los nódulos linfáticos del cuello.

The lumps fill with pus.
Las protuberancias se llenan de pus.

This infection can be caused by a cut to the tongue or cheek inside the mouth.
Esta infección puede ser causada por un corte en la lengua o la mejilla en el interior de la boca.

Questions Regarding Cervical Lymphadenitis (Lumps)
Preguntas Relacionadas con la Linfadenitis Cervical (Protuberancias)

(When / how long ago) did you get your pet?
¿(Desde cuándo / hace cuánto tiempo) tiene a su mascota?

Where did you get your pet?
¿Dónde obtuvo a su mascota?

Possible answers include: (Pet shop / animal shelter / breeder / friend / relative).
Posibles respuestas incluyen: (Tienda de mascotas / refugio para animales / criador / amigo / pariente).

What do you feed your guinea pig?
¿Qué usted alimenta a su conejillo de Indias?

Do you have other pets at home?
¿Usted tiene otras mascotas en casa?

Are any of them sick?
¿Alguna de ellas está enferma?

How old is your pet?
¿Qué edad tiene su mascota?

Diagnostic Procedures
Procedimientos Diagnósticos

We (will examine / examined) a sample of the fluid in the lump.
(Examinaremos / examinamos) una muestra del fluido en la protuberancia.

Treatment
Tratamiento

We (will trim / trimmed) your pet's teeth.
(Recortaremos / recortamos) los dientes de su mascota.

Your pet's teeth need to be trimmed approximately every _____ months.
Los dientes de su mascota necesitan ser recortados aproximadamente cada _____ meses.

Surgery is recommended to remove the lymph nodes.
Se recomienda cirugía para remover los nódulos linfáticos.

We will open and flush out the pus.
Abriremos y extraeremos el pus.

You can give medicine at home.
Usted le puede dar medicina a su mascota en casa.

Your pet must be isolated from all other animals until the wounds are healed.

Su mascota debe estar aislada de todos los otros animales hasta que las heridas sanen.

Coprophagy
Coprofagia

Guinea pigs normally ingest their own stools.

Los conejillos de Indias normalmente ingieren sus propias heces.

This is important for the guinea pig's nutrition.

Esto es importante para la nutrición del conejillo de Indias.

Do not attempt to prevent this practice.

No intente prevenir esta práctica.

Prevention could result in diseases from nutritional deficiencies

Prevenir esto podría resultar en enfermedades debido a deficiencias nutricionales.

Do not keep your pet on wire-bottom cages because stools fall through these holes.

No mantenga a su mascota en jaulas con piso de alambre porque las heces se caen por los orificios.

Dystocia
Distocia

Your pet (has / may have) dystocia.

Su mascota (tiene / puede tener) distocia.

Dystocia is difficulty giving birth.

La distocia es una dificultad para parir.

The guinea pig's pelvis normally opens very widely when she is ready to give birth.

La pelvis de la conejilla de Indias normalmente se abre ampliamente cuando ella está lista para parir.

Your pet's pelvis is still very narrow.
La pelvis de su mascota todavía está muy estrecha.

It is too narrow to allow the babies to come through the birth canal.
Es demasiado estrecha para permitir el paso de las crías por el canal pélvico.

It should be wider by now.
Debería estar más ancha para este momento.

Questions Regarding Dystocia
Preguntas Relacionadas con la Distocia

Has your guinea pig given birth previously?
¿Su conejilla de Indias ha parido antes?

At what age did she first give birth?
¿A qué edad tuvo su primera camada?

Did she have difficulty giving birth?
¿Tuvo dificultades para parir?

What happened?
¿Qué pasó?

Do you know the approximate date that she is due to have babies?
¿Conoce la fecha aproximada en que va a tener sus crías?

On what day was she bred?
¿En qué fecha se apareó?

How old is your pet?
¿Qué edad tiene su mascota?

Diagnostic Procedures
Procedimientos Diagnósticos

See Box A-2.
Vea el Cuadro A-2.

We (will take / took) x-rays.
(Tomaremos / tomamos) unas radiografías.

Treatment
Tratamiento

See Box A-3.
Vea el Cuadro A-3.

I will give a drug to help the uterus contract.
Administraré un medicamento para ayudar a que el útero se
    contraiga.

The drug is not helping.
El medicamento no está ayudando.

Your pet needs surgery called a cesarean section.
Su mascota necesita una cirugía llamada cesárea.

**The pups (will be / were) removed from the uterus
    surgically.**
Las crías (serán / fueron) removidas del útero quirúrgicamente.

**We (will spay / spayed) your pet during surgery to
    prevent this problem in the future.**
(Esterilizaremos / esterilizamos) a su mascota durante la cirugía
    para prevenir este problema en el futuro.

Your pet will not be able to be bred in the future.
Su mascota no podrá ser apareada en el futuro.

Malocclusions
Maloclusiones

**Guinea pigs' teeth grow continuously throughout their
    lives.**
Los dientes de los conejillos de Indias crecen continuamente
    durante sus vidas.

The teeth may become overgrown.
Los dientes pueden crecer demasiado.

Your pet's teeth are overgrown.
Los dientes de su mascota crecieron demasiado.

Overgrown teeth can cause weight loss because your pet cannot eat comfortably.
Dientes muy crecidos pueden causar pérdida de peso porque su mascota no puede comer bien.

We will (anesthetize / sedate) your pet to analyze the back teeth.
(Anestesiaremos / sedaremos) a su mascota para analizar los dientes posteriores.

We (will trim / have trimmed) all overgrown teeth.
(Recortaremos / recortamos) todos los dientes que están demasiado crecidos.

Your pet's teeth should be trimmed about every _____ weeks.
Los dientes de su mascota deben ser recortados cada _____ semanas.

Nutrition (Also see Vitamin C Deficiency and Coprophagy)
Nutrición (Vea también Deficiencia de Vitamina C y Coprofagia)

Guinea pigs need high-fiber diets.
Los conejillos de Indias requieren una dieta alta en fibra.

Inappropriate diets can be life-threatening for guinea pigs.
Las dietas no apropiadas pueden poner en riesgo la vida de los conejillos de Indias.

Commercial guinea pig pellets are available that are nutritionally adequate.
Existe alimento comercial granulado para conejillos de Indias que es nutricionalmente adecuado.

Do not offer these pellets if they are older than 90 days.
No ofrezca esta comida granulada si tiene más de 90 días.

Guinea pigs are strictly herbivorous – they do not eat meat at all.
Los conejillos de Indias son estrictamente herbívoros – ellos no comen carne en lo absoluto.

Meats or high (protein / carbohydrate) diets upset their digestion.
Las carnes o dietas altas en (proteína / carbohidratos) alteran su digestión.

They must have vitamin C in their diet because their bodies cannot make it themselves.
Deben recibir vitamina C en su dieta porque sus cuerpos no la producen.

Feed several different types of diets to young guinea pigs so that they get used to them.
Alimente varios tipos diferentes de dietas a los conejillos de Indias jóvenes para que puedan acostrumbrarse a ella.

As they get older they may stop eating if a diet change is made.
A medida que maduran pueden dejar de comer si se hace un cambio en la dieta.

Ovarian Cysts (See Alopecia)
Quistes en los Ovarios (Vea Alopecia)

Respiratory Disease (Bacterial Pneumonia)
Enfermedad Respiratoria (Neumonía Bacteriana)

Your pet (has / may have) an infection of the airways and lungs.
Su mascota (tiene / puede tener) una infección en las vías respiratorias y los pulmones.

Stressful situations may lead to infections.
Las situaciones estresantes pueden inducir infecciones.

This condition may be life-threatening.
Esta condición puede poner en riesgo la vida.

Questions Regarding Respiratory Diseases
Preguntas Relacionadas con las Enfermedades Respiratorias

How long ago did you get your pet?
¿Hace cuánto tiempo que tiene a su mascota?

Where did you get your pet?
¿Dónde obtuvo a su mascota?

Possible responses include: (pet shop / animal shelter / breeder / friend / relative).
Posibles respuestas incluyen: (tienda de mascotas / refugio para animales / criador / amigo / pariente).

How old is your pet?
¿Qué edad tiene su mascota?

Has your pet been in contact with other animals recently?
¿Su mascota ha estado en contacto con otros animales recientemente?

When?
¿Cuándo?

Box 17-8. Signs of respiratory disease in guinea pigs include:	Cuadro 17-8. Las señales de enfermedad respiratoria en los conejillos de Indias incluyen:
decreased appetite	disminución del apetito
eye discharge	descarga ocular
nasal discharge	descarga nasal
trouble breathing	dificultad para respirar
weakness	debilidad

Where?
¿Dónde?

Do you have other (pets / guinea pigs) at home?
¿Usted tiene (otras mascotas / otros conejillos de Indias) en
    casa?

Box 17-9. Stressors that may weaken the immune system include:	**Cuadro 17-9. Factores de estrés que pueden debilitar el sistema inmune incluyen:**
abortions	abortos
boarding in (kennels / hospitals)	estancia en (perreras / hospitales)
diet changes	cambios en la dieta
moving to a new home or apartment	mudanza a casa o apartamento nuevo
new pets in the household	mascotas nuevas en casa
persistently loud noises, strange environment	ruidos altos persistentes, ambiente extraño

Are any of them sick?
¿Alguno de ellos está enfermo?

Diagnostic Procedures
Procedimientos Diagnósticos

See Box A-2.
Vea el Cuadro A-2.

We (will take / took) x-rays.
(Tomaremos / tomamos) unas radiografías.

Treatment
Tratamiento

You can give medicine to your pet at home.
Usted le puede dar medicina a su mascota en casa.

Isolate your guinea pigs from your other pets until treatment is completed.
Aísle a su conejillo de Indias de sus otras mascotas hasta que termine su tratamiento.

This disease can be transmitted to and from rabbits and dogs.
La enfermedad se puede transmitir a y por conejos y perros.

Eliminate sources of stress.
Elimine las fuentes de estrés.

Scurvy (See Vitamin C Deficiency and Nutrition)
Escorbuto (Vea Deficiencia de Vitamina C y Nutrición)

RABBITS
CONEJOS

Adenocarcinoma (Uterine)
Adenocarcinoma (Uterino)

Your pet (has / may have) cancer of the uterus.
Su mascota (tiene / puede tener) cáncer en el útero.

This type of cancer may grow slowly and invade other parts of the body.
Este tipo de cáncer puede crecer lentamente e invadir otras partes del cuerpo.

Questions Regarding Uterine Adenocarcinoma
Preguntas Relacionadas con el Adenocarcinoma Uterino

(When / how long ago) did you get your pet?
¿(Desde cuándo / hace cuánto tiempo) tiene a su mascota?

Where did you get your pet?
¿Dónde obtuvo a su mascota?

Possible responses include: (pet shop / animal shelter / breeder / friend / relative).
Posibles respuestas incluyen: (tienda de mascotas / refugio para animales / criador / amigo / pariente).

How old is your pet?
¿Qué edad tiene su mascota?

Is your pet pregnant?
¿Su mascota está preñada?

Box 17-10. Signs of uterine adeno-carcinoma include:	**Cuadro 17-10. Las señales de adenocarcinoma uterino incluyen:**
blood in the urine	sangre en la orina
breathing trouble	dificultad para respirar
decreased appetite	disminución del apetito
depression	depresión
reproductive problems	problemas reproductivos
vaginal discharge	descarga vaginal
weight loss	pérdida de peso

Diagnostic Procedures
Procedimientos Diagnósticos

See Box A-2.
Vea el Cuadro A-2.

I will gently palpate your pet's abdomen.
Voy a palpar suavemente el abdomen de su mascota.

Your pet's abdomen feels (normal / abnormal).
El abdomen de su mascota se siente (normal / anormal).

We (will take / took) x-rays.
(Tomaremos / tomamos) unas radiografías.

An ultrasound exam may help to diagnose the disease.
Un examen de ultrasonido puede ayudar a diagnosticar la enfermedad.

We will recommend a veterinary specialist.
Le recomendaremos a un veterinario especialista.

Treatment
Tratamiento

> **See Box A-3.**
> *Vea el Cuadro A-3.*
>
> **The disease has apparently not spread.**
> Aparentemente la enfermedad no se ha diseminado.
>
> **Neutering your pet is recommended.**
> Se recomienda la esterilización de su mascota.
>
> **The cancer has spread to other parts of the body.**
> El cáncer se ha diseminado a otras partes del cuerpo.
>
> **There is no cure.**
> No hay cura.
>
> **(Euthanasia / putting your pet down / putting your pet to sleep) is appropriate at this time.**
> (La eutanasia / el poner a dormir a su mascota) es lo más apropiado en este momento.

Coprophagy
Coprofagia

> **During certain times of the day, rabbits ingest their own feces immediately upon passing them.**
> Durante ciertas horas del día, los conejos ingieren sus propias heces inmediatamente después de defecar.
>
> **This is normal.**
> Esto es normal.
>
> **The feces that rabbits eat are usually passed at night.**
> Las heces que los conejos se comen generalmente son defecadas en la noche.
>
> **They are approximately the size of a pea.**
> Las heces son aproximadamente del tamaño de un guisante.

They contain vital nutrients that the rabbits need to survive.
Ellas contienen nutrientes vitales que los conejos necesitan para sobrevivir.

Do not try to prevent this behavior.
No intente prevenir esta práctica.

Feces passed during the day are usually larger and left on the ground.
Las heces que defecan durante el día generalmente son más grandes y las dejan en el piso.

These larger feces should be removed from the rabbit's environment to prevent infections of the gut.
Estas heces más grandes deben ser removidas del hábitat del conejo para evitar infecciones intestinales.

Gastrointestinal Diseases (Coccidiosis / Enteritis / Trichobezoars and Gastric Stasis)
Enfermedades Gastrointestinales (Coccidiosis / Enteritis / Tricobezoarios y Estasis Gástrica)

Questions Regarding Gastrointestinal Disease
Preguntas Relacionadas con Enfermedades Gastrointestinales

(When / how long ago) did you get your pet?
¿(Desde cuándo / hace cuánto tiempo) tiene a su mascota?

Where did you get your pet?
¿Dónde obtuvo a su mascota?

Possible answers: (Pet shop / animal shelter / breeder / friend).
Posibles respuestas: (Tienda de mascotas / refugio para animales / criador / amigo).

How old is your pet?
¿Qué edad tiene su mascota?

Is your pet pregnant?
¿Su mascota está preñada?

Is your pet neutered?
¿Su mascota está esterilizada?

What do you feed your pet?
¿Qué usted alimenta a su mascota?

Have you changed your pet's diet recently?
¿Le ha cambiado la dieta a su mascota recientemente?

What did you feed before?
¿Qué le alimentaba antes?

How much do you offer?
¿Cuánto usted le ofrece?

How often?
¿Cuán frecuente?

Does your pet eat everything that you offer?
¿Su mascota come todo lo que le ofrece?

Has your pet been drinking (more / less) water than usual?
¿Su mascota ha estado tomando (más / menos) agua de lo normal?

Where does your pet live in your house?
¿Dónde vive su mascota en su casa?

Do other family members ever feed your pet?
¿Hay otros miembros de la familia que alimentan a su mascota?

Do you have other pets?
¿Tiene otras mascotas?

[Is (he / she) / are any of them] sick?
¿Estó (él / ella) / alguna de ellas enferma?

Did you bring a stool sample?
¿Trajo una muestra de heces?

How old is your pet?
¿Qué edad tiene su mascota?

Does your pet take medicine?
¿Su mascota toma alguna medicina?

What is the name of the medicine?
¿Cuál es el nombre de la medicina?

What is the name of your pet's illness?
¿Cuál es el nombre de la enfermedad de su mascota?

Your pet (has / may have) a disease of the intestinal tract.
Su mascota (tiene / puede tener) una enfermedad del tracto intestinal.

Diet changes can lead to serious problems with the rabbit's gastrointestinal tract. *(See Coprophagy and Nutrition)*
Los cambios en la dieta pueden conducir a problemas serios con el tracto gastrointestinal del conejo. *(Vea Coprofagia y Nutrición)*

Box 17-11. Signs of gastrointestinal disease include:	**Cuadro 17-11. Las señales de enfermedad gastrointestinal incluyen:**
blood in the stools	sangre en las heces
constipation	estreñimiento
decreased appetite	disminución del apetito
depression	depresión
diarrhea	diarrea
soft, unformed stools	heces suaves y amorfas
straining to defecate	dificultad para defecar
watery stools	heces aguadas
weight loss	pérdida de peso

Box 17-12. Stressors that may precede gastrointestinal disease include:	Cuadro 17-12. Factores de estrés que preceden la enfermedad gastrointestinal incluyen:
addition of a new family member	nuevos miembros en la familia
diet change	cambios de dieta
inappropriate diet	dieta inapropiada
inappropriate housing conditions	condiciones de alojamiento inapropiadas
moving to a new house or apartment	mudanza a casa o apartamento nuevo

Diagnostic Procedures
Procedimientos Diagnósticos

See Box A-2.
Vea el Cuadro A-2.

I will gently palpate your pet's abdomen.
Voy a palpar suavemente el abdomen de su mascota.

Your pet's abdomen feels abnormal.
El abdomen de su mascota se siente anormal.

We (will take / took) a stool sample.
(Tomaremos / tomamos) una muestra de heces.

We (will take / took) x-rays.
(Tomaremos / tomamos) unas radiografías.

Treatment
Tratamiento

See Box A-3.
Vea el Cuadro A-3.

Coccidiosis
Coccidiosis

Your pet (has / may have) an infection in the gut called coccidiosis.
Su mascota (tiene / puede tener) una infección intestinal llamada coccidiosis.

These parasites are found in stools.
Estos parásitos se encuentran en las heces.

Rabbits normally ingest their own stools immediately upon passing them.
Los conejos normalmente ingieren sus propias heces inmediatamente después de defecar.

This is normal. *(See Coprophagy)*
Esto es normal. *(Vea Coprofagia)*

However, if rabbits eat stools that are approximately 2 days or older, they can get this infection.
Sin embargo, si los conejos ingieren heces que tienen 2 días o más, pueden sufrir de esta infección.

Always remove stools from your rabbit's environment daily.
Siempre remueva las heces del hábitat natural de su conejo diariamente.

Wash your hands afterward.
Lávese las manos inmediatamente después.

Treatment
Tratamiento

See Box A-3.
Vea el Cuadro A-3.

We (will give / gave) medicine.
Le (daremos / dimos) medicina.

We (will give / gave) fluids.
Le (daremos / dimos) fluidos.

You can give medicine at home in your pet's (food / water).
Usted puede dar medicina en su casa en (la comida / el agua) de su mascota.

This disease usually recurs.
Esta enfermedad generalmente recurre.

Enteritis
Enteritis

Your pet (has / may have) enteritis.
Su mascota (tiene / puede tener) enteritis.

The intestinal tract is not working properly.
El tracto intestinal no está funcionando correctamente.

There are many causes of enteritis.
Hay muchas causas de enteritis.

This disease can be life-threatening.
Esta enfermedad puede poner en riesgo la vida.

Diagnostic Procedures
Procedimientos Diagnósticos

See Box A-2.
Vea el Cuadro A-2.

I will gently palpate your pet's belly.
Voy a palpar suavemente el abdomen de su mascota.

The belly feels (normal / abnormal).
El abdomen se siente (normal / anormal).

We (will take / took) x-rays.
(Tomaremos / tomamos) unas radiografías.

Treatment
Tratamiento

See Box A-3.
Vea el Cuadro A-3.

Your pet needs to be hospitalized.
Su mascota necesita ser hospitalizada.

We (will give / are giving) fluids.
Le (daremos / dimos) fluidos.

(We will / you need to) force-feed your pet.
(Alimentaremos / usted necesita alimentar) a la fuerza los
   alimentos a su mascota.

Your pet's diet must be changed.
La dieta de su mascota debe cambiarse.

Eliminate stressful situations for your pet.
Elimine las situaciones estresantes para su mascota.

Trichobezoars and Gastric Stasis
Tricobezoarios y Estasis Gástrica

**Your pet (has / may have) a trichobezoar in the
   stomach.**
Su mascota (tiene / puede tener) un tricobezoario en el
   estómago.

**This is a ball of food and hair that gets stuck in the
   stomach.**
Ésta es una pelota de alimento y pelo que se atasca en el
   estómago.

The exact cause is not known.
La causa exacta no se conoce.

This disease can be life-threatening.
Esta enfermedad puede poner en riesgo la vida.

Box 17-13. Possible causes of hairball formation are:	Cuadro 17-13. Las posibles causas de formación de bolas de pelo incluyen:
a low-fiber diet	dieta baja en fibra
a high-carbohydrate, high-protein diet	dieta alta en carbohidratos y en proteína
stress	estrés
unknown	desconocidas

Diagnostic Procedures
Procedimientos Diagnósticos

See Box A-2.
Vea el Cuadro A-2.

I will gently palpate your pet's stomach.
Voy a palpar suavemente el abdomen de su mascota.

Your pet's stomach feels (normal / abnormal).
El estómago de su mascota se siente (normal / anormal).

We (will take / took) x-rays.
(Tomaremos / tomamos) unas radiografías.

Treatment
Tratamiento

See Box A-3.
Vea el Cuadro A-3.

Your pet needs to be hospitalized.
Su mascota necesita ser hospitalizada.

We (will try / tried) to stimulate movement of the intestines with (medicine / water / juices / mineral oil).
(Trataremos / tratamos) de estimular el movimiento de los intestinos con (medicina / agua / jugos / aceite mineral).

The hairball (will be / was) removed surgically.
La bola de pelos (será / fue) removida quirúrgicamente.

Hairballs often recur.
Las bolas de pelo recurren frecuentemente.

Your pet's diet must be changed. *(See Nutrition)*
La dieta de su mascota debe cambiarse. *(Vea Nutrición)*

Eliminate stressful situations for your pet.
Elimine las situaciones estresantes de su mascota.

Malocclusions
Maloclusiones

Rabbits' teeth grow continuously throughout life.
Los dientes de los conejos crecen continuamente durante su
   vida.

**If (a) (tooth / teeth) are misaligned, they grow in
   unevenly.**
Si (un / los) (diente / dientes) está(n) desalineado(s), crecen
   desparejos.

The rabbit may stop eating.
El conejo puede dejar de comer.

Your pet's teeth are misaligned.
Los dientes de su mascota están desalineados.

I (will trim / trimmed) your pet's front teeth.
(Recortaré / recorté) los dientes incisivos de su mascota.

**We (will anesthetize / anesthetized) your pet in order
   to trim the back teeth.**
(Anestesiaremos / anestesiamos) a su mascota para recortar
   los dientes posteriores.

**Your pet may require teeth trimming every _____
   weeks.**
Los dientes de su mascota deben ser recortados cada
   _____ semanas.

Nutrition
Nutrición

Rabbits are strict herbivores.
Los conejos son estrictamente herbívoros.

They must not eat meat or high-protein foods.
No deben comer carne o alimentos altos en proteína.

Rabbits need high-fiber, low-protein diets in order to keep their gut healthy.
Los conejos requieren dietas altas en fibra y bajas en proteína para mantener sus intestinos saludables.

Commercial pellets are available.
Hay alimento comercial granulado disponible.

Offer your rabbit approximately _____ cups per day.
Ofrézcale a su conejo aproximadamente _____ tazas al día.

You can also offer (timothy or alfalfa hay / vegetables).
También le puede ofrecer (heno de pasto o de alfalfa / vegetales).

Wash the vegetables thoroughly before offering them.
Lave bien los vegetales antes de ofrecerlos a su mascota.

Pododermatitis (Ulcerative)
Pododermatitis (Ulcerativa)

Your pet (has / may have) ulcerative pododermatitis.
Su mascota (tiene / puede tener) pododermatitis ulcerativa.

Your pet has severe abrasions of the (legs / feet).
Su mascota tiene abrasiones severas en (las patas / los pies).

This can be caused by (poor housing conditions / being overweight / living in a cage that is too small).
Esto puede ser causado por (condiciones pobres de alojamiento / sobrepeso / vivir en una jaula muy pequeña).

Questions Regarding Ulcerative Pododermatitis
Preguntas Relacionadas la Pododermatitis Ulcerativa

Is your pet kept in a cage?
¿Mantiene usted a su mascota en una jaula?

What do you use to line the bottom of the cage?
¿Qué usa para cubrir el piso de la jaula?

How big is the cage?
¿Qué tan grande es la jaula?

Does your pet take medicine?
¿Su mascota toma alguna medicina?

What is the name of the medicine?
¿Cuál es el nombre de la medicina?

What is the name of your pet's illness?
¿Cuál es el nombre de la enfermedad de su mascota?

Extra weight places more pressure on the legs.
El sobrepeso pone más presión en las patas de su mascota.

Treatment
Tratamiento

See Box A-3.
Vea el Cuadro A-3.

We (will clean / cleaned) your pet's legs.
(Limpiaremos / limpiamos) las patas de su mascota.

We (will give / gave) your pet medicine.
Le (daremos / dimos) medicina a su mascota.

You can give your pet medicine at home.
Usted le puede dar medicina a su mascota en casa.

We will show you how to clean your pet's wounds.
Le vamos a mostrar cómo limpiar las heridas de su mascota.

You need to clean your pet's wounds at home until they are healed.
Usted necesita limpiar las heridas de su mascota en casa hasta que hayan sanado.

Your pet needs a bigger cage.
Su mascota necesita una jaula más grande.

Do not use wire-bottom cages.
No use jaulas con piso de alambre.

The cage lining should be smooth.
La cubierta del piso de la jaula debe ser lisa.

You can use towels or newspapers.
Puede usar toallas de papel o periódico.

The cage lining must be changed frequently.
La cubierta del piso de la jaula debe ser cambiada con frecuencia.

Your pet must lose weight. *(See Nutrition)*
Su mascota necesita perder peso. *(Vea Nutrición)*

Posterior Paresis / Paralysis
Paresia Posterior / Parálisis

Your pet (has / may have) posterior (paresis / paralysis).
Su mascota (tiene / puede tener) (paresia /parálisis) posterior.

Nerves that go to the back legs have been severely damaged.
Los nervios que van hasta las piernas traseras han sido dañados severamente.

A backbone may be broken.
Una vértebra puede estar rota.

Questions Regarding Posterios Paresis / Paralysis
Preguntas Relacionadas con la Paresia Posterior / Parálisis

(When / how long ago) did you notice this problem?
¿(Cuándo / hace cuánto tiempo que) notó este problema?

Was your pet in an accident?
¿Su mascota estuvo en un accidente?

What happened?
¿Qué pasó?

Did this happen while someone was holding the rabbit?
¿Esto pasó mientras alguien sostenía al conejo?

Does your pet live in a cage?
¿Su mascota vive en una jaula?

How old is your pet?
¿Qué edad tiene su mascota?

Box 17-14. Some causes of posterior paresis / paralysis in rabbits are:	**Cuadro 17-14. of Algunas causas de paresia / parálisis posterior en conejos son:**
allowing the rabbit to kick the hind legs freely while being held (See Box 17-15)	permitir al conejo patear con las patas traseras libremente cuando se le está sosteniendo (Vea el Cuadro 17-15)
dropping the rabbit infection trauma caused after startling the rabbit in (his / her) cage	dejar caer al conejo infecciones trauma causado después de asustar al conejo en su jaula

Box 17-15. How to hold rabbits	Cuadro 17-15. Cómo sujetar a los conejos
The muscles of rabbits' back legs are extremely strong.	Los músculos de las patas traseras del conejo son extremadamente fuertes.
This strength allows them to hop.	Esta fuerza les permite brincar.
The back legs must be held when the rabbit is carried.	Las patas traseras deben ser sujetadas cuando se transporta al conejo.
Rabbits often try to kick the legs when being held by the scruff.	Los conejos pueden tratar de patear cuando se les sostiene de la piel del cuello.
This motion injures the back bones and spine.	Este movimiento lastima los huesos de la espalda y la columna vertebral.
Never pick rabbits up by the ears.	Nunca levante al conejo por las orejas.
Hold a rabbit by the scruff (skin on the back of the neck) with one hand.	Sostenga al conejo por la piel del cuello con una mano.
With the other hand, firmly and gently hold the back legs.	Con la otra mano, sujete firmemente las patas traseras.
Never let the hind legs hang freely.	Nunca deje las patas traseras colgar libremente.

Diagnostic Procedures
Procedimientos Diagnósticos

See Box A-2.
Vea el Cuadro A-2.

I will perform a neurologic exam.
Haré un examen neurológico.

We (will take / took) x-rays.
(Tomaremos / tomamos) unas radiografías.

Your pet has no feelings in the back legs.
Su mascota no tiene sensibilidad en las patas traseras.

Your pet has no control over urination and defecation.
Su mascota no tiene control sobre la orina y la defecación.

Your pet requires strict (cage-rest / medication) and intensive nursing care from you at home.
Su mascota requiere (reposo en su jaula / medicación) estrict(o/a) y cuidado intensivo dado por usted en casa.

We will show you how to empty your pet's bladder at home.
Le enseñaremos cómo vaciar la vejiga de su mascota en casa.

There is no guarantee that your rabbit will walk again.
No hay garantía de que el conejo volverá a caminar.

(Euthanasia / putting your pet down / putting your pet to sleep) is appropriate at this time.
(La eutanasia / el poner a dormir a su mascota) es apropiado en este momento.

Respiratory Diseases
Enfermedades Respiratorias

Your pet (has / may have) a respiratory disease.
Su mascota (tiene / puede tener) una enfermedad respiratoria.

The airways and lungs are not working properly.
Las vías respiratorias y los pulmones no están funcionando correctamente.

Questions Regarding Respiratory Disease
Preguntas Relacionadas con Enfermedad Respiratoria

Where did you get your pet?
¿Dónde obtuvo a su mascota?

Possible answers: (Pet store, animal shelter, breeder, friend).
Posibles respuestas: (Tienda de mascotas, refugio para animales, criadero, amigo).

(When / how long ago) did you get your pet?
¿(Desde cuándo / hace cuánto tiempo) tiene a su mascota?

(When / how long ago) did you notice this problem?
¿(Cuándo / hace cuánto tiempo) notó este problema?

Do you have other (pets / rabbits) at home?
¿Tiene (otras mascotas / otros conejos) en casa?

Is (he / she) sick?
¿Está enferm(o/a)?

Are any of them sick?
¿Está alguno de ellos enfermo?

(What / how often) do you feed your pet?
¿(Qué / cada cuándo) usted alimenta a su mascota?

How old is your pet?
¿Qué edad tiene su mascota?

Box 17-16. Signs of respiratory disease include:	Cuadro 17-16. Las señales de enfermedad respiratoria incluyen:
coughing	tos
decreased appetite	disminución del apetito
depression	depresión
excessive tear production	lagrimeo excesivo
eye discharge	descarga ocular
loud breathing	respiración ruidosa
nasal discharge	descarga nasal
pawing the face	se toca la cara con las manos
sneezing	estornudo

Diagnostic Procedures
Procedimientos Diagnósticos

See Box A-2.
Vea el Cuadro A-2.

We (will take / took) x-rays.
(Tomaremos / tomamos) unas radiografías.

We (will take / took) a sample of the nasal discharge.
(Tomaremos / tomamos) una muestra de la descarga nasal.

This (will be / was) sent to a lab.
Esta muestra (será / fue) enviada al laboratorio.

We should know results in approximately _____ days.
Deberíamos tener los resultados en aproximadamente
_____ días.

Treatment
Tratamiento

See Box A-3.
Vea el Cuadro A-3.

Your pet needs to be hospitalized.
Su mascota necesita ser hospitalizada.

We (will give / are giving) fluids and medicine.
Le (daremos / estamos dando) fluidos y medicina.

We (may / will) need to force-feed your pet.
(Podríamos necesitar / necesitaremos) forzar alimentos a su
mascota.

You will need to change your pet's diet.
Usted necesitará cambiar la dieta de su mascota.

Keep your pet isolated from other pets at home.
Mantenga a su mascota aislada de las otras mascotas en casa.

Torticollis (Head Tilt)
Torticolis (Cabeza Inclinada)

Your pet (has / may have) torticollis.
Su mascota (tiene / puede tener) torticolis.

This means head tilt.
Esto significa que tiene la cabeza inclinada.

Head tilt is usually caused by a bacterial or parasitic infection.
La cabeza inclinada generalmente es causada por una infección bacteriana o parasitaria.

Your pet may have a very serious infection of the brain.
Su mascota puede tener una infección muy seria del cerebro.

Questions Regarding Torticollis (Head Tilt)
Preguntas Relacionadas con la Torticolis (Cabeza Inclinada)

Where did you get your pet?
¿Dónde obtuvo a su mascota?

Possible answers: (Pet store, animal shelter, breeder, friend / relative).
Posibles respuestas: (Tienda de mascotas, refugio de animales, criador, amigo, pariente).

(When / how long ago) did you get your pet?
¿(Desde cuándo / hace cuánto tiempo) tiene a su mascota?

(When / how long ago) did you notice this problem?
¿(Cuándo / hace cuánto tiempo) notó este problema?

Do you have other (pets / rabbits) at home?
¿Tiene otras (mascotas / conejos) en casa?

Is (he / she) sick?
¿Está enferm(o / a)?

Are any of them sick?
¿Alguno de ellos está enfermo?

(What / how often) do you feed your pet?
¿(Qué / cuán frecuente) usted alimenta a su mascota?

How old is your pet?
¿Qué edad tiene su mascota?

Diagnostic Procedures
Procedimientos Diagnósticos

See Box A-2.
Vea el Cuadro A-2.

I (will perform / performed) a neurologic exam.
(Haré / hice) un examen neurológico.

We (will test / tested) the ears for parasites.
(Examinaremos / examinamos) las orejas para buscar parásitos.

We (will take / took) x-rays.
(Tomaremos / tomamos) unas radiografías.

We (will take / took) a blood sample.
(Tomaremos / tomamos) una muestra de sangre.

We should have results in approximately _____
(hours / days).
Deberíamos tener los resultados en aproximadamente
_____ (horas / días).

Treatment
Tratamiento

See Box A-3.
Vea el Cuadro A-3.

You can give your pet medicine at home.
Usted le puede dar medicina a su mascota en casa.

Medicine may prevent it from getting worse.
La medicina puede prevenir que se ponga peor.

There is no cure for this disease.
No hay cura para esta enfermedad.

Keep your pet isolated from other rabbits until results of the blood tests are back.
Mantenga a su mascota aislada de otros conejos hasta que los resultados de la muestra de sangre nos lleguen.

Splay Leg
Patas Extendidas

Your pet has splay leg.
Su mascota tiene patas extendidas.

This condition is inherited.
Esta condición es hereditaria.

This is a disease of the muscle and bones.
Ésta es una enfermedad de los huesos y los músculos.

Your pet is unable to pull (his / her) legs under the body.
Su mascota no puede poner sus piernas debajo del cuerpo.

There is no treatment for this condition.
No hay tratamiento para esta condición.

Your pet's quality of life will not improve.
La calidad de vida de su mascota no va a mejorar.

(Euthanasia / putting your pet down / putting your pet to sleep) is appropriate at this time.
(La eutanasia / el poner a dormir a su mascota) es lo apropiado en este momento.

Red Urine
Orina Roja

Questions Regarding Red Urine
Preguntas Relacionadas con la Orina Roja

Where did you get your pet?
¿Dónde obtuvo a su mascota?

Possible answers: (Pet store, animal shelter, breeder, friend / relative).
Posibles respuestas: (Tienda de mascotas, refugio de animales, criador, amigo, pariente).

(When / how long ago) did you get your pet?
¿(Desde cuándo / hace cuánto tiempo que) tiene a su mascota?

(When / how long ago) did you notice this problem?
¿(Desde cuándo / hace cuánto tiempo que) notó el problema?

(What / how often) do you feed your pet?
¿(Qué / cuán frecuente) usted alimenta a su mascota?

How old is your pet?
¿Qué edad tiene su mascota?

Is your pet's appetite (increased / decreased)?
¿Ha (aumentado / disminuido) el apetito de su mascota?

Have you noticed any other problems with your rabbit?
¿Ha notado algún otro problema con su conejo?

Discussion
Discusión

Rabbits' urine is often red.
La orina del conejo frecuentemente es roja.

This is normal.
Esto es normal.

The red color is caused by a pigment in certain types of foods.
El color rojo es causado por un pigmento en ciertos tipos de alimentos.

The red color is not blood.
El color rojo no es sangre.

We (will take / took) a urine sample to examine to be certain.

(Tomaremos / tomamos) una muestra de orina para examinarla y estar seguros.

The red color may last for several days.

El color rojo podría durar por varios días.

It will probably happen again.

Esto probablemente ocurrirá de nuevo.

LARGE ANIMAL INTERNAL MEDICINE
MEDICINA INTERNA DE ANIMALES GRANDES

Disorders of the Respiratory System in Bovines and Equines
Trastornos del Aparato Respiratorio en Bovinos y Equinos

General Questions / Statements
Preguntas / Aseveraciones Generales

What type of problem have you observed in your animal?
¿Qué tipo de problema ha observado en su animal?

When did you first notice this problem?
¿Cuándo usted notó este problema por primera vez?

Has this happened before to the animal?
¿Le ha sucedido esto antes al animal?

Is this the first animal presenting this kind of disease in your (farm / ranch)?
¿Es éste el primer animal que presenta esta clase de enfermedad en su (granja / rancho)?

Do you know if any outbreak of this disease has occurred in another (farm / ranch) in the region?
¿Sabe si algún brote de esta enfermedad ha ocurrido en otra (granja / rancho) de la zona?

Is the animal coughing? Is the cough phlegmatic or dry?
¿Está tosiendo el animal? ¿La tos es flemática o seca?

Was your animal (transported / exposed to routine handling procedures / injured)?
¿Su animal fue (transportado / expuesto a prácticas de manejo rutinario / lastimado)?

Is your animal keeping a good appetite?
¿Su animal mantiene un buen apetito?

Does your animal suffer from any other illness?
¿Su animal sufre de alguna otra enfermedad?

What is the name of your animals' illness?
¿Cuál es el nombre de la enfermedad de su animal?

Does your animal take medicine?
¿Su animal toma alguna medicina?

What is the name of the medicine?
¿Cuál es el nombre de la medicina?

Is your animal allergic to any medicines?
¿Su animal es alérgico a alguna medicina?

Which one(s)?
¿Cuál(es)?

How old is your animal?
¿Qué edad tiene su animal?

Is your animal pregnant?
¿Su animal está preñada?

Your animal (has / may have) (an acute / a chronic) (upper / lower) respiratory track disorder.
Su animal (tiene / podría tener) un transtorno (agudo / crónico) en las vías respiratorias (altas / bajas).

If the proper care is not provided immediately, some respiratory infections in young and adult animals could advance to the chronic state, and the animal develop core pulmonale.
Si no se provee cuidado inmediato, algunas infecciones respiratorias en los animales jóvenes y adultos podrían avanzar al estado crónico y el animal podría desarrollar cor pulmonar.

There are several factors that could be associated with disorders of the respiratory system (See Box 18-1)
Hay varios factores que podrían estar asociados con los trastornos del sistema respiratorio. (Vea el Cuadro 18-1)

Do you have any questions?
¿Tiene alguna pregunta?

The most common diseases of the respiratory tract of large animals are described in Boxes 18-2 and 18-3.
Las enfermedades más comunes de las vías respiratorias en los animales grandes están descritas en los Cuadros 18-2 y 18-3.

Diagnostic Procedures
Procedimientos Diagnósticos

See Box 18-4.
Vea el Cuadro 18-4.

We (will take / took) (blood samples / a biopsy / nasal swabs for culturing bacteria, fungus or viruses / feces for coproparasitologic analysis)
(Tomaremos / tomamos) (muestras de sangre / una biopsia / hisopos nasales para cultivo de bacterias, hongos o viruses / heces para análisis coproparasitológico).

We (will perform / performed) (a transtracheal wash / a broncheoalveolar lavage / an endoscopy / x-rays).
(Haremos / hicimos) (un lavado traqueal / un lavado broncoalveolar / una endoscopía / unas radiografías).

The respiratory problem of your animal is due to infection with (bacterial / mycotic / parasitic / viral) agents.
El problema respiratorio de su animal es debido a una infección con agentes (bacterianos / micóticos / parasitarios / virales).

Box 18-1. Factors that can lead to respiratory disease in large animals:	**Cuadro 18-1. Factores que pueden llevar a enfermedad respiratoria en los animales grandes:**
Introducing animals to the herd	Introducir animales al hato
Pregnancy and labor	Preñez y parto
Dusty foods	Alimentos polvorientos
Cattle drive in dusty areas	Arreo de ganado en áreas polvorientas
Physical trauma	Trauma físico
Bacterial, mycotic, parasitic and viral infections	Infecciones bacterianas, micóticas, parasitarias y virales
Improper oral medication (aspiration pneumonia)	Administración de medicación oral en forma incorrecta (neumonía por aspiración)
Vaccination	Vacunación
Branding and castration	Marcado y castración
Prolonged anesthesia, sedation or lateral recumbency	Anestesia, sedaciones y decúbito laterales prolongado
Transportation	Transporte
Crowded facilities and ventilation in the stables	Acinamiento y ventilación inadecuada en los establos
Sudden climatological changes	Cambios climatológicos repentinos
Tumors	Tumores

Box 18-2. Infectious diseases affecting the respiratory system in bovines:	Cuadro 18-2. Enfermedades infecciosas que afectan el sistema respiratorio en bovinos:
Upper respiratory tract (Tracheobronchitis, laryngitis, rhinitis)	Vía respiratoria alta (Traqueobronquitis, laringitis, rinitis)
• Bacterial	Bacterianas
Necrotic laryngitis (calf diphtheria) (Fusobacterium necrophorum)	Laringitis necrótica (difteria del ternero) (Fusobacterium necrophorum)
• Viral	Virales
Infectious bovine rhinotracheitis (IBR) (Bovine herpesvirus 1, BHV-1)	Rinonotraqueítis infecciosa bovina (RIB) (Herpesvirus bovino 1, HVB-1)
Bovine viral diarrhea (BVD) (mucosal disease complex) (Pestivurus, family Togaviridae)	Diarrea viral bovina (DVB) (enfermedad de las mucosas) (Pestivurus, de la familia Togaviridae)
• Malignant catarrhal fever (exotic disease) (MCF, malignant head catarrh, catarrhal fever, gangrenous coriza) (Herpesvirus subfamily Gamma herpesvirinae, acelaphine herpesvirus virus 1 and 2 (AHV-1 and AHV-2) Also known as: (bovid Herpesvirus-3)	• Fiebre catarral maligna (enfermedad exótica) (FCM, catarro maligno de la cabeza, fiebre catarral, coriza gangrenosa) (Herpesvirus de subfamilia Gamma herpesvirinae, virus acelaphine herpesvirus 1 y 2) (AHV-1 y AHV-2) También designado como: (Herpesvirus-3 bovino)

Continued

Lower respiratory tract (Bronchopneumonia, pneumonia, pleuritis)	Vía respiratoria baja (Bronconeumonía, neumonía, pleuritis)
• Bacterial	Bacterianas
Acute fibrinous bronchopneumonia	Bronconeumonía fibrinosa aguda
Mannheimia haemolytica Chronic pneumonia (Pausterella multocida)	Mannheimia haemolytica Neumonía crónica (Pausterella multocida)
Pneumonic pasteurellosis (shipping fever, transit fever, bovine respiratory disease complex)	Pasteurelosis neumónica (fiebre de embarque, fiebre de transporte, enfermedad del complejo respiratorio bovino)
(Mannheimia haemolytica, Pausterella multocida, Haemophilus somnus)	(Mannheimia haemolytica Pausterella multocida, Haemophilus somnus)
Pneumoenteritis of calves	Neumoenteritis de los terneros
Tuberculosis of the lungs (TB)	Tuberculosis pulmonar
(Mycobacterium bovis / tuberculosis / avium)	(Mycobacterium bovis / tuberculosis / avium)
(zoonosis and mandatory reportable disease)	(zoonosis y enfermedad de declaración obligatoria)
• Mycotic	Micóticas
Aspergillosis	Aspergilósis
(Aspergillus fumigatus)	(Aspergillus fumigatus)
Atypical interstitial pneumonia (farmer's lung disease, hypersensitivity pneumonitis)	Neumonía intersticial atípica (enfermedad del pulmón del granjero, neumonitis por hipersensibilidad)
(Micropolyspora faeni)	(Micropolyspora faeni)
Blastomycosis	Blastomicosis
(Blastomyces spp.)	(Blastomyces spp.)
Cryptococcosis	Cryptococcosis
(Cryptococcus neoformans)	(Cryptococcus neoformans)

Coccidioidomycosis (Coccidioides immitis)	Coccidioidomicosis (Coccidioides immitis)
Histoplasmosis	Histoplasmosis (tos de las cavernas)
(Histoplasma capsulatum)	(Histoplasma capsulatum)
• Parasitic	Parasitarias
Verminous pneumonia (Dictyocaulosis, lungworms)	Neumonía verminosa (Dictyocaulosis, lombrices del pulmón)
(Dictyoucaulus viviparus)	(Dictyoucaulus viviparus)
• Viral	Virales
Parainfluenza 3 (PI-3)	Parainfluenza 3 (PI-3)
Bovine respiratory syncytial virus (BRSV)	Virus respiratorio sincicial bovino (VRSB)
• Mixed	Mixtas
Enzootic pneumonic complex of calves	Complejo neumónico enzootico de los terneros
(Mycoplasma spp., Actinomyces pyogenes, Pasteurella multocida, Haemophilus somnus, PI-3, BSRSV, RIB, adenoviruses)	(Mycoplasma spp., Actinomyces pyogenes, Pasteurella multocida, Haemophilus somnus, PI-3, VRSB, DVB, IBR, adenoviruses)
Shipping Fever (respiratory disease complex, systemic pausterelosis)	Fiebre de embarque (enfermedad del complejo respiratorio bovino, pausterelosis sistémica)
Mannheimia haemolytica Pasteurella multocida, Haemophilus somnus, IBR, BVD, PI-3, BRSV, coronaviruses	Mannheimia haemolytica, Pasteurella multocida, Haemophilus somnus) RIB, PI-3, VRSB, coronaviruses

Box 18-3. Infectious diseases affecting the respiratory system in equines:	Cuadro 18-3. Enfermedades infecciosas que afectan el sistema respiratorio en equinos:
Upper respiratory tract (Tracheobronchitis, laryngitis, rhinitis)	Vías respiratorias altas (Traqueobronquitis, laringitis, rinitis)
• Bacterial	Bacterianas
Empyema (Streptococcus zooepidemicus)	Empieruma (Streptococcus zooepidemicus)
Equine adenitis (strangles, distemper) (Streptococcus equi)	Adenitis equina (papera, moquillo) (Streptococcus equi)
Glanders (nasal form) (Burkholderia mallei)	Muermo equino (forma nasal) (Burkholderia mallei)
• Mycotic	Micóticas
Guttural pouch mycosis (Aspergillus spp.)	Micosis de las bolsas guturales (Aspergillus spp.)
Mycotic rhinolaryngitis of foals (candidiasis) (Candida albicans)	Rinolaringitis micótica de los potrillos (candidiasis) (Candida albicans)
• Viral	Virales
Equine viral rhinopneumonitis (Equine Herpesvirus 1 types 1 and 2) (previously EHV-1 and EHV-4)	Rinoneumonitis viral equina (Herpevirus Equino 1 tipos 1 y 2) (previamente VHE-1 y VHE-4)
Lower respiratory tract (Pneumonia, pleuritis)	Vía respiratoria baja (Neumonía, pleuritis)
• Bacterial	Bacterianas
Pleuropneumonia (pleurisy, pleuritis) (Bacteroides spp., Clostridium spp.,	Pleroneumonía (pleuresía, pleuritis) (Bacteroides spp., Clostridium spp.,

Coccidioides immitis,
Escherichia coli,
Klebsiella spp.,
Mycoplasma spp.,
Nocardia spp.,
Rhodococcus equi,
Streptococcus
zooepidermicus)

Granulomatous
pneumonia (lung
abscesses in foals)
(Rhodococcus equi)

Glanders (pulmonary
form) (Burkholderia
mallei)

• Mycotic
Aspergillosis
(Aspergillus fumigatus)

Atypical interstitial
pneumonia (farmer's
lung disease, hyper-
sensitivity neumonitis
(Micropolyspora faeni)

Coccidioidomycosis
(Coccidioides immitis)

Histoplasmosis
(Histoplasma capsulatum)

• Parasitic

Verminous pneumonia
(Dictyocaulosis,
lungworm disease)
(Dictyoucaulus arnfieldi)

Summer colds (lung larva
migrans of Parascaris
equorum)

• Viral

Equine influenza
(Orthomyxoviruses A-1
and A-2)

Equine viral arteritis (EVA)

Rhinopneumonitis equina

Coccidioides immitis,
Escherichia coli, Klebsiella
spp., Mycoplasma spp.,
Nocardia spp., Rhodococcus
equi, Streptococcus
zooepidermicus)

Neumonía granulomatosa
(abscesos pulmonares de
los potrillos) (Rhodococcus
equi)

Muermo equino (forma
pulmonar) (Burkholderia
mallei)

Micóticas
Aspergilosis
(Aspergillus fumigatus)

Neumonía intersticial atípica
(enfermedad del pulmón del
granjero, neumonitis por
hipersensibilidad)
(Micropolyspora faeni)

Coccidioidomicosis
(Coccidioides immitis)

Histoplasmosis (Histoplasma
capsulatum)

Parasitarias

Neumonía verminosa
(Dictyocaulosis, lombrices
del pulmón)
(Dictyoucaulus arnfieldi)

Gripe de verano (larvas
migrantes de Parascaris
equorum en los pulmones)

Virales

Influenza equina
(Orthomyxovirus A-1 y A-2)

Arteritis viral equina (AVE)

Rinoneumonitis equina

Box 18-4. Clinical signs and tests of importance for diagnosing respiratory illnesses include:	Cuadro 18-4. Las señales clínicas y las pruebas de importancia para el diagnóstico de las enfermedades respiratorias incluyen:

Signs

- Coughing (phlegmatic / dry)
- Sneezing
- Difficulty breathing (dyspnea, abdominal breathing)
- Mucopurulent nasal or oculonasal discharges
- Reluctance to exercise or recumbency and anorexia conjunctivitis, rinhitis and tracheitis (reduced milk yields)
- Fever (41 °C / 105.8 °F)
- Dehydration and hirsute hair
- Adenitis
- Cor pulmonale (congestive heart failure)

Diagnosis

- Auscultation of lungs and trachea (moist rales, pleuritic friction rubs, crackling)
- Auscultacion of the lungs with the technique of the re-breathing bag

Señales

Tos (flemática o seca)

Estornudos
Dificultad para respirar (disnea, respiración abdominal)
Descarga nasal u oculonasa mucopurulenta
Rehuso a hacer ejercicio o decúbito y anorexia conjuntivitis, rinitis y traqueítis (reducción de la producción de leche)
Fiebre (41 °C / 105.8 °F)
Deshidratación y pelo hirsuto

Adenitis
Cor pulmonale (insuficiencia cardiaca congestiva)

Diagnóstico

Auscultación de los pulmones y tráquea (rales húmedos, frotes pleuríticos, crepitación)

Auscultación de los pulmones mediante la técnica de re-respiración en bolsa

- Tracheal compression test induces coughing (tracheitis)
- Percussion of the thoracic cavity
- Palpation of larynx, trachea, and lymph nodes

- Positive jugular pulse
- Transtracheal wash
- Bronchoalveolar lavage
- Cytological exam of aspirate (tracheobronchial / guttural pouches in equines)
- Endoscopy
- x-rays
- Bacteriological analysis
- Hematological analysis
- Histopathological analysis
- Serological analysis
- Viral isolation analysis

La prueba de compresión traqueal induce tos (traqueítis)
Percusión de la cavidad torácica
Palpación de la laringe, la tráquea y los nódulos linfáticos

Pulso yugular positivo
Lavado transtraqueal
Lavado broncoalveolar
Examen citológico de aspirado (traqueobronquial / de las bolsas guturales en equinos)
Endoscopía
Radiografías
Análisis bacteriológico
Análisis hematológico
Análisis histopatológico
Análisis serológico
Análisis de aislamiento viral

The respiratory problem of your animal is not due to infection. The problem is of another origin (traumatic / mechanic by aspiration/hypostatic due to prolonged lateral recumbency).

El problema respiratorio de su animal no es debido a una infección. El problema es de otro tipo de origen (traumático / mecánico por aspiración / hipostático debido a decúbito lateral prolongado).

The name of the respiratory problem that is affecting your horse is known as exercise-induced pulmonary hemorrhage (EIPH, epistaxis, "bleeder"). The causes are unknown, and normally it occurs after strenuous exercise involving gallop at moderate and high speeds.

El problema respiratorio que afecta a su equino se conoce como hemorragia pulmonar inducida por ejercicio (HPIE, epistaxis, síndrome del caballo sangrador). Las causas son desconocidas y normalmente ocurre después de ejercicio extenuante que consiste de galope a velocidades moderadas y rápidas.

We (need to perform / performed) endoscopy and a cytological examination of a tracheobronquial aspirate to corroborate the diagnosis.
(Necesitamos hacer / hicimos) una endoscopía y una evaluación citológica del aspirado traqueobronquial para corroborar el diagnóstico.

Treatment
Tratamiento

See Box 18-5.
Vea el Cuadro 18-5.

Box 18-5. Treatment for respiratory illnesses in large animals:	Cuadro 18-5. Tratamiento para las enfermedades respiratorias en animales grandes:
• Non steroidal antiinflamatory drugs given per os or IV	Drogas antiinflamatorias no esteroides por vía oral o intravenosa
• Use of prescribed antibiotics or chemotherapeutics	Uso de antibióticos o quimioterapéuticos recetados
• Use of prescribed systemic antimycotic drugs IV (amphotericin B, fluconazole)	Uso de medicamentos antimicóticos sistémicos recetados por vía IV (amfotericina B, fluconazol)
• Use of prescribed antiviral drugs PO (acyclovir)	Uso de medicamentos antivirales recetados por vía oral (acyclovir)
• Antihistamine and analgesic drugs IV	Medicamentos antihistamínicos y analgésicos por vía intravenosa (IV)
• Expectorants (guaiacol-based) IM	Expectorantes (basados en guayacol) por vía intramuscular (IM)

- Use of prescribed proteolytic enzymes IM
- Fluid therapy IV or SC

- Injectable multivitaminic formulas IV

- Oxygen via nasal mask

- Lavage of guttural pouches
- Abscesses should be drained
- Thoracocentesis (to relieve pressure from gas or liquids)
- Surgery (punctured lungs due to trauma)

- Restricted mobility
- Ventilation should be improved in the stable
- Do not allow dust accumulation in the stable
- Stop providing dusty food stocks
- Provide food stocks free of mold
- Provide thick beds of straw

Uso de enzimas proteolíticas recetadas por vía IM
Terapia de fluidos por vía IV o SC
Administración de formulas multivitamínicas por vía intravenosa (IV)
Suministro de oxígeno por mascarilla nasal
Lavado de las bolsas guturales
Los abscesos deberán de ser drenados
Toracocentesis (para eliminar presión causada por gas o líquidos)
Cirugía (en casos de pulmones perforados a consecuencia de trauma)
Ejercicio restringido
Mejore la ventilación del establo
No permita la acumulación de polvo en el establo
Suspenda el uso de piensos polvorientos
Provea piensos libres de moho
Provea camas gruesas de paja

Your animal will require immediate hospitalization for _____ to _____ (days / weeks)
El animal requerirá hospitalización inmediata por _____ a _____ (días / semanas).

Your animal must receive a complete treatment for _____ (days / weeks). (See Instructions for Caring for Large Animals at the (Farm / Ranch)
El animal deberá recibir un tratamiento completo por _____ (días / semanas). (Vea Instrucciones para el Cuidado de Animales Grandes en (la Granja / el Rancho))

Usually the most sophisticated treatments are applied to equines. Bovines are more rustic animals and get well easier than equines.

Usualmente los tratamientos más sofisticados son usados en los equinos. Los bovinos son animales más rústicos y generalmente se recuperan más rápidamente.

You need to upgrade and maintain a good vaccination program in your (farm / ranch).

Usted necesita mejorar y mantener un buen programa de vacunación en su (granja / rancho).

You need to upgrade and maintain a good deworming program in your (farm / ranch).

Usted necesita mejorar y mantener un buen programa de desparasitación en su (granja / rancho).

Your animal is affected by a pulmonary neoplasm but more studies need to be performed to obtain a definitive diagnosis.

Su animal tiene una neoplasia pulmonar pero se requieren más estudios para obtener un diagnóstico definitivo.

We will refer you to a veterinary specialist.

Le referiremos a un veterinario especialista.

Disorders of the Digestive System in Bovines and Equines
Trastornos del Sistema Digestivo en Bovinos y Equinos

General Questions / Statements
Preguntas / Aseveraciones Generales

What type of problem have you observed in your animal?

¿Qué tipo de problema ha observado en su animal?

When did you first notice this problem?

¿Cuándo usted notó este problema por primera vez?

Has this happened before to the animal?

¿Le había sucedido esto antes al animal?

Is this the first animal presenting this kind of disease in your (farm / ranch)?
¿Es éste el primer animal que presenta esta enfermedad en su (granja / rancho)?

Do you know if any outbreak of this disease has occurred in another (farm / ranch) in the region?
¿Sabe si algún brote de esta enfermedad ha ocurrido en otra (granja / rancho) de la zona?

Is the animal having any problems in the mouth or having a chewing disfunction?
¿Está el animal teniendo problemas en la boca o sufriendo de alguna disfunción de masticación?

Is the animal suffering episodes of (watery and fetid / projectile / bloody / mucoid) diarrhea?
¿El animal sufre de episodios de diarreas (aguadas y fétidas / en forma de proyectil / con sangre / con mucosidad)?

Is the animal having any of the following problems? Flatulence / gastric distention / timpanism (intestinal / ruminal)
¿El animal tiene alguno de los siguientes problemas? Flatulencia / distensión gástrica / timpanismo (intestinal / ruminal)

Is the animal having any problems associated with constipation?
¿El animal tiene problemas asociados con estreñimiento?

Is the animal excreting bloody stools?
¿El animal está defecando heces con sangre?

Was your animal (transported / exposed to routine handling procedures / injured)?
¿Su animal fue (transportado / expuesto a prácticas de manejo rutinario / lastimado)?

Is your animal keeping a good appetite?
¿Su animal mantiene un buen apetito?

Does your animal suffer from any other illness?
¿Su animal sufre de alguna otra enfermedad?

What is the name of your animal's illness?
¿Cuál es el nombre de la enfermedad de su animal?

Does your animal take medicine?
¿Su animal toma alguna medicina?

What is the name of the medicine?
¿Cuál es el nombre de la medicina?

Is your animal allergic to any medicines?
¿Su animal es alérgico a alguna medicina?

Which one(s)?
¿Cuál(es)?

How old is your animal?
¿Qué edad tiene su animal?

Is your animal pregnant?
¿Su animal está preñada?

Your animal (has / may have) (an acute / a chronic) digestive tract (infection / disorder).
Su animal (tiene / podría tener) (una infección / un trastorno) [agud(a / o) / crónic(a / o)] del tracto digestivo.

There are several factors that could be associated with disorders of the digestive system. *(See Box 18-6)*
Hay varios factores que podrían estar asociados con los trastornos del sistema digestivo. *(Vea el Cuadro 18-6)*

Do you have any questions?
¿Tiene alguna pregunta?

The most common infectious diseases of the digestive tract of large animals are described in Boxes 18-7 and 18-8.
Las enfermedades infecciosas más comunes del tracto digestivo de animales grandes están descritas en los Cuadros 18-7 y 18-8.

Box 18-6. Factors that can lead to digestive disturbances in large animals:

| **Cuadro 18-6. Factores que pueden llevar a disturbios digestivos en los animales grandes:** |

- Introducing animals to the herd

Introducir animales al hato

- Pregnancy and labor

Preñez y parto

- Changes in diets

Cambios de dieta

- Contaminated drinking water

Agua de tomar contaminada

- Pica

Pica

- Bacterial, mycotic, parasitic, and viral infections

Infecciones bacterianas, micóticas, parasitarias y virales

- Vaccination

Vacunaciones

- Branding and castration

Marcado y castración

- Transportation

Transporte

- Crowded facilities and poor hygiene in the stables

Acinamiento e insalubridad en los establos

- Tumors

Tumores

Box 18-7. Infectious diseases affecting the digestive system in bovines:

Cuadro 18-7. Enfermedades infecciosas que afectan el sistema digestivo en bovinos:

- Bacterial

Bacterianas

Bovine actinobacillosis (wooden tongue) (Actinobacillus lignieresii)

Actinobacilosis bovina (lengua de palo) (Actinobacillus lignieresii)

Bovine actinomycosis (lumpy jaw) (Actinomyces bovis)

Actinomicosis bovina (abscesos mandibulares) (Actinomyces bovis)

Acute enteritis

Enteritis aguda

Continued

Neonatal diarrheic syndrome (scours) (Escherichia coli, Salmonella spp., Clostridium perfringens types A, B, C and D)	Síndrome diarréico neonatal (Escherichia coli, Salmonella spp., Clostridium perfringens tipos A, B, C y D)
Colibacillosis in calves (enterotoxigenic Escherichia coli)	Colibacilosis de los terneros (Escherichia coli enterotoxigénica)
Salmonellosis (Salmonella spp.)	Salmonelosis (Salmonella spp.)
Mucohemorrhagic enterocolitis (dysentery) (Yersinia enterocolitica, Y. pseudotuberculosis)	Enterocolitis mucohemorrágica (disentería) (Yersinia enterocolitica, Y. pseudotuberculosis)
Gastrointestinal campylobacteriosis (dysentery of calves) (Campylobacter jejuni, C. coli)	Campilobacteriosis gastrointestinal (disentería de los terneros) (Campylobacter jejuni, C. coli)
Chronic enteritis Bovine paratuberculosis (Johne's disease) (Mycobacterium avium subsp.)	Enteritis crónica Paratuberculosis bovina (enfermedad de Johne) (Mycobacterium avium subsp.)
Chlamydia-induced enteritis (Chlamydia psittaci immunotype I)	Enteritis inducida por clamidias (Chlamydia psittaci inmunotipo I)
Enterotoxemia (hemorrhagic enteritis) Clostridium perfringens types A, B, and C	Enterotoxemia (basquilla) (enteritis hemorrágica) Clostridium perfringens tipos A, B y C
Hepatic alterations Infectious necrotic hepatitis (INH, black disease) Clostridium novyi type B)	Alteraciones hepáticas Hepatitis necrótica infecciosa (enfermedad negra) (Clostridium novyi tipo B)

Hepatic abscesses (Fusobacterium necrophorum, Corynebacterium pyogenes)	Abscesos hepáticos (Fusobacterium necrophorum, Corynebacterium pyogenes)
Peritonitis	Peritonitis
Septic diffuse peritonitis (Fusobacterium necrophorum)	Peritonitis séptica difusa (Fusobacterium necrophorum)
Serofibrinous peritonitis (chlamydial peritonitis) (Chlamydia psittaci immunotype 1)	Peritonitis serofibrinosa (peritonitis clamidial) (Chlamydia psittaci inmunotipo 1)
• Mycotic	Micóticas
Aflatoxicosis	Aflatoxicosis
Blue-green algae poisoning (Microcystis aeruginosa)	Intoxicación con algas azul verdosas (Microcystis aeruginosa)
• Parasitic	Parasitarias
Parasitic colangiohepatitis	Colangiohepatitis parasitaria
Fasiolasis (liver flukes) (Fasciola hepatica) Fascioloidosis (large american liver fluke, giant liver fluke) (Fascioloides magna)	Fasciolasis (duelas hepáticas) (Fasciola hepatica) Fascioloidosis (gran duela hepática americana, duela hepática gigante) (Fascioloides magna)
Parasitic gastroenteritis caused by protozoan	Gastroenteritis parasitaria causada por protozoarios
Cryptosporidiosis	Cryptosporidiosis
Cryptosporidium parvum	Cryptosporidium parvum
C. andersoni	C. andersoni
Giardiasis (Beavers fever) (Giardia spp.)	Giardiasis (Fiebre de los castores) (Giardia spp.)
Coccidial dysentery (coccidiosis), Eimeria bovis, E. zuernii	Disentería coccidiana (coccidiosis), Eimeria bovis, E. zuernii
Parasitic gastroenteritis caused by helminths	Gastroenteritis parasitaria causada por helmintos
Trichostrongylosis (Trichostrongylus axei)	Tricostrongilosis (Trichostrongylus axei)

Continued

Haemonchosis (barbers pole worm, wire worm) (Haemonchus placei)	Haemoncosis (gusano de palo de barbería, gusano de alambre) (Haemonchus placei)
Ostertagiosis types I and II (Ostertagia ostertagi)	Ostertagiosis tipos I y II (Ostertagia ostertagi)
Cooperiosis (Cooperia punctata, C. oncophora, C. pectinata)	Cooperiosis (Cooperia punctata, C. oncophora, C. pectinata)
Bunostomosis (hookworms) (Bunostomum phlebotomum)	Bunostomosis (gusanos de gancho) (Bunostomum phlebotomum)
Strongyloidosis (Strongyloides papillosus)	Strongiloidosis (Strongyloides papillosus)
Nematodirosis (Nematodirus helvetianus, N. battus)	Nematodirosis (Nematodirus helvetianus, N. battus)
Oesophagostomosis (nodular worm) (Oesophagostomum radiatum)	Esofagostomosis (gusano nodular) (Oesophagostomum radiatum)
Toxocariosis (Toxocara vitulorum)	Toxocariosis (Toxocara vitulorum)
Cestodosis (tapeworm infections) (Moniezia expansa, M. benedeni)	Cestodosis (infecciones con tenias) (Moniezia expansa, M. benedeni)
• Viral	Virales
Blue tongue disease (BT) (sore muzzle, pseudo foot-and-mouth disease, muzzle disease)	Enfermedad de la lengua azul (hocico adolorido, glosopedas enfermedad del morrillo)
Orbivirus family Reoviridae (BT virus serotypes 10, 11, 13, and 17)	Orbivirus, de la familia Reoviridae (Virus de la lengua azul, serotipos 10, 11, 13 y 17)
Bovine viral diarrhea (BVD) (mucosal disease complex) (Pestivurus, family Togaviridae)	Diarrea viral bovina (DVB) (enfermedad de las mucosas) (Pestivurus, de la familia Togaviridae)

Vesicular stomatitis (Vesiculovirus, family Rhabdoviridae serotypes New Jersey and Indiana I)	Estomatitis vesicular (Vesículovirus, de la familia Rhabdoviridae serotipos New Jersey e Indiana I)
Aftosa fever (exotic disease) (Foot-and-mouth disease) (Aftovirus, family Picornaviridae, strains A, O and C)	Fiebre aftosa (enfermedad exótica) (glosopeda) (Aftovirus, de la familia Picornaviridae, cepas A, O y C)
Coronaviruses and rotaviruses infections in calves	Infecciones con coronavirus y rotavirus en becerros
• Mix	Mixtas
Neonatal diarrheic syndrome (scours)	Síndrome diarréico neonatal
Escherichia coli, Salmonella spp., Clostridium perfringens types A, B, C and D, coronaviruses, rotaviruses	Escherichia coli, Salmonella spp., Clostridium perfringens tipos A, B, C y D, coronaviruses, rotaviruses

Box 18-8. Infectious diseases affecting the digestive system in equines:	**Cuadro 18-8. Enfermedades infecciosas que afectan el sistema digestivo en equinos:**
• Bacterial	Bacterianas
Septic peritonitis (Streptococcus equi, Rhodococcus equi)	Peritonitis séptica (Streptococcus equi, Rhodococcus equi)
Acute enteritis	Enteritis aguda
Clostridiasis	Clostridiasis
Clostridium perfringens type A	Clostridium perfringens tipo A
Salmonellosis	Salmonelosis

Continued

Salmonella spp.	Salmonella spp.
Septicemic salmonellosis in foals	Salmonelosis septicémica de los potrillos
Salmonella spp.	Salmonella spp.
Neonatal enteritis / colitis Escherichia coli, Klebsiella spp., Salmonella spp.	Enteritis / colitis neonatal Escherichia coli, Klebsiella spp., Salmonella spp.
Acute fulminant hemorrhagic diarrhea in foals (Clostridium perfringens types B and C)	Diarrea hemorrágica aguda fulminante de los potrillos (Clostridium perfringens tipos B y C)
Acute diarrhea in foals (Bacteroides fragilis, Rhodococcus equi, Clostridium difficile)	Diarrea aguda en potrillos (Bacteroides fragilis, Rhodococcus equi, Clostridium difficile)
Potomac fever (equine monocytic ehrlichiosis equine ehrlichial colitis) (Ehrlichia risticii)	Fiebre del Potomac (ehrliquiosis monocítica equina, colitis ehrliquial equina) (Ehrlichia risticii)
Colitis-X (unknown etiologic agent)	Colitis-X (agente etiológico desconocido)
Chronic enteritis	Enteritis crónica
Chronic eosinophilic gastroenteritis (associated with parasitic infections)	Gastroenteritis eosinofílica crónica (asociada con infecciones parasitarias)
Inflammatory bowel disease (unknown origen / multiple agents)	Enfermedad inflamatoria del intestino (origen desconocido / agentes múltiples)
• Mycotic	Micóticas
Oral candidiasis (Candida albicans)	Candidiasis oral (algodoncillo) (Candida albicans)
Pharyngeal paralysis and erosion of guttural pouches (Aspergillus spp.)	Parálisis faríngea y erosión de las bolsas guturales (Aspergillus spp.)

• Parasitic
Gasterophilosis
(horse bots)
(Gasterophilus spp.)
Habronemosis
(stomach worms)
Habronema muscae,
H. microstoma
Draschia megastoma
Trichostrongylosis
(Trichostrongylus axei)
Strongyloidosis intestinal
(Strongyloides westeri)
Strongylosis intestinal
Strongylus edentatus,
S. equinus S. vulgaris
and Triodontophorus spp.
Ascaridiosis (Parascaris
equorum)
Oxyurosis (pinworms)
(Oxyuris equi)
Tapeworm infection
Anoplocephala magna,
A. perfoliata,
Paranoplocephala
mamilliana
• Viral
Foals' viral diarrhea
(rotaviruses)

Parasitarias
Gasterofilosis equina (mosca
del estómago)
(Gasterophilus spp.)
Habronemosis (gusanos del
estómago)
Habronema muscae,
H. microstoma
Draschia megastoma
Tricostrongilosis
(Trichostrongylus axei)
Strongiloidosis intestinal
(Strongyloides westeri)
Strongilosis intestinal
Strongylus edentatus,
S. equinus S. vulgaris,
Triodontophorus spp.
Ascaridiosis (lombrices
largas) (Parascaris equorum)
Oxiurosis (oxiuros) (Oxyuris
equi)
Cestodosis (taeniosis, tenias)
Anoplocephala magna,
A. perfoliata,
Paranoplocephala mamilliana

Virales
Diarrea viral de los potrillos
(rotavirus)

**The most common noninfectious illnesses of the
digestive track of large animals are described in
Boxes 18-9 and 18-10.**
Las enfermedades no infecciosas más comunes del tracto
digestivo en los animales grandes están descritas en los
Cuadros 18-9 y 18-10.

Box 18-9. Other disturbances affecting the digestive system in bovines:	Cuadro 18-9. Otros disturbios que afectan el sistema digestivo en bovinos:

Oral cavity

- Dentistry
Loose teeth and normal tooth decay
Tooth trauma (kicking, horning)
- Tongue and lips
Lacerations, ulcerations induced by contact with chemical agents, dog or coyote bites

Pharynx and esophagus

Obstructive pharyngeal paralysis
Nervous pharyngeal paralysis
Esophageal tear
Esophageal mechanical obstruction (choke) (beets, onions, apples, turnips, patatoes)
Esophageal stenosis

Gastric compartments

- Rumen
Primary ruminal timpany (frothy bloat, alfalfa bloat)

Secondary ruminal timpany or vagal indigestion (free gas bloat)
Acute ruminal acidosis (grain overload, rumen impaction, carbohydrate

Cavidad oral

Odontología
Dientes flojos y desgaste dental normal
Trauma al diente (patadas, cornadas)
Lengua y labios
Laceraciones, úlceras por contacto con agentes químicos, mordidas de perros o coyotes

Faringe y esófago

Parálisis faríngea obstructiva

Parálisis faríngea nerviosa

Desgarre esofágico
Obstrucción esofágica mecánica (atragantamiento) (remolachas, cebollas, manzanas, nabos, papas)
Estenosis esofágica

Compartimientos gástricos

Rumen
Timpanismo ruminal primario (hinchazón espumosa, hinchazón de alfalfa)
Timpanismo ruminal secundario o indigestión vagal (hinchazón gaseosa)
Acidosis ruminal aguda (sobrecarga con granos, impactación ruminal,

engorgement, lactic acidosis)
• Omasum and reticulum
Omasal impaction
Reticular impaction
Traumatic reticuloperitonitis (traumatic gastritis, hardware disease)

Traumatic reticulopericarditis (hardware disease)

• Abomasum
Abomasitis of calves
Abomasum displacement

Abomasal volvulus
• Intestines
Intussusception
Obstruction with tricobezoars
Obstruction with phytobezoars
Obstruction with extraneous bodies
• Annus and rectum
Rectal tears (rectal palpation, trauma with hooves during calving)

Rectal prolapse

congestión por carbohidratos, acidosis láctica)
Omaso y retículo
Impactación omasal
Impactación reticular
Reticuloperitonitis traumática (gastrítis traumática, ingestión de alambres)

Reticulopericarditis traumática (ingestión de alambres)

Abomaso
Abomasitis de los becerros
Dilatación y desplazamiento del abomaso
Vólvulos abomasales
Intestinos
Intususcepción
Obstrucción con tricobezoarios
Obstrucción con fitobezoarios
Obstrucción con cuerpos extraños
Ano y recto
Desgarres rectales (palpación rectal, laceraciones con las pezuñas de las crías durante el parto)
Prolapso rectal

Liver and toxic compounds

Hígado y compuestos tóxicos

Chronic colangiohepatitis

Hepatogenous photosensitization
Alkaloid poisoning, metal toxicity (cooper, iron, zinc), hepatic neoplasia

Colangiohepatitis crónica

Fotosensibilización hepatógena
Envenenamiento por alcaloides, intoxicación con metales (cobre, hierro, zinc), neoplasia hepática

Box 18-10. Other disturbances affecting the digestive system in equines and associated clinical signs:

Cuadro 18-10. Otros disturbios que afectan el sistema digestivo en equinos y señales clínicas asociadas:

Oral cavity

- Teeth
Dental disease (broken or loose teeth, irregular dental arcades, dental decay, missing teeth, sharp edges)
- Tongue and Lips
Ulcers, lacerations, infections
Traumatic tongue paralysis
- Palate
Cleft palate
Palatitis (swelling on a horse's palate)
Laringe y esófago

Larynx and esophagus

Obstructive pharyngeal paralysis
Nervous pharyngeal paralysis
Esophageal tear
Esophageal hernia
Esophageal mechanical obstruction (choke) (beets, onions, apples, ears of corn, medicinal boluses)

Cavidad oral

Dientes
Enfermedad dental (dientes rotos o flojos, arcada dental irregular, caries, dientes caídos, dientes con contornos filosos
Lengua y labios
Úlceras, laceraciones, infecciones
Parálisis traumática de la lengua
Paladar
Paladar hendido
Inflamación del paladar blando (hinchazón del paladar de un caballo)

Lavinge y esófago

Parálisis faríngea obstructiva

Paralisis faríngea nerviosa

Desgarre esofágico
Hernia esofágica
Obstrucción esofágica mecánica (atragantamiento) (remolachas, cebollas, manzanas, mazorcas de maíz, bolos medicinales)

Stomach

Gastric ulcers induced
by NSAIDs

Gastric ulcers in racing
and jumping horses
Nonobstructive
gastroparesis of
weanlings

Intestines

Gastroduodenal
ulceration in foals
Gastric ulcers induced
by NSAIDs
(phenylbutazone
toxicosis)

Gastric ulcers in racing
and jumping horses
Bleeding ulcers (blood in
feces test), perforated
ulcers (high cell counts
and protein in abdominal
fluid)
Colic
Visceral pain in the
digestive tract
originated by:
Diet changes,
Mesenteric
thromboembolism
(S. vulgaris)
Stomach distention
(simple indigestion)
Duodenitis-jejunitis
(proximal enteritis)
Intestinal volvulus
Intussusception

Estómago

Úlceras gástricas inducidas
por medicinas
antiinflamatorias no
esteroides

Úlceras gástricas en caballos
de de carreras y de salto
Paresia gástrica no
obstructiva de las crías al
destete

Intestinos

Ulceración gastroduodenal
de los potrillos
Úlceras gástricas inducidas
por medicinas
antiinflamatorias no
esteroides (intoxicación con
fenilbutazona oral)

Úlceras gástricas en caballos
de carreras y de salto
Úlceras hemorrágicas (sangre
en la prueba de heces),
úlceras perforadas (conteo
alto de células y proteína
en el líquido abdominal)
Cólico
Dolor visceral del tracto
digestivo originado por:

Cambios en la dieta
Tromboembolismo
mesentérico (S. vulgaris)

Distensión estomacal
(indigestión simple)
Duodenitis-jejunitis (enteritis
proximal)
Vólvulos intestinales
Intususcepción

Continued

Distention and bending of the cecum	Distensión y torsión cecal
Sand enteropathy	Enteropatía por arena
Bacterial and viral infections	Infecciones bacterianas y virales
Parasitic gastritis and enteritis	Gastritis y enteritis parasitaria
Meconium retention in foals	Retención del meconio en potrillos

Annus and rectum	*Ano y Recto*
Rectal tears	Desgarres rectales
Rectal prolapse	Prolapso rectal

Poisons	*Tóxicas*
Gastrointestinal neoplasic tissues (cancer)	Tejidos neoplásicos gastrointestinales (cáncer)
Squamous cell carcinoma in the stomach	Carcinoma de células escamosas en el estómago
Lymphosarcoma infiltration in the intestinal tract	Infiltración de linfosarcomas en el tracto intestinal

Diagnostic Procedures
Procedimientos Diagnósticos

Diagnostic procedures will vary depending on the type of health problem under treatment. *(See Box 18-11)*
Los procedimientos diagnósticos variarán dependiendo del tipo de problema de salud bajo tratamiento. *(Vea el Cuadro 18-11)*

We (will take / took) (blood samples / a biopsy / rectal swabs for culturing bacteria, funguses or viruses / feces for bacteriological, virological, and coproparasitologic analyses).
(Tomaremos / tomamos) (muestras de sangre / una biopsia / hisopos rectales para cultivos de bacterias, hongos o viruses / heces para análisis bacteriólogicos, virales y coproparasitológicos).

Box 18-11. Clinical signs and tests of importance for diagnosing illnesses of the digestive tract in bovines and equines:

Cuadro 18-11. Las señales clínicas y las pruebas de importancia para el diagnóstico de enfermedades del tracto digestivo en bovinos y equinos:

Signs	*Señales*
• Altered vital signs	Señales vitales anormales
• Fever (41°C / 105.8°F)	Fiebre (41°C / 105.8°F)
• Sweating	Sudoración
• Dehydration and hirsute hair	Deshidratación y pelo hirsuto
• Braxy	Rechinar de dientes
• Difficulty or reluctancy to eat and to drink water	Dificultad o rehuso para comer y tomar agua
• Coughing with distended neck	Tos con el cuello distendido
• Diarrhea (projectile and watery / fetid / mucoid / bloody)	Diarrea (de proyectil y acuosa / fétida / mucoide / con sangre)
• Constipation	Estreñimiento
• Flatulence	Flatulencia
• Gastric distention	Distensión gástrica
• Oral fistulas with purulent or bloody discharges	Fístulas orales con descargas purulentas o con sangre
• Oral or vesicles	Aftas o ampollas orales
• Pain and inflammation in the palate	Paladar inflamado y adolorido
• Dental pain under moderate pressure	Dolor dental bajo presión moderada
• Internal laceration of the walls of the oral cavity	Laceraciones internas de las paredes de la cavidad oral
• Profuse salivation	Salivación profusa
• Reluctance to exercise or recumbency	Rehuso a hacer ejercicio o decúbito

Continued

• Arched position of the back	Espalda arqueada
• Elbows pointing away from the body	Codos apuntando hacia afuera del cuerpo
• Glossitis, tongue and lip ulcerations	Glositis, ulceraciones en la lengua y los labios
• Continuous rolling over	Revolcamiento continuo
• Congested mucosa	Mucosas congestionadas
• Bloating	Hinchazón abdominal
• Intestinal timpanism	Timpanismo intestinal
• Reduced milk yields	Reducción de la producción de leche
• Anorexia	Anorexia
• Adenitis	Adenitis
• Cor pulmonale (congestive heart failure)	Cor pulmonar (insuficiencia cardiaca congestiva)

Diagnosis

Diagnóstico

• Auscultation of the abdomen (gastro-intestinal motility / distension)	Auscultación del abdomen (motilidad gastrointestinal / distensión)
• Palpation of the intestinal tract via rectum	Palpación del tracto intestinal vía el recto
• Abdominal percussion	Percusión abdominal
• Abdominal compression test induces acute pain	Prueba de compresión abdominal induce dolor agudo
• Visual inspection of feces and urine	Inspección visual de las heces y de la orina
• Positive jugular pulse	Pulso yugular positivo
• Edema of mandible and chest	Edema de la mandíbula y del pecho
• Gastric lavage	Lavado estomacal
• Cytological exam of biopsies	Examen citológico de biopsias
• Cytological exam of peritoneal fluid	Examen citológico del líquido peritoneal
• Acidity of the (stomach / rumen) fluid	Acidez del líquido (estomacal / ruminal)

• Endoscopy	Endoscopía
• Abdominal paracentesis	Paracentesis abdominal
• x-rays	Radiografías
• Ultrasound	Ultrasonido
• Bacteriological analysis	Análisis bacteriológico
• Hematological analysis	Análisis hematológico
• Urine analysis	Análisis de orina
• Histopathological analysis	Análisis histopatológico
• Serological analysis	Análisis serológico
• Toxicological analysis	Análisis toxicológico
• Virus isolation analysis	Análisis de aislamiento viral
• Surgery (laparoscopy, laparotomy)	Cirugía (laparoscopía, laparotomía)

We (will perform / performed) (endoscopy / x-rays / ultrasound) to corroborate the diagnosis.

(Haremos / hicimos) (una endoscopía / unas radiografías / un ultrasonido) para corroborar el diagnóstico.

We (will perform / performed) (a gastric lavage / abdominal paracentesis / rumenocentesis / laparoscopy / laparotomy / rumenotomy) to corroborate the diagnosis.

(Haremos / hicimos) (un lavado gástrico / una paracentesis abdominal / una rumenocentesis / una laparoscopía / una laparotomía / una rumenotomía) para corroborar el diagnóstico.

The digestive disorder of your animal is due to infection with (bacterial / mycotic / parasitic / viral) agents.

El trastorno digestivo de su animal es debido a una infección con agentes (bacterianos / micóticos / parasitarios / virales).

The digestive disorder of your animal is not due to infection. The problem is of another origin (traumatic / mechanic / neoplasic).

El trastorno digestivo de su animal no es debido a una infección. El problema es de otro tipo de origen (traumático / mecánico / neoplásico).

Treatment
Tratamiento

Treatment procedures will vary depending on the type of digestive disorder and its potential complications. *(See Box 18-12)*

Los procedimientos de tratamiento variarán dependiendo del tipo de trastorno digestivo y de sus complicaciones potenciales. *(Vea el Cuadro 18-12)*

Box: 18-12. Treatment for illnesses of the digestive system in large animals:	Cuadro: 18-12. Tratamiento para enfermedades del sistema digestivo en animales grandes:
General treatment for bovines and equines	***Tratamiento general en bovinos y equinos***
• Fluid therapy IV or SC for controlling imbalances	Terapia de fluidos por vía IV o SC para controlar desbalances
• Maintenance of the acid-base status in blood	Mantenimiento del estado ácido-base en la sangre
• Use of antibiotics or chemotherapeutics PO / IM / IV	Uso de antibióticos o quimioterapéuticos por vía oral, IM o IV
• Antihistamine, analgesic and antipyretic drugs IV and IM	Medicamentos antihistamínicos, analgésicos y antifebriles por vía IV e IM
• Nonsteroidal or steroidal antiinflamatory drugs given per os or IV	Medicamentos antiinflamatorios no esteroides o esteroides por vía oral o IV
• Use of systemic antimycotic drugs IV (amphotericin B, fluconazole)	Uso de medicamentos antimicóticos por vía IV (amfotericina B, fluconazol)

- Use of antiviral drugs drugs PO (acyclovir)

Uso de medicamentos antivirales por vía oral (acyclovir)

- Sodium bicarbonate gastric infusions

Infusiones gástricas de bicarbonato de sodio

- Injectable multivitaminic formulas with aminoacids via IV

Aplicación de fórmulas multivitamínicas con aminoácidos por vía IV

- Activated charcoal

Carbón activado

- Kaolin and pectin-based antidiarrheal compounds

Compuestos antidiarréicos basados en mezclas de caolín y pectina

- Bowel evacuation compounds (mineral oil, glycerin, magnesium hydroxide)

Laxantes (aceite mineral, glicerina, hidróxido de magnesio)

- Oral antacids (magnesium hydroxide, aluminum hydroxide, sodium bicarbonate)

Antiácidos orales (hidróxido de magnesio, hidróxido de aluminio, bicarbonato de sodio)

- Oral antialkali (5 % solutions of acetic acid or lactic acid)

Antialcaloídes orales (soluciones al 5% de ácido acético o ácido láctico)

- Oral surfactants and antifoaming compounds

Surfactantes y antiespumantes orales

- Nasogastric tube (equines)

Sondeo nasogástrico (equinos)

- Tranquilizers or sedatives

Tranquilizantes o sedantes

- Surgery (laparotomy, intestinal resection, cecal anastomosis)

Cirugía (laparotomía, resección intestinal, anastomosis cecal)

- Abscess drainage

Drenado de abscesos

- Hygiene should be improved at the stable and disinfection is necessary

La higiene debe mejorase en el establo y la desinfección es necesaria

Continued

- Provide food stocks free of mold

  Provea piensos libres de moho

- Allow free access to mineral supplements

  Permita el libre acceso a los suplementos minerales

Treatment of ruminal disturbances in bovines

Tratamiento de disturbios ruminales en bovinos

- Oral-gastric tube

  Sonda oral-gástrica

- Rumenocentesis with a trocar (to relieve abdominal pressure and aid the respiratory activity)

  Rumenocentesis con trocar (para aliviar la presión a nivel abdominal y para auxiliar la actividad respiratoria)

- Surfactants and antifoaming compounds via intraruminal route

  Surfactantes y antiespumantes por vía intraruminal

- Intraruminal bacteriostatics

  Bacteriostáticos intraruminales

- Ruminotorics

  Agentes ruminatorios

- Ruminal fluid transfer

  Transferencia de líquido ruminal

- Ruminoreticular motility stimulants (neostigmine, carbachol)

  Estimulantes de la motilidad rumenoreticular (neostigmina, carbacol)

- Provide food supplements to avoid microflora imbalances

  Provea suplementos alimenticios para evitar desbalances de la microflora

- Surgery (rumenotomy, abomasopexy)

  Cirugía (rumenotomía, abomasopexia)

Your animal will require immediate hospitalization for _____ to _____ (days / weeks).
Su animal requerirá hospitalización inmediata por _____ a _____ (días / semanas).

Your animal must receive a complete treatment for _____ (days / weeks). (See Instructions for Caring for Large Animals at the (Farm / Ranch)
Su animal deberá recibir un tratamiento completo por _____ (días / semanas). (Vea Instrucciones para el Cuidado de Animales Grandes en (la Granja / el Rancho)

You need to maintain a good nutritional program avoiding grain overloads or pastures with a high content of proteins (farm / ranch).
Usted necesita mantener un buen programa nutricional que evita sobrecargas con granos o pasturas con altas concentraciones de proteínas (granja / rancho).

You need to upgrade and maintain more efficient programs for vaccination and worming in your (farm / ranch).
Usted necesita mejorar y mantener programas más eficientes de vacunación y desparasitación en su (granja / rancho).

Usually the prognosis for peritonitis (in equines is poor / en bovinos is good).
Generalmente el pronóstico para peritonitis (en equinos es pobre / en bovinos es bueno).

We will refer you to a veterinary specialist.
Le referiremos a un veterinario especialista.

Disorders of the Nervous System in Bovines and Equines
Trastornos del Sistema Nervioso en Bovinos y Equinos

General Questions / Statements
Preguntas / Aseveraciones Generales

What type of problem have you observed in your animal?
¿Qué tipo de problema ha observado en su animal?

When did you first notice this problem?
¿Cuándo usted notó este problema por primera vez?

Has this happened before to the animal?
¿Le ha sucedido esto antes al animal?

Is this the first animal presenting this kind of disease in your (farm / ranch)?
¿Es éste el primer animal que presenta esta clase de enfermedad en su (granja / rancho)?

Do you know if any outbreak of this disease has occurred in another (farm / ranch) in the region?

¿Sabe si algún brote de esta enfermedad ha ocurrido en otra (granja / rancho) de la zona?

Is the animal having any (walking dysfunction / severe incoordination / convulsions / incidents of crashing against fences / low positioning of the head)?

¿El animal tiene (disfunción al caminar / incoordinación severa / convulsiones / incidentes en que choca contra las cercas / postura baja de la cabeza)?

Is the animal suffering episodes (of braxi / profuse salivation / foaming by the mouth)?

¿Su animal sufre episodios de (rechinidos de dientes / salivación profusa / boca espumante)?

Is the animal having any of the following problems? Chewing or food and water passage dysfunction / flatulence / gastric distention / timpanism (intestinal / ruminal)

¿El animal tiene alguno de los siguientes problemas? Disfunción de masticación o del paso de alimentos y agua / flatulencia / distensión gástrica / timpanismo (intestinal / ruminal).

Is the animal having any of the following abnormal behaviors? Aggressiveness (butting) / frequent urination / perverted sex appetite / biting other animals or people / dog position sitting / sawhorse position.

¿El animal tiene alguno de los siguientes comportamientos anormales? Agresividad (topeando) / micción frecuente / apetito sexual pervertido / morder a otros animales o a las personas / sentarse como perro / en posición de banco de carpintero.

Is the animal having hemoglobinuria (red urine)?

¿El animal tiene hemoglobinuria (orina roja)?

Was your animal (transported / exposed to routine handling procedures such as vaccination or castration / injured)?

¿Su animal fue (transportado / expuesto a prácticas de manejo rutinario tales como la vacunación o castración / lastimado)?

Are there any hematophagous bats in the region? Yes _____ **No** _____

¿Hay murciélagos hematófagos en la región? Sí _____ No _____

Do you know if any rabid dogs have been found in the vicinity of your (farm / ranch) lately? Yes _____ **No** _____

¿Sabe si se han encontrado perros rabiosos en la vecindad de su (granja / rancho) últimamente? Sí _____ No _____

Is the animal suffering episodes of diarrhea?
¿El animal sufre episodios de diarrea?

Is your animal keeping a good appetite?
¿Su animal mantiene un buen apetito?

Does your animal suffer from any other illness?
¿Su animal sufre de alguna otra enfermedad?

What is the name of your animal's illness?
¿Cuál es el nombre de la enfermedad de su animal?

Does your animal take medicine?
¿Su animal toma alguna medicina?

What is the name of the medicine?
¿Cuál es el nombre de la medicina?

Is your animal allergic to any medicines?
¿Su animal es alérgico a alguna medicina?

Which one(s)?
¿Cuál(es)?

How old is your animal?
¿Qué edad tiene su animal?

Is your animal pregnant?
¿Su animal está preñada?

Your animal (has / may have) (an acute / a chronic) (infection / disorder) of the nervous system.
Su animal (tiene / podría tener) (una infección / un trastorno) [agud(a/o) / crónic(a/o)] del sistema nervioso.

There are several factors that could be associated with disorders of the nervous system. *(See Box 18-13)*
Hay varios factores que podrían estar asociados con los trastornos del sistema nervioso. *(Vea el Cuadro 18-13)*

Do you have any questions?
¿Tiene alguna pregunta?

Box 18-13. Factors that can lead to neurologic disease in large animals:	Cuadro 18-13. Factores que pueden llevar a enfermedad neurológica en los animales grandes:
• Head trauma	Traumatismos en la cabeza
• Severe trauma in the body	Traumatismo severo en el cuerpo
• Changes in diets	Cambios en la dieta
• Drinking water and food stocks contaminated with chemicals	Agua de tomar y piensos contaminados con compuestos químicos
• Pregnancy and labor	Preñez y parto
• Bacterial, mycotic, parasitic and viral infecctions	Infecciones bacterianas, micóticas, parasitarias y virales
• Vaccination	Vacunaciones
• Branding and castration	Marcado y castración
• Transportation	Transporte
• Tumors	Tumores
• Nutritional deficiencies	Deficiencias nutricionales
• Poisoning	Intoxicaciones
• Genetic anomalies	Anomalías genéticas

The most common infectious diseases of the nervous system of large animals are described in Boxes 18-14 and 18-15.

Las enfermedades infecciosas más comunes del sistema nervioso de animales grandes están descritas en los Cuadros 18-14 y 18-15.

Box 18-14. Infectious diseases affecting the nervous system in bovines:	**Cuadro 18-14. Enfermedades infecciosas que afectan el sistema nervioso en bovinos:**
Bacterial	*Bacterianas*
Most bacterial encephalitis share the following clinical signs: (high fever, opisthotonus, braxy, profuse salivation, ataxia, paraparesis, paralysis, recumbency, hyperesthesia, blindness, coma)	La mayoría de las encefalitis bacterianas comparten las siguientes señales clínicas: (fiebre elevada, opistótonos, rechinido de dientes, salivación profusa, ataxia, paraparesis, parálisis, decúbito, hiperestesia, ceguera, coma)
Sporadic bovine encephalomyelitis (SBE, chlamydial encefalomyelitis)	Encefalomielitis bovina esporádica (EBS, encefalomielitis clamidial)
(Chlamydia psitacci immunotype 2)	(Chlamydia psitacci inmunotipo 2)
Bacterial meningo-encephalitis in calves (Escherichia coli, Fusobacterium necrophorum, Corynebacterium pyogenes)	Meningoencefalitis bacteriana en terneros (Escherichia coli, Fusobacterium necrophorum, Corynebacterium pyogenes)

Continued

Listeriosis	Listeriosis
(Listeria monocytogenes)	(Listeria monocytogenes)
(unilateral vestibular imbalance)	(desbalance vestibular unilateral)
Thromboembolic meningoencephalitis	Meningoencefalitis tromboembólica
(TEME)	(METE)
(Haemophilus somnus)	(Haemophilus somnus)
• Clostridiasis	Clostridiasis
Tetanus	Tétano
Clostridium tetani	Clostridium tetanie
Botulism (Clostridium botulinum)	Botulismo (Clostridium botulinum)

Mycotic encephalitis

Encefalitis micótica

Coccidioidomycosis	Coccidioidomicosis
Coccidioides immitis	Coccidioides immitis

Parasitic

Parasitarias

• Migrating parasites (erratic / normal)	Migración de parásitos (errática / normal)
Fasiolasis erratica in brain	Fasciolasis errática en el cerebro
(Fasciola hepatica)	(Fasciola hepatica)
Coenurosis	Coenurosis
(Taenia multiceps multiceps oncospheres)	(oncosferas de Taenia multiceps multiceps)
(budding of scolices to develop a coenurus in the brain)	(la agrupación de escolexs forman un coenuro en el cerebro)
Hypodermosis (cattle grub)	Hipodermosis bovina (larvas de mosca en el pellejo, barros del ganado vacuno)
(Hypoderma bovis larvae)	(larva de Hypoderma bovis)
(migration through the epidural space, causing paraparesis and hindlimb ataxia)	(migración larvaria a través del espacio epidural, causando paraparesis y ataxia de los miembros traseros)
• Tickborne diseases	Enfermedades transmitidas por garrapatas

Bovine babesiosis
(Piroplasmosis bovis)
(episodes of high fever,
sudden interruption of
milk production braxy,
profuse salivation and
foaming, aggressiveness,
ataxia, paralysis,
recumbency holding
the head laterally, coma)
Tick paralysis

Neurotoxin from ixodid
ticks
(afebril flaccid tetraplegia
that alters the reflexes
of the tendons of the
limbs)

Viral

Infectious bovine
rhinotracheitis meningo-
encephalomyelitis (IBR)
(Bovine herpesvirus 1,
BHV-1)
(depression, ataxia,
blindness, seizures,
paralysis)
(nervous disorders similar
to rabies, but episodes of
high fever are common)

Rabies
(paralytic rabies or furios
rabies)
(Lyssavirus family
Rabdoviridae serotypes
1 and 4)

Babesiosis bovina
(Piroplasmosis bovis)
(episodios de fiebre alta,
interrupción abrupta de la
producción láctea, rechinido
de dientes, salivación
profusa y espumeo,
agresividad, ataxia, decúbito
con la cabeza en posición
lateral, coma)
Parálisis por mordeduras de
garrapatas
Neurotoxina de garrapatas
ixodidas
(cuadro tetrapléjico sin fiebre
que altera los reflejos de los
tendones de las
extremidades)

Virales

Rinotraqueítis
meningoencefalomielitis
infecciosa bovina (RIB)
(Bovine herpesvirus 1,
BHV-1)
(depresión, ataxia, ceguera,
convulsiones, parálisis)

(trastornos nerviosos
similares a la rabia, pero los
episodios de fiebre alta son
comunes)
Rabia
(rabia paralítica o rabia
furiosa)
(Lyssavirus, de la familia
Rabdoviridae serotipos 1
y 4)

Continued

(unable to eat and drink, sudden interruption of milk production, hypersensitivity to noise, profuse salivation and foaming, continuous mounting on other animals, constant erection, aggressiveness (butting, biting) pharyngeal paralysis, ataxia, dog sitting posture, coma)	(inhabilidad para comer y tomar agua, interrupción abrupta de la producción de leche, hipersensibilidad al ruido, salivación profusa y espumeo, monta continua en otros animales, erección constante, agresividad (topeo, mordidas), parálisis faríngea, ataxia, posición de perro sentado, coma)
Malignant catarrhal fever (exotic disease)	Fiebre catarral maligna (enfermedad exótica)
(MCF, malignant head catarrh, catarrhal fever, gangrenous coriza)	(FCM, catarro maligno de la cabeza, fiebre catarral, coriza gangrenosa)
(Herpesvirus subfamily Gamma herpesvirinae, acelaphine herpesvirus virus 1 and 2	(Hepesvirus subfamilia Gamma herpesvirinae, virus herpesvirus acelaphine 1 y 2)
(AHV-1 and AHV-2)	(AHV-1 y AHV-2)
Also known as:	También conocido como:
(bovid Herpesvirus-3)	(Herpesvirus bovino 3)
(nervous disorders similar to rabies, but episodes of high fever are common)	(trastornos nerviosos similares a la rabia, pero los episodios de fiebre alta son comunes)

Prions

Priones

Bovine spongiform encephalopathy	Encefalopatía esponjiforme bovina
(exotic disease recently diagnosed in the USA)	(enfermedad exótica recientemente diagnosticada en los EE.UU.)
(BSE, mad cow disease)	(EEB, enfermedad de las vacas locas)
(degeneration of the CNS with hypertrophy of astrocytes and vacuolation)	(degeneración del SNC con hipertrofia de astrocitos y vacuolización)

Box 18-15. Infectious diseases affecting the nervous system in equines:	Cuadro 18-15. Enfermedades infecciosas que afectan el sistema digestivo en equinos:
• Bacterial	Bacterianas
Septicemic encephalitis in foals	Encefalitis septicémica en potrillos
(Streptococcus equi, Rhodococcus equi, Escherichia coli)	(Streptococcus equi, Rhodococcus equi, Escherichia coli)
Bacterial meningo-encephalitis in foals	Meningoencefalitis bacteriana en potrillos
(Actinobacillus equuli)	(Actinobacillus equuli)
Clostridiasis	Clostridiasis
Tetanus	Tétano
Clostridium tetani	Clostridium tetani
Botulism	Botulismo
(Clostridium botulinum)	(Clostridium botulinum)
• Mycotic encephalitis	Encefalitis micótica
Coccidioidomycosis	Coccidioidomicosis
Coccidioides immitis	Coccidioides immitis
• Parasitic	Parasitarias
Equine protozoal myeloencephalitis	Mieloencefalitis protozoal equina
(EMP)	(MPE)
(Sarcocystis neurona)	(Sarcocystis neurona)
Merozoites and meronts in central nervous system	Merozoitos y merontes en el sistema nervioso central
• Viral Encephalitis	Encefalitis Viral
Equine herpes virus I myeloencephalopaty	Mieloencefalopatía del herpes virus I
(Equine Herpesvirus I types I and 2)	(Herpesvirus equino I tipos I y 2)
(previously EHV-I and EHV-4)	(previamente VHE-I y VHE-4)

Continued

Rabies	Rabia
(paralytic rabies or furious rabies)	(rabia paralítica o rabia furiosa)
(Lyssavirus family Rabdoviridae serotypes 1 and 4)	(Lyssavirus, de la familia Rabdoviridae serotipos 1 y 4)
(unable to eat and drink, sudden interruption of milk production, hypersensitivity to noise, profuse salivation and foaming, continuous mounting on other animals, constant erection, aggressiveness (butting, biting) pharyngeal paralysis, ataxia, dog sitting posture, coma)	(inhabilidad para comer y tomar agua, interrupción abrupta de la producción de leche, hipersensibilidad al ruido, salivación profusa y espumeo, monta continua en otros animales, erección constante, agresividad (topeo, mordidas), parálisis faríngea, ataxia, posición de perro sentado, coma)
Mosquito-borne encephalitis (arboviruses)	Encefalitis transmitida por mosquitos (arbovirus)
Eastern equine encephalomyelitis (EEE)	Encefalomielitis equina del este (EEE)
Western equine encephalomyelitis (WEE)	Encefalomielitis equina del oeste (EEO)
Venezuelan equine encephalomyelitis (VEE, VE, Venezuelan encephalitis)	Encefalomielitis equina venezolana (EEV, encefalitis venezolana)
West Nile virus infection (WNV)	Infección con el virus del oeste del Nilo (VON)
Mosquito-born encephalic viral diseases share the following signs:	Las enfermedades encefalicas virales transmitidas por mosquitos comparten las siguientes señales:
(high fever, neck stiffness, headache (head	(fiebre alta, cuello tieso, dolor de cabeza (la cabeza es

pressured against walls) tremor, disorientation, convulsions, muscle weakness, blindness, rolling over, paralysis)	presionada contra las paredes), temblores, desorientación, debilidad muscular, ceguera, revolcamiento constante, parálisis)

The most common non infectious illnesses of the nervous system of large animals are described in Boxes 18-16 and 18-17.

Las enfermedades no infecciosas más comunes del sistema nervioso de animales grandes están descritas en los Cuadros 18-16 y 18-17.

Box 18-16. Other disturbances affecting the nervous system in bovines:	**Cuadro 18-16. Otros disturbios que afectan el sistema nervioso en bovinos:**
Idiopathic or genetic	*Idiopáticos o genéticos*
Bovine progressive degenerative myelo-encephalopathy (BPDME) (congenital-hereditary metabolic disease of Brown Swiss cattle)	Mieloencefalopatía degenerativa progresiva bovina (MDPB) (enfermedad congénito-hereditaria en la raza Pardo Suiza)
Traumatic	*Traumáticos*
Temporal or permanent paralysis (tongue / face / limbs / penis) Lacerations (face and mouth) Paralysis of the maxillar region	Parálisis temporal o permanente (lengua / cara / extremidades / pene) Laceraciones (cara y boca) Parálisis de la región maxilar

Continued

Tooth fistula trauma (kicking, horning)	Traumatismo dental fistulizado (patadas, cornadas)
• Tongue and lips	Lengua y labios
Lacerations, ulcerations induced by contact with chemical agents, bites	Laceraciones, úlceras inducidas por contacto con agentes químicos, mordidas

Pharynx and esophagus — **Faringe y esófago**

Obstructive pharyngeal paralysis	Parálisis faríngea obstructiva
Nervous pharyngeal paralysis	Parálisis faríngea nerviosa

Gastric compartments — **Compartimientos gástricos**

• Rumen	Rumen
Secondary ruminal timpany or vagal indigestion (free gas bloat)	Timpanismo ruminal secundario o indigestión vagal (hinchazón gaseosa)

Nutritional and metabolic — **Nutricionales y metabólicas**

Polioencephalomalacia (PEM, cerebrocortical necrosis, molasses intoxication)	Polioencefalomalasia (PEM, necrosis cerebrocortical, intoxicación con melaza)
Thiamine deficiency due to changes in diet (strabismus, opisthotonos, convultions, ataxia, blindness)	Deficiencias de tiamina debido a cambios en la dieta (estrabismo, opistótonos, convulsiones, ataxia, ceguera)

Poisons — **Tóxicos**

Grass tremors (mycotoxin of the fungus Claviceps paspali) (spastic hindlimb gait, falling, trembling)	Temblores de los pastizales (micotoxinas del hongo Claviceps paspali) (caminar con patas traseras espasmódicas, caídas, temblores)
Organophosphate toxicity (sialorrea, paraparesis, tremors)	Toxicidad con organofosforados (salivación abundante, paraparesis y temblores)

Lead poisoning (aggressiveness, disorientation, convulsions, muscle weakness, blindness, paralysis, coma)	Intoxicación con plomo (agresividad, desorientación convulsiones, debilidad muscular, ceguera, parálisis, coma)
Neoplasias	**Neoplasias**
Lymphosarcoma (epidural space)	Linfosarcoma (espacio epidural)
Neurofibroma (spinal nerves)	Neurofibroma (nervios espinales)

Box 18-17. Other disturbances affecting the nervous system in equines and associated clinical signs:	**Cuadro 18-17. Otros disturbios que afectan el sistema nervioso en equinos y las señales clínicas asociadas:**
Idiopathic or genetic	*Idiopáticos o genéticos*
Equine hyperkalemic periodic paralysis (HYPP) Uncontrolled sodium influxes in the cell's sodium ion channels (uncontrolled muscle twitching, muscle weakness, attacks of paralysis and collapse, sudden death)	Parálisis hipercalémica periódica equina (PHPE) Flujos incontrolables de sodio en los canales de iones de sodio en las células (movimientos musculares incontrolables, debilidad muscular, ataques de parálisis y colapso, muerte súbita)
Wobbles syndrome	*Síndrome de Wobbles*
(Wobbles horses) Hereditary or nutritional nervous syndrome in young horses (compression of the cervical cord due to malformations of cervical	(equinos de Wobbles) Síndrome nervioso hereditario o nutricional en caballos jóvenes (compresión de la médula espinal cervical debido a

Continued

vertebrae, mainly C3-4 and C4-5, incoordination and abnormal gait are common signs)

malformaciones de las vértebras cervicales, mayormente C3-4 y C4-5, incoordinación y caminar anormal son señales comunes)

Traumatic

Paralysis temporal or permanent (tongue / face / limbs / pinus)

Traumáticas

Parálisis temporal o permanente (lengua / cara / extremidades / pene)

Oral cavity

- Teeth
Dental disease (fistulas and absceses)
- Tongue and Lips
Ulcers, lacerations, infections
Traumatic tongue paralysis

Cavidad oral

Dientes
Enfermedad dental (fístulas y abscesos)
Lengua y labios
Úlceras, laceraciones, infecciones
Parálisis traumática de la lengua

Larynx and esophagus

Obstructive pharyngeal paralysis
Nervous pharyngeal paralysis

Laringe y esófago

Parálisis faríngea obstructiva

Parálisis faríngea nerviosa

Stomach and intestines

Colic

Estómago e intestinos

Cólico

Poisons

Organophosphate toxicity (sialorrea, paraparesis, tremors)

Lead poisoning (aggressiveness, disorientation, convulsions, muscle weakness, blindness, paralysis, coma)

Tóxicas

Toxicidad con organofosforados (salivación abundante, paraparesis, temblores)

Intoxicación con plomo (agresividad, desorientación, convulsiones, debilidad muscular, ceguera, parálisis, coma)

Diagnostic Procedures
Procedimientos Diagnósticos

Diagnostic procedures will vary depending on the type of health problem under treatment. *(See Box 18-18)*
Los procedimientos diagnósticos variarán dependiendo del tipo de problema de salud bajo tratamiento. *(Vea el Cuadro 18-18)*

Box 18-18. Clinical signs and tests of importance for diagnosing illnesses of the nervous system in bovines and equines:	**Cuadro 18-18. Señales clínicas y pruebas de importancia para el diagnóstico de enfermedades del sistema nervioso en bovinos y equinos:**
Signs	*Señales*
• Altered vital signs	Señales vitales anormales
• Fever (41°C / 105.8°F)	Fiebre (41°C / 105.8°F)
• Braxy	Rechinido de dientes
• Difficulty or reluctance to eat and to drink water	Dificultad o rehuso para comer y tomar agua
• Distended neck	Cuello distendido
• Head against walls	Cabeza contra las paredes
• Diarrhea	Diarrea
• Constipation	Estreñimiento
• Flatulence	Flatulencia
• Gastric distention	Distensión gástrica
• Oral fistulas with purulent or bloody discharges	Fístulas orales con descargas purulentas o con sangre
• Profuse salivation	Salivación profusa
• Reluctance to exercise or recumbency	Rehuso a hacer ejercicio o decúbito
• Aggressiveness	Agresividad
• Arched position of the back	Espalda arqueada
• Dog-sitting position	Posición de perro sentado

Continued

- Tongue and / or lips paralysis
- Continuous rolling over
- Congested mucosa
- Bloating
- Intestinal timpani
- Reduced milk yields

- Anorexia
- Adenitis

Diagnosis

- Altered vital signs
- Fever (41°C / 105.8°F)
- Auscultation of the abdomen (gastrointestinal motility / distention)
- Palpation of the intestinal tract via rectum
- Visual inspection of feces and urine
- Endoscopy
- x-rays
- Ultrasound
- CAT scan

- Bacteriological analysis
- Hematological analysis
- Blood smear (Giemsa stain)

- Urine analysis
- Histopathological analysis
- Serological analysis
- Fluorescent antibody test
- Toxicological analysis
- Virus isolation analysis
- Immunohistochemistry
- Western blot
- Surgery (laparoscopy, laparotomy)

Parálisis de la lengua y / o de los labios
Revolcamiento continuo
Mucosas congestionadas
Hinchazón abdominal
Timpanismo intestinal
Reducción de la producción de leche

Anorexia
Adenitis

Diagnóstico

Señales vitales anormales
Fiebre (41°C / 105.8°F)
Auscultación del abdomen (motilidad gastrointestinal / distensión)
Palpación del tracto intestinal vía recto
Inspección visual de las heces y de la orina
Endoscopía
Radiografías
Ultrasonido
TAC (tomografía axial computarizada)

Análisis bacteriológico
Análisis hematológico
Frotis sanguíneo (tinción de Giemsa)

Análisis de orina
Análisis histopatológico
Análisis serológico
Inmunofluorescencia
Análisis toxicológico
Análisis de aislamiento viral
Inmunohistoquímica
Western blot
Cirugía (laparoscopía, laparotomía)

We (will take / took) (blood samples / a biopsy / rectal swabs for culturing bacteria, fungus or viruses / feces for bacteriological, virological and coproparasitologic analyses).

(Tomaremos / tomamos) (muestras de sangre / una biopsia / hisopos rectales para cultivos de bacterias, hongos o viruses / heces para análisis bacteriológicos, virales y coproparasitológicos).

We (will perform / performed) (endoscopy / X-rays / ultrasound / CAT scan) to corroborate the diagnosis.

(Haremos / hicimos) (una endoscopía / unas radiografías / un ultrasonido / una toma de imágenes por TAC) para corroborar el diagnóstico.

The nervous disorder of your animal is due to infection with (bacterial / mycotic / parasitic / viral / prion) agents.

El trastorno nervioso de su animal es debido a una infección con agentes (bacterianos / micóticos / parasitarios / virales / priónicos).

The nervous disorder of your animal is not due to infection. The problem is of another origin (traumatic / mechanic / congenital-hereditary / nutritional / metabolic / toxic / neoplastic).

El trastorno nervioso de su animal no es debido a una infección. El problema es de otro tipo de origen (traumático / mecánico / congénito-hereditario / nutricional / metabólico / tóxico / neoplásico).

Treatment
Tratamiento

Most illnesses of the nervous system have a poor prognosis. Only a small number of cases fully recover.

La mayoría de las enfermedades del sistema nervioso tienen un pronóstico pobre. Sólo un número pequeño de casos se recupera completamente.

Rabies, BSE have no cure. Please, make sure to avoid direct contact with animals having severe neurological syndromes. Seek advice from representatives of the health department immediately.

La rabia y la encefalopatía esponliforme bovina no tienen cura. Por favor evite el contacto directo con animales que tienen síndromes neurológicos severos. Consulte de inmediato a los representantes del departamento de salud.

Treatment procedures will vary depending on the type of neurological disorder and its potential complications. *(See Box 18-19)*

Los procedimientos de tratamiento variarán dependiendo del tipo de trastorno neurológico y de sus complicaciones potenciales. *(Vea el Cuadro 18-19)*

Box: 18-19. Treatment for illnesses of the nervous system in large animals:	Cuadro: 18-19. Tratamiento para enfermedades del sistema nervioso en animales grandes:
General treatment for bovines and equines	*Tratamiento general en bovinos y equinos*
• Fluid therapy IV or SC to control electrolyte imbalances	Terapia de fluidos por vía IV o SC para controlar desbalances de electrolitos
• Maintenance of the acid-base status in blood	Mantenimiento del estado normal ácido-base en la sangre
• Use of antibiotics or chemotherapeutics PO / IM / IV	Uso de antibióticos o quimioterapéuticos por vía oral, IM o IV
• Antihistamine, analgesic and antipyretic drugs IV and IM	Medicamentos antihistamínicos, analgésicos y antipiréticos por vía IV y IM

• Nonsteroidal or steroidal antiinflamatory drugs given per os or I.V.	Medicamentos antiinflamatorios no esteroides y esteroides dados por vía oral or IV
• Use of systemic antimycotic drugs IV (amphotericin B, fluconazole)	Uso de medicamentos antimicóticos por vía IV (amfotericina B, fluconazol)
• Use of antiviral drugs PO (acyclovir)	Uso de medicamentos antivirales por vía oral (acyclovir)
• Sodium bicarbonate gastric infusions	Infusiones gástricas de bicarbonato de sodio
• Injectable multivitaminic formulas with aminoacids IV	Aplicación de formulas vitamínicas con aminoácidos por vía IV
• Vitamin B1 IV	Vitamina B1 por vía IV
• Kaolin and pectin-based antidiarrheal compounds	Compuestos antidiarréicos basados en mezclas de caolín y pectina
• Surfactants and antifoaming compounds orally	Surfactantes y antiespumantes orales
• Nasogastric tube (equines)	Sondeo nasogástrico (equinos)
• Tranquilizers or sedatives	Tranquilizantes o sedantes
• Surgery (laparotomy)	Cirugía (laparotomía)
• Abscess drainage	Drenado de abscesos
• Provide food stocks free of mold	Provea piensos libres de moho
• Allow free access to mineral supplements	Permita el libre acceso a los suplementos minerales
• Do not provide diets high in molasses	No provea dietas con altos porcentajes de melaza

Your animal will require immediate hospitalization for _____ to _____(days / weeks)

Su animal requerirá hospitalización inmediata por _____ a _____ (días / semanas).

**Your animal must receive a complete treatment for
_____ (days / weeks). *(See Instructions for Caring for
Large Animals at the (Farm / Ranch)***

Su animal deberá recibir un tratamiento completo por
_____ (días / semanas). *(Vea Instrucciones para el Cuidado
de Animales Grandes en (la Granja / el Rancho)*

**You need to establish a program for controlling
hematophagous bats (Desmodus rotondus).**

Usted necesita establecer un programa para controlar los
murciélagos hematófagos (Desmodus rotondus).

**You need to maintain a good nutritional program
avoiding pastures with a high content of mycotoxins
(farm / ranch).**

Usted necesita mantener un buen programa nutricional que
evite las pasturas con altas concentraciones de micotoxinas
(granja / rancho).

**You need to upgrade and maintain more efficient
programs for vaccination and worming in your (farm /
ranch).**

Usted necesita mejorar y mantener programas más eficientes
para vacunación y desparasitación en su (granja / rancho).

We will refer you to a veterinary specialist.

Le referiremos a un veterinario especialista.

Box 18-20. Vital signs in large animals	Cuadro 18-20. Señales vitales en animales grandes
Heart rate	*Ritmo Cardíaco*
Your animal's heart rate is _____ beats per minute. The normal heart rates in large animals are as follows (beats per minute):	El ritmo cardíaco de su animal es de _____ latidos por minuto. Los ritmos cardíacos normales en los animales grandes son los siguientes (latidos por minuto):

Bovine	*Bovino*
60-70	60-70
Equine	*Equino*
23-70	23-70

The heart rate may vary depending on the time of day and physiological condition. A dramatic change is indicative of distress or disease.

El ritmo cardíaco puede variar dependiendo de la hora del día y de la condición fisiológica del animal. Un cambio drástico es indicativo de aflicción o enfermedad.

Respiratory Rate / Ritmo Respiratorio

Your animals' respiratory rate is _____ breaths per minute.

El ritmo respiratorio de su animal es de _____ respiraciones por minuto.

The normal respiratory rate per minute in a healthy, resting state is as follows:

El ritmo respiratorio normal por minuto en un animal saludable en reposo es el siguiente:

Bovine	*Bovino*
15-30	15-30
Equine	*Equino*
8-12	8-12

The respiratory rate may vary depending on the physiological condition. A dramatic change is indicative of disease.

El ritmo respiratorio puede variar dependiendo de la condición fisiológica del animal. Un cambio drástico es indicativo de enfermedad.

Temperature / Temperatura

Your animal's rectal temperature is _____ °C / _____ °F.

La temperatura rectal de su animal es de _____ °C / _____ °F.

The normal range of the body temperature in (bovines / equines) is as follows:

El rango normal de la temperatura corporal en (bovinos / equinos) es el siguiente:

Bovine	*Bovino*
Average (38.6 °C / 101.5 °F)	Promedio(38.6°C / 101.5 °F)
Equine	*Equino*
Average (37.8 °C / 100 °F)	Promedio (37.8 °C / 100 °F)

Continued

Your animal's heart rate / respiratory rate / temperature is (low / high / normal).	(El / la) (ritmo cardíaco / ritmo respiratorio / temperatura) de su animal es [baj(o / a) / alt(o/a) / normal].

Capillary Refill Time

The capillary refill time of your animal is _____ seconds.

The normal capillary refill times in bovines and equines is as follows (given in seconds):

Bovine
1-2
Equine
1-2

Your animals's capillary refill time is (low / normal).

Tiempo de Llenado Capilar

El tiempo de llenado capilar de su animal es de _____ segundos.

Los tiempos de llenado del flujo capilar normal en bovinos y equinos son los siguientes (dado en segundos):

Bovino
1-2
Equino
1-2

El tiempo de llenado capilar de su animal es (bajo / normal).

Motility of the Digestive Track

The normal motility of the digestive track in large animals is as follows:
Bovine
Ruminal movements (per 2 minutes)
1-2
Equine
Levels of Intestinal motility or borborygmus
Hypermotility
Normal
Hipomotility
No motility
Your animal's digestive track movements are (absent / low / normal / high).

Motilidad del Tracto Digestivo

La motilidad normal del tracto digestivo en animales grandes es la siguiente:
Bovino
Movimientos ruminales (durante 2 minutos)
1-2
Equino
Motilidad intestinal o borborigmos
Hipermotilidad
Normal
Hipomotilidad
Sin motilidad
Los movimientos del tracto digestivo de su animal están (ausentes / bajos / normales / altos).

COMMON BONE AND JOINT DISORDERS AND LAMENESS IN LARGE ANIMALS
TRASTORNOS COMUNES DE LOS HUESOS Y LAS ARTICULACIONES Y COJERA EN LOS ANIMALES GRANDES

Joint Disorders
Trastornos de las Articulaciones

General Questions / Statements
Preguntas / Aseveraciones Generales

When did you first notice this problem?
¿Cuándo usted notó este problema por primera vez?

Was your animal injured?
¿Se lastimó su animal?

What happened?
¿Qué pasó?

Has this happened before?
¿Ha sucedido esto antes?

Does your animal take medicine?
¿Su animal toma alguna medicina?

What is the name of the medicine?
¿Cuál es el nombre de la medicina?

What is the name of your animals's illness?
¿Cuál es el nombre de la enfermedad de su animal?

Is your animal allergic to any medicines?
¿Su animal es alérgico a alguna medicina?

Which one(s)?
¿Cuál(es)?

Has your animal ever had bone or joint surgery?
¿Su animal alguna vez ha tenido cirugía de los huesos o de las articulaciones?

When?
¿Cuándo?

What was the purpose of the surgery?
¿Cuál fue el propósito de la cirugía?

How old is your animal?
¿Qué edad tiene su animal?

Do you have any questions?
¿Tiene alguna pregunta?

Coxofemoral Luxation or Dislocation of the Hip in Bovines and Equines
Luxación Coxofemoral o Dislocación de la Cadera en Bovinos y Equinos

Your animal (has / may have) a dislocated hip joint probably due to trauma.
Su animal (tiene / podría tener) la articulación de la cadera dislocada debido a un trauma.

The head of the femur is no longer in the socket due to rupture of (ligaments / the joint capsule) or fracture of the (head of the femur / dorsal acetabular rim).
La cabeza del fémur no está en la cavidad debido a la ruptura de (ligamentos / la cápsula articular) o fractura (de la cabeza del fémur / del borde dorsal del acetábulo).

Diagnostic Procedures
Procedimientos Diagnósticos

See Box A-2.
Vea el Cuadro A-2.

We (will take / took) x-rays.
(Tomaremos / tomamos) unas radiografías.

Box 18-21. Signs of hip dislocation include:	Cuadro 18-21. Las señales de la dislocación de la cadera incluyen:
• Lameness (continuous or intermittent) • Difficulty using the back legs to stand up • Reluctance to exercise • Test of free rotation positive under anesthesia • x-rays	Cojera (continua o intermitente) Dificultad para pararse usando las patas traseras Se rehusa a hacer ejercicio Prueba de rotación positiva bajo anestesia Radiografías

Treatment
Tratamiento

> **See Box A-3.**
> *Vea el Cuadro A-3.*

We (will anesthetize / anesthetized) your animal and (try / tried) to fix the articulation.
(Anestesiaremos / anestesiamos) a su animal y (trataremos / tratamos) de arreglar la articulación.

Surgery will be recommended if we cannot correct the dislocation manually.
Se recomendará cirugía si no podemos corregir la dislocación manualmente.

Surgery is strongly recommended if this happens again.
Se recomienda cirugía fuertemente si esto sucede de nuevo.

Restrict your animal's movement and put it in a pen with a deep straw bed for _____ (weeks / months).
Restrinja el movimiento de su animal y alójelo en un establo con una cama gruesa de paja por _____ (semanas / meses).

The prognosis is reserved and this problem might happen again.
El pronóstico es reservado y este problema puede ocurrir de nuevo.

Scapulohumeral Joint Luxation in Bovines and Equines
Luxación de la Articulación Escapulohumeral en Bovinos y Equinos

Your animal (has / may have) a dislocated shoulder joint.
El animal (tiene / podría tener) una articulación del hombro dislocada.

Diagnostic Procedures
Procedimientos Diagnósticos

See Box A-2.
Vea el Cuadro A-2.

We (will take / took) x-rays.
(Tomaremos / tomamos) unas radiografías.

Box 18-22. Signs of scapulohumeral joint luxation include:	Cuadro 18-22. Las señales de la luxación de la articulación escapulohumeral incluyen:
• Lameness (continuous or intermittent)	Cojera (continua o intermitente)
• Difficulty using the front legs to stand up	Dificultad para pararse usando las patas delanteras
• Reluctance to exercise	Se rehusa a hacer ejercicio
• Test of free rotation positive under anesthesia	Prueba de rotación positiva bajo anestesia
• x-rays	Radiografías

Treatment
Tratamiento

> **See Box A-3.**
> *Vea el Cuadro A-3.*

> **We (will anesthetize / anesthetized) your animal.**
> (Anestesiaremos / anestesiamos) a su animal.

> **We were (able / unable) to correct the dislocation manually.**
> Fuimos (capaces / incapaces) de corregir la dislocación manualmente.

> **Your animal must wear a (sling / splint) for _____ weeks. [See Instructions for Caring for Large Animals at the (Farm / Ranch)]**
> El animal debe usar un (cabestrillo / entablillado) por _____ semanas. [Vea Instrucciones para el Cuidado de Animales Grandes en (la Granja / el Rancho)]

> **We will refer you to a veterinary specialist.**
> Le referiremos a un veterinario especialista.

Unilateral or Bilateral Patellar Luxation in Bovines and Equines
Luxación Unilateral o Bilateral de la Rótula en Bovinos y Equinos

> **Is the problem continuous or intermittent?**
> ¿El problema es continuo o intermitente?

> **Your animal (has / may have) a lateral luxation of the patella.**
> El animal (tiene / podría tener) una luxación lateral de la rótula.

> **The majority of cases are due to trauma by hitting: concrete floors after falling on slippery floors, corners of buildings, in transportation, kicks, and goring with the horns.**
> La mayoría de estos casos son debidos a trauma al golpearse: con suelos de concreto después de caídas en pisos resbalosos, con esquinas de los edificios, en transportación, con patadas y cornadas.

In some horse breeds there is a hereditary predisposition to suffer this problem which normally is due to rupture or fixation of the patellar ligaments, impeding free movement of the kneecap.

En algunas razas de caballo hay una predisposición hereditaria a sufrir este problema, el cual se debe normalmente a una ruptura o fijación de los ligamentos rotulares, lo que impide el movimiento libre de la rótula.

Diagnostic Procedures
Procedimientos Diagnósticos

See Box A-2.
Vea el Cuadro A-2.

Box 18-23. Signs of patelar luxation include:	Cuadro 18-23. Las señales de la luxación de la rótula incluyen:
• Lameness (intermittent) • Brief reluctance to exercise • Locking of the limb in extension • Sudden jerking or hyperflexion • x-rays	Cojera (intermitente) Se rehusa brevemente a hacer ejercicio Fijación del miembro en extensión Hiperflexiones súbitas Radiografías

We (will perform / performed) an orthopedic exam on your animal.
(Haremos / hicimos) un examen ortopédico de su animal.

The joints (will be / were) gently bent and straightened under anesthesia.
Las articulaciones (serán / fueron) dobladas y estiradas cuidadosamente bajo anestesia.

The (right / left) kneecap moves abnormally.
La rótula (derecha / izquierda) se mueve anormalmente.

Both knee caps move abnormally.
Ambas rótulas se mueven anormalmente.

We (will take / took) x-rays.
(Tomaremos / tomamos) unas radiografías.

Your animal's knees (appear normal / show signs of degeneration).
Las rodillas de su animal (parecen normales / muestran señales de degeneración).

Treatment (See Box 18-24)
Tratamiento (Vea el Cuadro 18-24)

Surgery is recommended to correct this problem.
Se recomienda cirugía para corregir este problema.

Surgery may prevent deformity of the bones and cartilage damage as your animal ages.
La cirugía podría prevenir deformidades de los huesos y daño al cartílago mientras que el animal envejece.

We will refer you to a veterinary specialist.
Le referiremos a un veterinario especialista.

Box 18-24. **Treatment for** **luxations**	**Cuadro 18-24.** **Tratamiento para** **los luxaciones**
• Traction under anesthesia	Tracción bajo anestesia
• Surgery	Cirugía
• Restricted mobility	Movilidad restringida
• Antiinflamatory drugs	Medicamentos antiinflamatorios
• Pain killers	Analgésicos
• Hydrotherapy	Hidroterapia
• Use of ferulas or splints	Uso de férulas o entablillados

Joint Disease
Enfermedad Articular

General Questions / Statements
Preguntas / Aseveraciones Generales

Your animal (has / may have) joint disease.
Su animal (tiene / podría tener) una enfermedad articular.

Please point to the (leg / joint / area) on your animal that is painful.
Por favor, señale (la pata / la articulación / el área) de su animal que tiene dolor.

Have you observed swelling in any joints?
¿Ha observado hinchazón en algunas articulaciones?

Which one(s)?
¿Cuál(es)?

Has your animal ever suffered a traumatic injury?
¿Alguna vez su animal ha sufrido una lesión traumática?

When?
¿Cuándo?

What happened?
¿Qué pasó?

Has your animal ever had bone or joint surgery?
¿Su animal alguna vez ha tenido cirugía de los huesos o de las articulaciones?

When?
¿Cuándo?

What was the purpose of the surgery?
¿Cuál fue el propósito de la cirugía?

Has your animal ever been diagnosed with arthritis?
¿Su animal alguna vez ha sido diagnosticado con artritis?

When?
¿Cuándo?

The causes of joint disease are several. *(See Box 18-25)*
Las causas de la enfermedad articular son varias. *(Vea el Cuadro 18-25)*

Box 18-25. Causes of joint disease include:	**Cuadro 18-25. Las causas de la enfermedad articular incluyen:**
• Inflammation	Inflamación
• Infection	Infección
• Trauma	Trauma
• Immune-mediated	Autoinmune
• Aging	Envejecimiento
• Unknown	Desconocida

Is your animal in more pain in the morning?
¿Su animal tiene más dolor en la mañana?

Does the pain seem to decrease after your animal becomes active?
¿El dolor parece disminuir después que su animal se torna activo?

Diagnostic Procedures
Procedimientos Diagnósticos

See Box A-2.
Vea el Cuadro A-2.

Box 18-26. Signs of joint disease include:	Cuadro 18-26. Las señales de enfermedad articular incluyen:
• Palpation	Palpación
• Thermography	Termografía
• X-ray	Radiografías
• Arthroscopy	Artroscopía
• Synovial fluid exam	Examen de líquido sinovial
• Biopsy	Biopsia
• Gait Evaluation	Evaluación del caminar

Box 18-27. Synovial fluid collection	Cuadro 18-27. Colección de fluido sinovial
We (will take / have taken) a sample of your animals's joint fluid.	(Tomaremos / hemos tomado) una muestra del líquido articular de su animal.
By analyzing the fluid, a diagnosis and appropriate treatment may be determined.	Analizando el líquido, se podría determinar un diagnóstico y tratamiento apropiado.
Joint fluid lubricates joints and allows them to move smoothly.	El líquido articular lubrica las articulaciones y les permite moverse suavemente.
Synovial fluid contains nutrients for the cartilage within the joint.	El líquido sinovial contiene nutrientes para el cartílago dentro de la articulación.
Your animal will be (sedated / anesthetized) for this procedure.	Su animal será (sedado / anestesiado) para este procedimiento.

I (will preform / performed) an orthopedic exam on your animal.
(Haremos / hicimos) un examen ortopédico a su animal.

Each joint (will be / was) gently manipulated in order to locate the pain.
Cada articulación (será / fue) manipulada cuidadosamente a fin de localizar el dolor.

Your animal appears to have pain in the _____ joint.
Su animal parece estar adolorido en la articulación _____.

We (will perform / performed) (an arthroscopy exam / an x-ray exam / a thermography exam / a laboratory exam) to confirm the diagnosis. *(See Box 18-26)*
(Haremos / hicimos) un examen (artroscópico / radiográfico / termográfico / de laboratorio) para confirmar el diagnóstico. *(Vea el Cuadro 18-26)*

The x-rays show no evidence but your animal may have (degenerative / immune-mediated) joint disease.
Las radiografías no muestran evidencia, pero su animal podría tener enfermedad articular (degenerativa / autoinmune).

The x-rays show signs of joint disease.
Las radiografías muestran señales de enfermedad articular.

Immune-mediated joint disease is caused by the body's own immune system destroying its own cartilage.
La enfermedad articular autoinmune es debida a que el propio sistema inmune del cuerpo destruye su propio cartílago.

We (will take / took) a sample of your animal's joint fluid using a small needle.
(Tomaremos / tomamos) una muestra del líquido articular de su animal usando una aguja fina.

The joint fluid will be analyzed in the laboratory.
El líquido articular será analizado en el laboratorio.

We should have results in _____ days.
Deberíamos tener los resultados en _____ días.

We (will take / took) a blood sample to be analyzed in the laboratory.
(Tomaremos / tomamos) una muestra de sangre para analizarla en el laboratorio.

Blood tests may indicate which kind of joint disease is present.
Los exámenes de sangre podrían indicar qué clase de enfermedad articular está presente.

The cause of this joint disfunction is (severe trauma / nutritional / hereditary / infectious / unknown).
La causa de esta disfunción articular es (trauma severo / nutricional / hereditaria / infecciosa / desconocida).

Treatment
Tratamiento

See Box 18-28.
Vea el Cuadro 18-28.

Box 18-28. Treatment for joint disease In large animals.	Cuadro 18-28. Tratamiento para la enfermedad articular en animales grandes.
• Nonsteroidal antiinflamatory drugs given per os.	Medicamentos antiinflamatorios no esteroides dados por vía oral.
• Injection of steroidal drugs directly into the joint.	Inyección de medicamentos esteroides directamente en la articulación.
• Restricted mobility	Movilidad restringida.
• Hydrotherapy	Hidroterapia
• Counterirritation	Contrairritación
• Surgery	Cirugía
• Use of bandages	Uso de vendajes

Light to moderate daily exercise is recommended.
Se recomienda ejercicio diario de liviano a moderado.

In animals with osteochondrosis the bone and cartilage grow faster than the surrounding supportive muscles, tendons, and ligaments due to malnutrition, mineral imbalances and trauma. In these cases, bone or cartilage need to be removed by surgery.
En animales con osteocondrosis, el hueso y el cartílago crecen más rápido que los músculos de soporte, los tendones y los ligamentos que les rodean debido a la desnutrición, inbalances minerales y traumas. En estos casos necesita removerse hueso o cartílago por cirugía.

This can be a painful condition that your animal may endure for the rest of its life.
Esto puede ser una condición dolorosa que su animal podría tener por el resto de su vida.

It is important to control the disease now as soon as possible because it will progress.
Es importante controlar la enfermedad ahora, tan pronto como sea posible, porque progresará.

We can prescribe nonsteroidal antiinflamatory drugs; the treatment might help to slow down the progression of the disease. You can give medicine to the animal mixed in the food.
Podemos recetar medicamentos antiinflamatorios no esteroides, el tratamiento puede ayudar a reducir el progreso de la enfermedad. Usted le puede dar medicina al animal mezclada con la comida.

If your animal does not respond to medicine, surgery may be recommended.
Si su animal no responde a la medicina, podría recomendarse cirugía.

Your animal is (not / no longer) responding to medicine.
Su animal (no / ya no) responde a la medicina.

We will refer you to a veterinary specialist.
Le referiremos a un veterinario especialista.

Suppurative arthritis is the result of an infection in joints due to trauma or umbilical infections.
La artritis supurativa es el resultado de una infección en las articulaciones debido a trauma o infecciones umbilicales.

Yellowish or gray-greenish pus might be abundant and the joint might be extremely swollen, hot, and painful, involving an increase in body temperature.
El pus amarillento o verdegrisaceo puede ser abundante y la articulación puede estar extremadamente hinchada, caliente y dolorosa y causar un aumento en la temperatura corporal.

In these cases the use of systemic antibiotics is highly recommended. (*See Wound Care*)
En estos casos la aplicación sistémica de antibióticos es altamente recomendada. (Vea Cuidado de Heridas)

Lameness in Large Animals
Cojera en los Animales Grandes

General Questions / Statements
Preguntas / Aseveraciones Generales

When did you first notice the limping problem?
¿Cuándo usted notó el problema de cojera por primera vez?

Was your animal injured?
¿Se lastimó su animal?

What happened?
¿Qué pasó?

Has this happened before?
¿Ha sucedido esto antes?

Does your animal take medicine?
¿Su animal toma alguna medicina?

What is the name of the medicine?
¿Cuál es el nombre de la medicina?

What is the name of your animals's medical condition?
¿Cuál es el nombre de la condición médica de su animal?

Has your animal ever had surgery?
¿Su animal ha tenido cirugía alguna vez?

When?
¿Cuándo?

Why?
¿Por qué?

Is your animal allergic to any medicines?
¿Su animal es alérgico a alguna medicina?

Which one(s)?
¿Cuál(es)?

How old is your animal?
¿Qué edad tiene su animal?

Is the lameness getting worse over time?
¿Ha empeorado la cojera con el tiempo?

Please point to the leg that seems painful.
Por favor, señale la pata que parece estar adolorida.

Lameness in large animals is due to several causes such as (trauma / muscular dystrophy / neurological disorders / bone and joint diseases and fractures / infections / inappropriate hoof trimming or horse shoeing / congenital or hereditary malformations / fibrous or neoplastic tissues)
La cojera en los animales grandes se debe a varias causas tales como (trauma / distrofía muscular / trastornos neurológicos / enfermedades de los huesos y las articulaciones y fracturas / infecciones / recorte inapropiado de pezuñas y herraje inapropiado / malformaciones congénitas o hereditarias / tejido fibroso o neoplásico).

Diagnostic Procedures
Procedimentos Diagnósticos

See Box A-2.
Vea el Cuadro A-2.

We (will perform / performed) an orthopedic exam by gently examining the feet, bones and joints. *(See Box 18-29)*
(Haremos / hicimos) un examen ortopédico examinando las patas, los huesos y las articulaciones cuidadosamente. *(Vea el Cuadro 18-29)*

The orthopedic exam is (abnormal / normal).
El examen ortopédico es (anormal / normal).

Box 18-29. Locations of pain that induce lameness	Cuadro 18-29. Lugares de dolor que inducen cojeras
Your animal appears to have pain in the:	Su animal parece estar muy adolorido en (el / la):
• Right front leg	Pata delantera derecha
• Right rear leg	Pata posterior derecha
• Left front leg	Pata delantera izquierda
• Left rear	Pata posterior izquierda
• Right (shoulder / elbow / wrist / hip / knee / ankle / hoof)	(Hombro / codo / muñeca / cadera / rodilla / tobillo / pezuña) derch(o / a)
• Left (shoulder / elbow / wrist / hip / knee / ankle/ hoof)	(Hombro / codo / muñeca / cadera / rodilla / tobillo / pezuña) izquierd(o/a)
• Back	Dorso
• Neck	Cuello

Pododermatitis in Bovines (Foot Rot)
Pododermatitis en Bovinos (Gabarro)

Pododermatitis in bovines can present in various forms. *(See Box 18-30)*
La pododermatitis en bovinos puede presentarse en varias formas. *(Vea el Cuadro 18-30)*

Box: 18-30. Pododermatitis in bovines	Cuadro: 18-30. Pododermatitis en bovinos
Pododermatitis aseptica difusa (founder or laminitis) Subclinical laminitis could be present after calving. This problem affects also bulls and heifers. An acute presentation is due to sudden ingestions of high-energy foods. In both cases the sole wears making it more susceptible to trauma.	Pododermatitis aséptica difusa (laminitis) La laminitis subclínica podría estar presente después de parir. Este problema es también común en toros y vaquillas. La presentación aguda se debe a un consumo súbito de alimentos ricos en energía. En ambos casos, la suela se desgasta haciéndola más susceptible a trauma.
Acute pododermatitis (foot rot, interdigital necrobacillosis, interdigital phlegmon). Caused by infections with Fusobacterium necrophorum and Bacteroides nodosus mainly due to wet or mody soils. Chronic necrotic pododermatitis (stable foot rot, interdigital dermatitis) Interdigital dermatitis caused by Bacteroides nodosus due to unsanitary conditions.	Pododermatitis aguda (gabarro, necrosis interdigital, flemón interdigital) Causado por infecciones con Fusobacterium necrophorum Bacteroides nodosus mayormente debido a suelos húmedos o lodosos. Pododermatitis necrótica crónica (gabarro de establo, dermatitis interdigital) Dermatitis interdigital causada por Bacteroides nodosus debido a condiciones insalubres.
Pododermatitis circumscripta (ulceration of the sole) Excessive pressure between the distal phalanx to the inner sole with local necrosis.	Pododermatitis circumscrita (ulceración de la suela). Presión excesiva entre la falange distal a la suela interior produciendo necrosis localizada.

Laminitis in Equines (Founder)
Laminitis en Equinos (Despeadura)

Laminitis is one of the most important diseases of the foot in equines that induce lameness.

La laminitis es una de las enfermedades más importantes del pie en los equinos que induce cojera.

Box: 18-31. Equine laminitis	Cuadro: 18-31. Laminitis equina
Subclinical or chronic laminitis could be present without major signs during grazing. The acute presentation is due to sudden ingestions of high-energy foods. In both cases the sole, the internal lamina, and the wall of the hoof wear and necrose making them more susceptible to severe trauma.	La laminitis subclínica o crónica puede estar presente sin observar señales mayores durante el pastoreo. La presentación aguda se debe a un consumo súbito de alimentos ricos en energía. En ambos casos, la suela, la lamina interna y la muralla de la pezuña se desgastan y necrosan haciéndolas más susceptibles a trauma.

Diagnostic Procedures
Procedimientos Diagnósticos

See Box 18-32.
Vea el Cuadro 18-32.

Box: 18-32. Equine laminitis signs and diagnosis

Cuadro: 18-32. Señales de laminitis equina y su diagnóstico

Signs	*Señales*
Affected animals stand reluctantly and cannot walk and are severely deppressed and anorectic. Movement is highly restricted to a prefered area.	Los animales afectados se muestran reacios a permanecer parados y no pueden caminar y están severamente deprimidos y anoréxicos. El movimiento está altamente restringido a un área preferida.
The whole hoof is hypersensitive and hyperthermic, mainly around the coronary band.	La pezuña entera está hipersensible e hipertérmica, particularmente alrededor de la banda coronoria.
The pulse of the digital arteries is too high and could be visible. The foot is tender when low pressure is applied.	El pulso de las arterias digitales es muy alto y puede ser visto. La pata está blanda al aplicarle presión ligera.
Diagnosis	*Diagnóstico*
• Evaluation of the hooves and gait	Evaluación de las pezuñas y del caminar
Elevated pulse of the digital arteries	Pulso elevado de las arterias digitales
Hypersensitivity and hyperthermia of the hoof	Hipersensibilidad e hipertermia de la pezuña
• Thermography	Termografía
• x-rays	Radiografías

Treatment
Tratamiento

See Box 18-33.
Vea el Cuadro 18-33.

Box 18-33. Treatment for joint disease in large animals	Cuadro 18-33. Tratamiento para la enfermedad articular en los animales grandes
• Nonsteroidal antiinflamatory drugs given per os or IV	Medicamentos antiinflamatorios no esteroides por vía oral o IV
• Use of prescribed antibiotics or chemotherapeutics	Uso de antibióticos o quimioterapéuticos recetados
• Antihistamines and analgesic drugs IV	Medicamentos antihistamínicos y analgésicos por vía IV
• Injectable multivitamin formulas IV	Fórmulas vitamínicas inyectables por vía IV
• Restricted mobility	Movilidad restringida
• Hydrotherapy	Hidroterapia
• Use of orthopedic boots	Uso de botas ortopédicas
• Provide thick beds of straw	Provea camas gruesas de paja

Some cases of acute pododermatitis in bovines and laminitis in equines are extremely difficult and the animals might need to be euthanized.

Algunos casos de pododermatitis aguda en bovinos y de laminitis en equinos son extremadamente difíciles y puede ser necesaria la eutanasia de los animales.

MANDATORY REGULATIONS FOR HANDLING HEALTH ISSUES RELATED TO CATTLE AND HORSES.
REGULACIONES OBLIGATORIAS PARA EL MANEJO DE ASUNTOS DE SALUD EN EL GANADO BOVINO Y LOS CABALLOS.

Statements
Aseveraciones

> **We will refer the (blood / serum / feces / urine / tissue / fetal) samples to a laboratory approved by the USDA and / or to the National Veterinary Services Laboratory to confirm the diagnosis of this disease according to animal health regulations.**

Referiremos las muestras (de sangre / de suero / de heces / de orina / de tejido / fetales) a un laboratorio aprobado por el Departamento de Agricultura de los Estados Unidos y / o directamente al Laboratorio Nacional de Servicios Veterinarios para confirmar el diagnóstico según las regulaciones de salud animal.

> **We (will contact / have contacted) the Office of the State Veterinarian to report this clinical case of _____ that was found in your farm / ranch. This is a mandatory reportable disease.**

(Contactaremos / hemos contactado) a la Oficina del Veterinario Estatal para reportar el caso clínico de _____ que se encontró en su granja / rancho. Ésta es una enfermedad de reporte obligatorio.

> **The State Veterinarian will come to your farm / ranch (immediately / today at _____ o'clock) to evaluate the case and emit the proper guidelines to follow.**

El Veterinario Estatal vendrá a su granja / rancho (de inmediato / hoy a las ____ en punto) para evaluar el caso y dictaminar las medidas apropiadas a seguir.

You are forbidden to provide any wrongful information to the State Veterinarian about this case, and also you cannot move any of your animals to any other location without prior approval of the State Veterinarian.
Usted está prohibido de proveer información errónea al Veterinario Estatal acerca de este caso, y tampoco podrá mover a ninguno de sus animales a otro sitio sin una autorización previa del Veterinario Estatal.

This disease of (bovines / equines) is highly contagious and could be spread extremely fast among susceptible animals. There is a risk of having a severe outbreak of this disease in this region. Therefore, quarantine is recommended.
Esta enfermedad de los (bovinos / equinos) es altamente contagiosa y se puede transmitir extremadamente rápido entre los animales susceptibles. Se corre el riesgo de originar un brote severo de la enfermedad en esta región. Por lo tanto, se recomienda hacer cuarentena.

Your (farm / ranch) may be quarantined, or your animals may be slaughtered.
Su (granja / rancho) podría ser puesto en cuarentena o sus animales podrían ser sacrificados.

Official certificates for brucellosis- and tuberculosis-free herds could be issued after complying with regulations set by the Animal and Plant Health Inspection Service (APHIS), as required by the United States Department of Agriculture and the State Department of Agriculture. Those certificates are valid for one year.
Los certificados oficiales para hatos libres de brucelosis y tuberculosis pueden ser expedidos una vez se cumplan con las regulaciones establecidas por el Servicio de Inspección de Salud para Animales y Plantas, según requerido por el Departamento de Agricultura de los Estados Unidos y el Departamento de Agricultura del Estado. Los certificados son válidos por un año.

**Transportation of livestock requires a federal health
certificate and federal or state permits. Regulations
vary from state to state.**

El transporte de ganado requiere un certificado de salud
federal y permisos federales o estatales. Las regulaciones
varían de estado a estado.

**The Animal Disease Eradication Division, Agricultural
Research Service, USDA is responsible for issuing
permits for interstate transportation of diseased
livestock under rigorous restrictions.**

La División de Erradicación de Enfermedades del Servicio de
Investigación Agrícola del Departamento de Agricultura de los
Estados Unidos es responsable por emitir los permisos para
el transporte interestatal de ganado enfermo bajo rigurosas
restricciones.

**Any treatment with antibiotics or vaccines containing
antibiotics or live modified specimens should be
withdrawn 21 days before slaughtering.**

Cualquier tratamiento con antibióticos o vacunas que
contengan antibióticos o microorganismos vivos modificados
deberá suspenderse 21 días antes del sacrificio.

**Any milk collected from animals treated with antibiotics
should not be used for human compsumption.**

La leche procedente de animales tratados con antibióticos no
deberá de ser usada para el consumo humano.

INSTRUCTIONS FOR THE CARING OF LARGE
ANIMALS ON THE FARM
INSTRUCCIONES PARA EL CUIDADO DE
ANIMALES GRANDES EN LA GRANJA

Caring for Bandages, Ferulas, Splints and Hydrotherapy
Cuidado de Vendajes, Férulas, Entablillados e Hidroterapia

Bandages
Vendajes

**We have placed a bandage on your animal to protect
the injury.**

Le hemos colocado un vendaje a su animal para proteger la lesión.

**If you do not have practice working with bandages, do
not worry; our personnel will show you how to
proceed in order to provide a proper dressing of the
injury.**

Si no tiene práctica en poner vendajes no se preocupe, nuestro
personal le mostrará cómo proceder para que usted pueda
recubrir la lesión en forma apropiada.

**Please, change this bandage (once a day / twice a day)
following the instructions. Make sure the bandages
are dry and clean, otherwise opportunistic microbes
from the feces and urine might contaminate the
lesion.**

Por favor cambie el vendaje (una vez al día / dos veces al día)
siguiendo las instrucciones. Asegúrese que los vendajes estén
secos y limpios, de lo contrario los microbios oportunistas de
las heces y la orina pueden contaminar la lesión.

**Please, cover the bandages with plastic wrap if your
animal is showered or exposed to rainy weather.**

Por favor cubra los vendajes con un material plástico si el
animal es bañado o si es expuesto a la lluvia.

**Do not let your animal unwrap or chew on the
material. Call us if this becomes a problem. The use
of a collar might be necessary.**

No permita que el animal desate o mastique el material.
Llámenos si esto se vuelve un problema, el uso de un collar
podría ser necesario.

Ferulas and Splints
Férulas y Entablillados

**We have placed a (cast / ferula / splint) on your
animal's limb. Make sure to keep the materials clean
and dry. Plastic wrapping is advised.**

Hemos colocado (una enyesadura / una férula / un entablillado)
en la extremidad de su animal. Asegúrese de mantener los
materiales limpios y secos. Se recomienda un recubrimiento
con material plástico.

We have placed a (Kimsey splint / modified Thomas splint). This will prevent movement and stabilize the (fracture / joint luxation). Make sure to provide a deep straw bed.

Hemos colocado un entablillado (de Kimsey / de Thomas modificado). Esto impedirá el movimiento y estabilizará la (fractura / luxación de la articulación). Asegúrese de proveer una cama gruesa de paja.

If the straps of the Kimsey splint become loose, please let us know immediately.

Si las bandas sujetadoras del entablillado de Kimsey se aflojan, infórmenos de inmediato.

Do not let your animal chew on the material. Call us if this becomes a problem. The use of a collar might be necessary.

No permita que el animal mastique el material. Llámenos si esto se vuelve un problema, el uso de un collar podría ser necesario.

Your animal must wear this (ferula / splint) for approximately _____ (days / weeks / months).

Su animal deberá usar (la férula / el entablillado) por aproximadamente _____ (días / semanas / meses).

Hydrotherapy
Hidroterapia

You need to apply hydrotherapy to the affected limb for _____ minutes (once a day / twice a day). It is required to use (ice water / packs of crushed ice / cold bandages / warm water / warm bandages), or composite treatment as follows: _____

Usted necesita aplicar hidroterapia en la extremidad afectada por _____ minutos (una vez al día / dos veces al día). Es necesario que use (agua helada / bolsas de hielo picado / compresas frías / agua tibia / compresas calientes), o tratamiento combinado como se describe a continuación:

_____

**This treatment with hydrotherapy requires using a
hose boot.**
Este tratamiento con hidroterapia requiere el uso de una bota
con manguera.

**You should dry and bandage the affected limb once
hydrotherapy is finished.**
Usted deberá secar y vendar la extremidad afectada al terminar
la hidroterapia.

Caring for Catheters and Tubing
Cuidado de Catéteres y Sondas

Catheters
Catéteres

**We have placed an intravenous catheter in your
animal's vena cava to supply (fluids / medication).
Please do not attempt to remove it.**
Hemos colocado un catéter intravenoso en la vena cava de su
animal para suministrar (fluidos / medicamentos). Por favor no
intente remover el catéter.

**Your animal must wear this catheter for approximately
_____ days. Please make sure to keep the
materials clean and dry.**
Su animal deberá usar este catéter por aproximadamente
_____ días. Por favor asegúrese de mantener los
materiales limpios y secos.

**We have placed an intraocular catheter in your
animal's eye to provide proper drainage and to supply
flushing solutions and medication. Please do not
attempt to remove it.**
Hemos colocado un catéter intraocular en el ojo de su animal
para proveer el drenaje apropiado y para administrar
soluciones de lavado y medicamentos. Por favor no intente
remover el catéter.

You should flush the eye using the prescribed ophthalmic solution (once a day / twice a day) and then apply the medicine.

Usted deberá lavar el ojo del animal (una vez al día / dos veces al día) utilizando la solución oftálmica recetada y después aplicar la medicina.

Your animal must wear the intraocular catheter for approximately _____ (days / weeks). Please make sure to keep the catheter unclogged.

Su animal deberá usar el catéter intraocular por aproximadamente _____ (días / semanas). Por favor asegúrese de que no se obstruya el catéter.

Nasogastric Tubes
Sondas Nasogástricas

We have placed a nasogastric tube in your animal's digestive tract to (flush the stomach / eliminate gas / medicate). Please, make sure that the tube remains secured and unclogged.

Hemos colocado una sonda nasogástrica en el tracto digestivo de su animal para (vaciar el estómago / permitir la eliminación de gas / medicar). Por favor, asegúrese de que la sonda esté bien sujetada al animal y que no se obstruya.

Your animal must wear the nasogastric tube for approximately _____ (hours / days). Please make sure to keep the tube unclogged.

Su animal deberá usar la sonda nasogástrica por aproximadamente _____ (horas / días). Por favor asegúrese de que no se obstruya la sonda.

We have placed a nasogastric feeding tube in your animal. Please make sure the tube is secured.

Hemos colocado una sonda nasogástrica de alimentación en su animal. Por favor asegúrese que la sonda este bien sujetada.

Your animal must wear the nasogastric feeding tube for approximately _____ (hours / days / weeks). Please make sure to keep the tube unclogged.

El animal deberá usar la sonda nasogástrica de alimentación por aproximadamente _____ (horas / días / semanas). Por favor asegúrese de que no se obstruya la sonda.

Wounds
Heridas

Please follow these instructions at the farm / ranch:

Por favor siga estas instrucciones en la granja / e rancho:

Wash the area with neutral soap or betadine. Then detach any remnant dead tissue or gauze with hydrogen peroxide.

Lave el área con jabón neutro o betadine. Luego, desprenda cualquier tejido muerto o remanentes de gaza con agua oxigenada.

As the next step, hosing the injury with running tap water for 3-5 minutes using a hosepipe (once a day / twice a day) is highly recommended.

Como paso siguiente, se recomienda fuertemente el lavar la lesión con agua de la llave usando una mangera de agua por 3-5 minutos (una vez al día / dos veces al día).

Continue the treatment by flushing the lesion with saline solution mixed with the prescribed antibiotic using a large syringe.

Continúe el tratamiento lavando la lesión con una solución salina mezclada con el antibiótico recetado usando una jeringa grande.

Apply the prescribed topical medication.

Aplique el medicamento tópico recetado.

Cover the wound with a bandage if necessary. Some wounds do not require bandages to heal properly.

Cubra la herida con un vendaje si es necesario. Algunas heridas no requieren vendajes para sanar apropiadamente.

Keep the wound clean and dry in order to prevent any infections.

Mantenga la herida limpia y seca para prevenir infecciones.

Wrap a plastic bag around it each time you have to move the animal to another site.

Envuelva con una bolsa plástica alrededor de la lesión cada vez que tenga que cambiar al animal de sitio.

Do not let your animal chew on the material.

No permita que el animal mastique el material.

Look closely if you notice a foul odor coming from the lesion. If you notice any sign of severe inflammation, call us.

Examine la lesión cuidadosamente. Si nota un mal olor que sale de la lesión o si observa cualquier señal de una inflamación severa, llámenos.

We will set up an appointment to visit your farm / ranch in _____ (days / weeks). (See Scheduling the Next Appointment)

Haremos una cita para visitar su (granja / rancho) en _____ (días / semanas). (Vea Programar la Próxima Cita)

Caring for Surgical Incisions at the Farm / Ranch
Cuidado de las Incisiones Quirúrgicas en la Granja / Rancho

Your animal has a surgery incision and we have placed (sutures / staples) in the skin.

Su animal tiene una incisión quirúrgica y hemos colocado (suturas / grapas) en la piel.

We have placed sutures underneath the skin so that you do not have to worry, unless there is a problem with the incision.

Hemos colocado suturas debajo de la piel para que no tenga que preocuparse, a menos que haya un problema con la incisión.

Please call us immediately if you notice any of the following:

Por favor, llámenos inmediatamente si nota alguna de las siguientes:

A change in the color of the skin around the incision.

Un cambio en el color de la piel alrededor de la incisión.

Any fluid coming from the incision.

Cualquier líquido saliendo de la incisión.

The skin around the incision feels warmer or hot.

La piel alrededor de la incisión se siente más tibia o caliente.

Sutures or staples have been removed or are coming out.

Las suturas o grapas están desprendidas o se están desprendiendo.

A foul odor coming from the incision.

Mal olor saliendo de la incisión.

We will return in _____ to _____ days so that we may remove the sutures / staples.

Regresaremos en _____ a _____ días para que podamos quitar las suturas / grapas.

Please call us if you have any questions. Our phone number is _____.

Por favor, llámenos si usted tiene alguna pregunta. Nuestro número de teléfono es _____.

Instructions for Giving Medicine at the Farm / Ranch
Instrucciones para Dar Medicinas en la Granja / el Rancho

This medicine is called _____.

Esta medicina se llama _____.

Large Pills
Bolos

Give _____ large pill(s) by mouth every _____ hours for _____ days. You could use a large pill applicator or you could crush the pills and dissolve them in water.

Dé _____ bolo(s) por via boca cada _____ horas por _____ días. Puede usar un aplicador de bolos o puede pulverizar los bolos y disolverlos en agua.

Give _____ intrauterine large pill(s) every _____ hours for _____ days.

Aplique _____ bolo(s) intrauterinos cada _____ horas por_____ días.

Oral Liquid
Líquido Oral

Use a mouth opener and dispense the prescribed dosage of the liquid medicine. You may need to restrain the animal in a shut.

Use un abrebocas y dispense la dosis recetada de la medicina líquida. Usted podría necesitar restringir al animal en una manga de manejo.

Injectable Solutions
Soluciones Inyectables

This injectable medicine should be applied intramuscularly in the muscles of the (neck / buttocks) every _____ (hours / days) for _____ (days / weeks).

Esta medicina inyectable deberá ser aplicada por vía intramuscular en los músculos (del cuello / de las nalgas) cada _____ (horas / días) por _____ (días / semanas).

This injectable medicine should be applied subcutaneously, preferably under the axillary region every _____ (hours / days) for _____ (days / weeks).

Esta medicina inyectable deberá ser aplicada por vía subcutánea, preferiblemente debajo de la región axilar cada _____ (horas / días) por _____ (días / semanas).

**This injectable medicine should be applied
intravenously in the jugular vein every _____
(hours / days) for _____ (days / weeks).**
Esta medicina inyectable deberá ser aplicada por vía intravenosa
en la vena yugular cada _____ (horas / días) por
_____ (días / semanas).

Intramammary Unguents
Ungüentos Intramamarios

**The medicinal unguent contained in those syringes
should be applied intramammary after milking using
a sterilized cannula. Apply the unguent every
_____ hours for _____ (days / weeks).**
El ungüento medicinal contenido en estas jeringas deberá de
ser aplicado por vía intramamaria después del ordeño usando
una cánula esterilizada. Aplique el ungüento cada _____
horas por _____ (días / semanas).

Eye Medication
Medicación para el Ojo

**Gently pull the upper eyelid upwards. Place _____
drops / _____ gram(s) of ointment inside the eye
every _____ hours for _____ days.**
Con cuidado hale el párpado superior hacia arriba. Coloque
_____ gotas / _____ gramo(s) de ungüento dentro del
ojo cada _____ horas por _____ días.

Ear Medication
Medicación para el Oído

**Fill the syringe to this line and squeeze it into (each /
the right / the left) ear _____ times daily for
_____ days.**
Llene la jeringa hasta esta línea y deposite su contenido dentro
de (cada oído / el oído derecho / el oído izquierdo)
_____ veces al día por _____ días.

**Apply _____ dosages of powder using the container's
applicator.**
Aplique _____ dosis de polvo usando el aplicador del envase.

Side Effects
Efectos Secundarios

This medication may cause the following side effects in your animal:

Esta medicación puede causar los siguientes efectos secundarios en su animal:

_____ **Awkward gait**
_____ Caminar entorpecido

_____ **Anaphylactic shock**
_____ Choque anafiláctico

_____ **Breathing problems**
_____ Problemas respiratorios

_____ **Constipation (straining to have a bowel movement)**
_____ Estreñimiento (dificultad para defecar)

_____ **Diarrhea**
_____ Diarrea

_____ **Disorientation / confusion**
_____ Desorientación / confusión

_____ **Dry and itchy eyes**
_____ Ojos resecos y con comezón

_____ **Excessive water drinking**
_____ Tomar agua en forma excesiva

_____ **Frequent urination**
_____ Micción frecuente

_____ **Hair loss**
_____ Pérdida de pelo

_____ **Muscle twitching**
_____ Espasmos musculares

_____ **Redness / swelling at the injection site**
_____ Enrojecimiento / hinchazón en el sitio de la inyección

_____ **Salivation**
_____ Salivación

_____ **Sedation**
_____ Sedación

Other _____
Otros _____

If you observe this / these side effect(s) in your animal, please call us immediately.
Si observa este / estos efecto(s) secundario(s) en su animal, por favor llámenos de inmediato.

If our office is closed, call the local emergency clinic immediately at _____.
Si nuestra oficina está cerrada, llame de inmediato a la clínica local de emergencias al siguiente número _____.

General Precautions
Precauciones Generales

Do not give the medication more often than directed.
No dé la medicación más veces de las que han sido indicadas.

Do not give more of the medication than directed.
No dé más medicación de lo indicado.

_____ **Always give this drug with food**
_____ Siempre dé este medicamento con comida.

_____ **Do not give this drug with food**
_____ No dé este medicamento con comida.

Feeding and Watering Instrucciones at the Farm / Ranch
Instrucciones para la Alimentación y el Suministro de Agua en la Granja / el Rancho

Food
Alimento

Your animal should not eat concentrated commercial foodstocks or high amounts of grains for the next _____ (days / weeks). Provide food stocks with a high content of fiber.

El animal no debería comer piensos commerciales concentrados o grandes cantidades de grano durante los próximos _____ (días / semanas). Provea piensos con alto contenido en fibra.

Your animal should not eat foodstocks contaminated with mold or fungus. Provide only food stocks free of molds and micotoxins.

Su animal no debería comer piensos concentrados con moho u hongos. Provea sólo piensos libres de hongos y mocotoxinas.

We recommend using a soft diet based on materials such as wet preparations of farinaceous grain mixtures and fresh forage. Provide those types of food stocks for the next _____ (days / weeks / months).

Le recomendamos que use una dieta blanda basada en materiales tales como preparaciones húmedas y harinosas de granos y forrajes frescos. Provea estos tipos de piensos por los próximos _____ (días / semanas / meses).

Gradually increase the amount of fibrous food offered as you decrease the amount of soft food offered.

Gradualmente aumente la cantidad de alimento fibroso ofrecido a medida que disminuye la cantidad de alimento blando.

We recommend supplementing the diet with formulations containing vitamins and minerals for the next _____ months. Those formulations could be mixed with farinaceous foods.

Le recomendamos que complemente la dieta con formulaciones que contengan vitaminas y minerales por los próximos _____ meses. Esas formulaciones pueden ser mezcladas con alimentos harinosos.

Water
Agua

Offer your animal a restricted amount of water for the next _____ hours.

Ofrézcale a su animal cantidades restringidas de agua por las próximas _____ horas.

Always have fresh potable water available for sick and convalescent animals.

Siempre tenga disponible agua potable fresca para animales enfermos y convalecientes.

Do not provide raw water from water bodies or wells to your animals without previously being sanitized with chlorine.

No provea agua sin tratar proveniente de cuerpos de agua o de pozos a sus animales sin antes haber sido sanitizada con cloro.

PATIENT INFORMATION FORM FOR LARGE ANIMALS
FORMULARIO DE INFORMACIÓN GENERAL PARA ANIMALES GRANDES

While you are waiting today, please take a few minutes to answer the questions below as accurately as possible so that our staff may provide appropriate care for your bovine / equine. Thank you for your cooperation.

Mientras espera hoy, por favor tome algunos minutos para responder a las preguntas a continuación tan acertadamente como sea posible, para que nuestro personal pueda proporcinarle el cuidado apropiado a su bovino / equino. Gracias por su cooperación.

Client's name: _____
Nombre del Cliente: _____

Date: _____
Fecha: _____

Address: _____
Dirección: _____

Phone - Day: _____
Teléfono - Mañanas: _____

Evening: _____
Tardes: _____

Patient's Clinical History
Antecedentes Clínicos del Paciente

Type of Patient's Specie (bovine / equine)
Tipo de Especie del Paciente (bovino / equino)

Patient's name and / or ID number
Nombre del animal y/o número de identificación

Distinctive Marks:
Marcas Distintivas:

Patient's age: _____ **(days / weeks / months / years / unknown)**
Edad del paciente: _____ (días / semanas / meses / años / no sé)

Sex of the patient: _____ **Female** _____ **Male**
Sexo del animal: _____ Hembra _____ Macho

Breed and purpose *(See Boxes A-15 and A-16)*
Raza y propósito *(Vea los Cuadros A-15 y A-16)*

How long have you had your (bovine / equine)?
_____ **(days / weeks / months / years)**
¿Hace cuánto tiempo que tiene a su (bovino / equino)?
_____ (días / semanas / meses / años)

Is your (bovine / equine) castrated? Yes / No / I don't know
¿Su (bovino / equino) está castrado? Sí / No / No sé

Is your (bovine / equine) pregnant? Yes / No / I do not know

¿Su (bovino / equino) está preñada? Sí / No / No sé

Has your (bovine / equine) been seen by our veterinary team before? Yes / No

¿Su (bovino / equino) ha sido atendido por nuestro equipo veterinario antes? Sí / No

Is there another veterinarian that you consult regularly? Yes / No

¿Hay algún otro veterinario al que usted consulta regularmente? Sí / No

Please provide the name of this veterinarian.

Por favor provea el nombre de este veterinario.

Is your (bovine / equine) vaccinated following a vaccination program? Yes / No / I do not know

¿Su (bovino / equino) está vacunado de acuerdo a un programa de vacunación? Sí / No / No sé

How long ago was your (bovine / equine) vaccinated? _____ days / _____ weeks / _____ months / _____ years

¿Hace cuánto tiempo que su (bovino / equino) fue vacunado? _____ días / _____ semanas / _____ meses / _____ años

Has your (bovine / equine) been dewormed following a deworming program? Yes / No / I don't know

¿Su (bovino / equino) ha sido desparasitado de acuerdo a un programa de desparasitación? Sí / No / No sé

How long ago was your (bovine / equine) dewormed? _____ days / _____ weeks / _____ months / _____ years

¿Hace cuánto tiempo que su (bovino / equino) fue desparasitado? _____ días / _____ semanas / _____ meses / _____ años

Do you treat your (bovine / equine) against lice and / or ticks? Yes / No
¿Usted le da algún tratamiento a su (bovino / equino) para prevenir los piojos y / o las garrapatas? Sí / No

What commercial product has been used for internal / external parasites?
¿Qué producto comercial ha sido usado para controlar parásitos internos / externos?

Please, list your (bovine / equine) current medical conditions and previous surgeries.
Por favor, liste las condiciones médicas actuales de su (bovino / equino) y las cirugías previas.

_____

_____

Do you currently give your (bovine / equine) medicine? Yes / No
¿Usted le da medicina actualmente a su (bovino / equino)? Sí / No

What commercial products have been used for the treatment?
¿Qué productos comerciales han sido usados para el tratamiento?

_____

_____

Please, circle all parts of the body of your (bovine / equine) that are affected.
Por favor circule todas las partes del cuerpo de su (bovino / equino) que han sido afectadas.

Please circle all of your (bovine / equine) current clinical signs in the following list:
Por favor circule todas las señales clínicas actuales de su (bovino / equino) en la siguiente lista:

Aggressiveness	Agresividad
Bleeding	Sangrado
Blood in urine	Sangre en la orina

Blood in stools	Sangre en las heces
Broken bone	Huesos rotos
Callosity	Callosidad
Colic	Cólico
Coughing	Tos
Decreased appetite	Disminución del apetito
Depressed	Deprimid(o / a)
Diarrea	Diarrea
Difficulty giving birth	Dificultad en el parto
Dizzy	Mareos
Drinks more water than usual	Toma más agua de lo usual
Foaming (mouth / nostril)	Espumea (boca / nariz)
Gaining weight	Aumento de peso
General weakness	Debilidad general
Hair loss	Pérdida del pelo
Hit by a piece of farm equipment	Atropellado con equipo de granja
Itching	Comezón
Inflammation of the palate	Inflamación del paladar
Inflammation of the udder	Inflamación de la ubre
Kicking	Pateo
Lameness	Cojera
Losing weight	Pérdida de peso
Lumps	Abultamientos en la piel
Mangy	Sarna
Nervous / agitated	Nerviosismo / agitación
Pain	Dolor
Profuse sweating	Sudoración profusa
Prostration	Postración
Redness on skin	Enrojecimiento de la piel
Rolling on the ground frequently	Se revuelca en el suelo frecuentemente
Seizures	Convulsiones
Shaking	Temblores
Sneezing	Estornudos
Strained bowel movements	Dificultad para defecar
Straining to urinate	Dificultad para orinar
Ticks	Garrapatas
Tympanic distension	Timpanismo

Trouble breathing	Problemas respiratorios
Urinating frequently	Micción frecuente

Is this the only animal presenting this type of problem in your (farm / ranch)? Yes / No

¿Es éste el único animal que presenta este tipo de problema en su (granja / rancho)? Sí / No

Has your (bovine / equine) been bitten or kicked by another animal recently? Yes / No

¿Su (bovino / equino) ha sido mordido o pateado por otro animal recientemente? Sí / No

Have you introduced any new animals in your farm / ranch? Yes / No

¿Ha introducido animales nuevos a su granja / rancho? Sí / No

What type of feed stocks do you normally give to your animals?

¿Qué tipo de pienso le da a sus animales normalmente?

_____

_____

What type of grass or forage (fresh / dry) do you normally give to your animals?

¿Qué tipo de pastos o forrajes (frescos / secos) le da a sus animales normalmente?

_____

_____

What type of water source do your animals have access to in your farm?

¿A qué tipo de fuente de agua sus animales tienen acceso en su granja?

Artificial water body (pond, lake)	Cuerpo de agua artificial (poza, lago)
Natural water body (brook, lake, river, spring)	Cuerpo de agua natural (arroyo, lago, río, manantial)
Potable water from distribution system	Agua potable del sistema de distribución
Well water	Agua de pozo

How would you classify the production purpose of your (farm / ranch / business)?

¿Cómo clasificaría usted el propósito productivo de su (granja / rancho / negocio)?

Cattle	Ganado Vacuno
Animal shelter	Refugio de animales
Beef production	Producción de carne
Breeding	Cría
Bull fighting	Toreo
Cow-calf operation	Operación de vaca-cría
Dairy	Producción de leche
Dual-purpose	Doble propósito
Grassing	Pastoreo extensivo
Feedlot	Corral de engorde
Livestock sales center	Centro de acopio y ventas
Horses	Caballos
Animal shelter	Refugio de animales
American rodeo	Rodeo americano
Breeding	Cría
Bull fighting	Toreo
Cattle driving	Arreo de ganado
Circus	Circo
Equestrian school	Escuela ecuestre
Equestrian shows	Eventos ecuestres
Equestrian sports	Deportes ecuestres
Exotic animals	Animales exóticos
Farming traction	Trabajo agrícola o tiro del arado
Horseback riding	Monta recreacional
Hunting	Cacería
Hippodrome	Hipódromo
Jumping	Salto
Livestock sales center	Centro de acopio y ventas
Mexican rodeo	Rodeo mexicano
Mounted police	Policía montada
Pension	Pensión
Polo	Polo
Raising	Crianza

Thank you for taking the time to complete this form.

Gracias por tomarse el tiempo de completar este formulario.

Chapter 19
Reporting Results to the Client

Capítulo 19
Reporte de Resultados al Cliente

We have results of your pet's test(s).
Tenemos los resultados de la(s) prueba(s) de su mascota.

Your pet (has / may have / is / may be) _____.
Su mascota (tiene / puede tener / es / puede ser) _____.

Do you want to bring your pet here for treatment?
¿Quiere traernos a su mascota aquí para su tratamiento?

Please, contact the veterinary specialist for treatment.
Por favor, contacte al veterinario especialista para el
tratamiento.

Their phone number is _____.
Su número de teléfono es_____.

**The results (are not conclusive / do not provide a
diagnosis).**
Los resultados (no son conclusivos / no proveen un
diagnóstico).

The laboratory made an error.
El laboratorio cometió un error.

We (need to repeat / repeated) the test.
(Necesitamos repetir / repetimos) las pruebas.

We cannot perform (this / these) test(s) here.
No podemos hacer esta(s) prueba(s) aquí.

We (will send / sent) the sample to another lab.
(Enviaremos / enviamos) la muestra a otro laboratorio.

We will have results in approximately _____
  (minutes / hours / days / weeks). We will call you
  when we have results.
Tendremos resultados en aproximadamente _____
  (minutos / horas / días / semanas). Le llamaremos cuando
  tengamos los resultados.

We cannot treat your pet here.
No podemos tratar a su mascota aquí.

We do not have the (equipment / expertise) to treat your pet.
No tenemos (el equipo / la experiencia) para tratar a su mascota.

We will refer you to a(n) (emergency clinic / veterinary specialist).
Le vamos a referir a (una clínica de emergencias / un veterinario especialista).

We (will contact / have contacted) the (emergency clinic / veterinary specialist) for you.
(Contactaremos / hemos contactado) (a la clínica de emergencias / al veterinario especialista).

They will see your pet (immediately / today at _____ o'clock).
Ellos verán a su mascota (inmediatamente / hoy a las _____ en punto).

Here is the number to the (emergency clinic / veterinary specialist).
Aquí está el número (de la clínica de emergencias / del veterinario especialista).

Here are directions to the (emergency clinic / veterinary specialist).
Aquí están las direcciones para llegar (a la clínica de emergencias / al veterinario especialista).

They are expecting you.
Ellos le esperan.

We (will stabilize / have stabilized) your pet so that you can take (him / her) to the (emergency clinic / veterinary specialist).
(Estabilizaremos / hemos estabilizado) a su mascota para que usted pueda llevarla (a la clínica de emergencias / al veterinario especialista).

Box 20-1. Veterinary Specialists	Cuadro 20-1. Veterinarios Especialistas
Anesthesiologist	Anestesiólogo
Avian (bird) expert	(Avícola) experto en aves
Behaviorist	Especialista en la conducta y el comportamiento
Cardiologist (heart)	Cardiólogo (corazón)
Dermatologist	Dermatólogo
Emergency and critical care	Emergencia y cuidado crítico
Internist	Internista
Neurologist	Neurólogo
Nutritionist	Nutricionista
Oncologist (cancer)	Oncólogo (cáncer)
Ophthalmologist	Oftalmólogo
Orthopedic surgeon	Cirujano ortopeda
Pharmacologist	Farmacólogo
Radiologist	Radiólogo
Surgeon	Cirujano
Toxicologist	Toxicólogo

Chapter 21
Instructions for Home Care

Capítulo 21
Instrucciones para el Cuidado en Casa

CARING FOR YOUR PET'S BANDAGE / CAST / SLING / SPLINT AT HOME
CUIDAR EL VENDAJE / ENYESADURA / CABESTRILLO / FÉRULA DE SU MASCOTA EN CASA

We have placed a small bandage on your pet's leg where the catheter was.

Hemos colocado un pequeño vendaje en la pata de su mascota, donde estaba el catéter.

Please remove this bandage when you get home.

Por favor, quite este vendaje cuando usted llegue a casa.

We have placed a _____ on your (pet / pet's _____).

Hemos colocado un _____ en (su mascota / la _____ de su mascota).

This will prevent movement and help your pet heal.

Esto impedirá el movimiento y ayudará a su mascota a sanar.

Your pet must wear this for approximately (_____ days / weeks / months).

Su mascota debe usar esto por aproximadamente (_____ días / semanas / meses).

We will change it periodically as your pet heals.

Lo cambiaremos periódicamente a medida que su mascota sane.

Do not attempt to remove this at home.
No intente quitarlo en su casa.

Please follow these instructions at home:
Por favor, siga estas instrucciones en casa:

1. **Keep it clean and dry (in order to prevent an infection underneath).**
Manténgalo limpio y seco (a fin de impedir infecciones internas).

2. **Wrap a plastic bag around it each time that you take your pet outside.**
Envuélvalo con una bolsa plástica cada vez que saque a su mascota afuera.

3. **Remove the plastic bag when you are inside again.**
Quite la bolsa plástica cuando esté adentro nuevamente.

4. **Gently look at the skin under both ends of the material every _____ hours. Call us if you see (sores / bleeding / fluid oozing).**
Cuidadosamente observe la piel debajo de ambos extremos del material cada _____ horas. Llámenos si ve (heridas / sangrado / líquido).

5. **Do not let your pet chew on the material. Call us if this becomes a problem.**
No permita que su mascota mastique el material. Llámenos si esto se vuelve un problema.

6. **Look closely at the toes that extend from underneath the material every _____ hours. Call us if the toes appear swollen or a different color than they are now.**
Observe cuidadosamente los dedos que se extienden por debajo del material cada _____ horas. Llámenos si los dedos parecen estar hinchados o tienen un color diferente de cómo están ahora.

7. Call us if you notice a foul odor coming from the area.

Llámenos si nota un mal olor saliendo del área.

8. Call us if it (starts to) come off.

Llámenos si (comienza a salirse / se sale).

9. Call us if your pet's (energy decreases / appetite decreases).

Llámenos si (la energía disminuye / el apetito disminuye) en su mascota.

10. Please call us if you have any questions.

Por favor, llámenos si tiene preguntas.

We will set up an appointment for you to return in (_____ days / weeks). (See Scheduling the Next Appointment)

Le haremos una cita para que regrese en (_____ días / semanas). (Vea Programar la Próxima Cita)

CARING FOR YOUR PET'S INCISION AT HOME
CUIDAR LA INCISIÓN DE SU MASCOTA EN CASA

Your pet has an incision.

Su mascota tiene una incisión.

Please look closely at the incision now before you go home.

Por favor, observe la incisión detenidamente ahora antes de irse a casa.

We have placed (sutures / staples) in the skin.

Hemos colocado (suturas / grapas) en la piel.

We have placed sutures underneath the skin so that you do not have to return unless there is a problem with the incision.

Hemos colocado suturas debajo de la piel para que usted no tenga que regresar a menos que haya un problema con la incisión.

Please look at and gently feel at the incision every _____ hours when you get home.

Por favor, mire y sienta cuidadosamente la incisión cada _____ horas cuando regrese a casa.

Please call us immediately if you notice any of the following:

Por favor, llámenos inmediatamente si nota alguno de los siguientes:

1. A change in the color of the skin around the incision.

Un cambio de color de la piel alrededor de la incisión.

2. Any fluid coming from the incision.

Cualquier líquido saliendo de la incisión.

3. The skin around the incision feels warmer or hot.

La piel alrededor de la incisión se siente más tibia o caliente.

4. Sutures or staples are removed or coming out.

Las suturas o grapas están desprendidas o se están desprendiendo.

5. A foul odor coming from the incision.

Mal olor saliendo de la incisión.

Please return in _____ to _____ days so that we may remove the sutures / staples.

Por favor, regrese dentro de _____ a _____ días para que podamos quitar las suturas / grapas.

Please call us if you have any questions. Our phone number is _____.

Por favor, llámenos si tiene alguna pregunta. Nuestro número de teléfono es _____.

ELIZABETHAN COLLAR OR E-COLLAR
COLLAR ISABELINO

This is called an E-collar.
Esto se llama un collar Isabelino.

This collar will help prevent your pet from licking or chewing the wounded area.
Este collar ayuda a prevenir que su mascota se lama o muerda el área de la herida.

To place it on your pet, gently slide it over your pet's head and tie the gauze behind the head.
Para colocárselo a su mascota, deslícelo con cuidado sobre la cabeza de su mascota y amarre la gasa detrás de la cabeza.

To remove it, untie the gauze and slide it gently over your pet's head.
Para quitarlo, desamarre la gasa y deslícelo con cuidado sobre la cabeza de su mascota.

Do not let your pet go up or down stairs while wearing this collar.
No deje que su mascota suba o baje las escaleras mientras usa este collar.

You may need to remove the collar when your pet eats.
Usted puede necesitar quitar el collar cuando su mascota come.

You may remove the collar as long as you are with your pet and can replace the collar immediately as needed.
Usted puede quitar el collar siempre y cuando esté con su mascota y lo puede reemplazar inmediatamente cuando sea necesario.

Clean the collar as needed with soap and water.
Limpie el collar con agua y jabón cuando sea necesario.

Your pet must wear this collar for approximately _____ to _____ days.
Su mascota debe usar este collar por aproximadamente _____ a _____ días.

Please call us if you have any questions. Our phone number is _____.
Por favor, llámenos si tiene alguna pregunta. Nuestro número de teléfono es _____.

INSTRUCTIONS FOR GIVING MEDICINE AT HOME
INSTRUCCIONES PARA DAR MEDICINAS EN CASA

This medicine is called _____.
Esta medicina se llama _____.

Tablets
Tabletas

Give _____ pill(s) by mouth every _____ hours for _____ days.
Dé _____ píldora(s) por boca cada _____ horas por_____ días.

You can place the pill(s) in _____ if it helps.
Usted puede colocar la(s) píldora(s) en _____ si esto le ayuda.

Oral Liquid
Líquido Oral

Your may need to have someone hold your pet's head.
Usted podría necesitar que alguien le sostenga la cabeza a su mascota.

Fill the syringe to this line.
Llene la jeringa hasta esta línea.

Fill the syringe (half-way / all the way) up.
Llene la jeringa (hasta la mitad / completamente).

**Squeeze the contents into (the side) of your pet's
mouth between the cheek and teeth.**
Deposite el contenido en (el lado de) la boca de su mascota
entre la mejilla y los dientes.

**Continue to hold your pet's head slightly up until he or
she swallows.**
Continúe sosteniendo la cabeza de su mascota ligeramente
hacia arriba, hasta que él o ella trague.

Eye Medicine
Medicina del Ojo

You may need to have someone hold your pet's head.
Usted podría necesitar que alguien sostenga la cabeza de su
mascota.

Gently pull the upper eyelid upwards.
Con cuidado hale el párpado superior hacia arriba.

Place _____ drops / _____ inch of ointment in
Coloque _____ gotas / _____ pulgada de crema en

_____ each eye _____ right eye _____ left eye
_____ cada ojo _____ el ojo derecho _____ el ojo
izquierdo

every _____ hours for _____ days.
cada _____ horas por _____ días.

Ear Medicine
Medicina para el Oído

**Place _____ drops in (each / the right / the left) ear
_____ times daily for _____ days.**
Coloque _____ gotas en (cada oído / el oído derecho / el
oído izquierdo) _____ veces al día por _____días.

Fill the syringe to this line and squeeze it into (each / the right / the left) ear _____ times daily for _____ days.
Llene la jeringa hasta esta línea y deposite el contenido dentro de (cada oído / el oído derecho / el oído izquierdo) _____ veces al día por _____ días.

Gently massage the base of the ear.
Cuidadosamente déle un masaje a la base de la oreja.

Your pet may shake his or her head afterwards.
Su mascota puede sacudir su cabeza después.

Gently wipe the ear clean with soft cloth or cotton and dispose of it afterwards.
Con cuidado limpie la oreja con un paño suave o un algodón y tírelo de inmediato.

Do not insert anything into the ear.
No inserte nada dentro del oído.

Increasing / Decreasing Dosages
Aumentar / Reducir la Dosis

Give _____ pill(s) by mouth every _____ hours for _____ days.
Dé _____ píldora(s) por boca cada _____ horas por _____ días.

Then, give _____ pill(s) by mouth every _____ hours for _____ days.
Entonces, dé _____ píldora(s) por boca cada _____ horas por _____ días.

Side Effects
Efectos Secundarios

This medication may cause the following side effects in your pet:
Esta medicación puede causar los siguientes efectos secundarios en su mascota:

_____ **Abnormal / awkward gait**
_____ Caminar anormal / torpe

_____ **Aggressivness**
_____ Agresividad

_____ **Breathing problems**
_____ Problemas respiratorios

_____ **Coma**
_____ **Coma**

_____ **Constipation (straining to have a bowel movement)**
_____ Estreñimiento (dificultad para defecar)

_____ **Decreased appetite**
_____ Disminución del apetito

_____ **Depression**
_____ Depresión

_____ **Diarrhea**
_____ Diarrea

_____ **Disorientation / confusion**
_____ Desorientación / confusión

_____ **Dry, itchy eyes**
_____ Ojos resecos y con comezón

_____ **Excessive water drinking**
_____ Tomar agua en forma excesiva

_____ **Frequent urination**
_____ Micción frecuente

_____ **Hair loss**
_____ Pérdida de pelo

_____ **Increased appetite**
_____ Aumento del apetito

_____ **Increased thirst**
_____ Aumento de la sed

_____ **Increased urine amount / frequency**
_____ Aumento en la cantidad / frecuencia de la orina

_____ **Irritability**
_____ Irritabilidad

_____ **Muscle twitching**
_____ Espasmos musculares

_____ **Redness / swelling at the injection site**
_____ Enrojecimiento / hinchazón en el sitio de la inyección

_____ **Salivation**
_____ Salivación

_____ **Seizures**
_____ Convulsiones

_____ **Sleepiness / sedation**
_____ Sueño / sedación

_____ **Vomiting**
_____ Vómitos

_____ **Weakness**
_____ Debilidad

_____ **Weight gain**
_____ Aumento de peso

Other _____
Otros_____

**If you observe this / these side effect(s) in your pet,
please call us immediately.**
Si observa este / estos efecto(s) secundario(s) en su mascota,
por favor, llámenos de inmediato.

If our office is closed, call the local emergency clinic immediately at _____.
Si nuestra oficina está cerrada, llame de inmediato a la clínica local de emergencias al siguiente número _____.

General Precautions
Precauciones Generales

Do not give the medication more often than directed.
No dé la medicación más veces de las que han sido indicadas.

Do not give more of the medication than directed.
No dé más de la medicación de lo indicado.

_____ **Always give this drug with food.**
_____ Siempre dé este medicamento con comida.

_____ **Do not give this drug with food.**
_____ No dé este medicamento con comida.

Do not give this drug to any other animal or to people.
No dé este medicamento a ningún otro animal o persona.

Because this drug may make your pet drowsy, do not let your pet jump on/off of furniture or go up/down stairs while taking this medicine.
Debido a que este medicamento poner hacer a su mascota soñolienta, no permita que su mascota salte sobre los muebles o que suba o baje escaleras mientras toma esta medicina.

Call our office if you're pet is not improving in _____ hours / days.
Llame a nuestra oficina si su mascota no está mejorando en _____ horas / días.

Please call us if you have any questions. Our phone number is _____.
Por favor, llámenos si tiene alguna pregunta. Nuestro número de teléfono es _____.

FEEDING YOUR PET AT HOME
ALIMENTACIÓN DE SU MASCOTA EN CASA

Food
Alimento

_____ **Your pet must eat (soft / canned) food for the next _____ to _____ (days / weeks).**
___Su mascota debe de comer alimentos (suaves / enlatados) por los próximos _____ a _____ (días / semanas).

_____ **We recommend this food _____.**
_____ Le recomendamos este alimento _____.

_____ **It is made specifically for your pet's condition.**
_____ Está hecho específicamente para la condición de su mascota.

_____ **Feed your pet ____ (teaspoon / tablespoon / cup / can) _____ times each day for _____ days.**
_____ Alimente a su mascota _____ [cucharadita(s) / cucharada(s) / taza(s) / lata(s)] _____ veces al día por _____ días.

_____ **Then offer your pet _____ (teaspoon / tablespoon / cup / can) _____ times each day for _____ days.**
_____ Luego ofrézcale a su mascota _____ [cucharadita(s) / cucharada(s) / taza(s) / lata(s)] _____ veces al día por _____ días.

_____ **In approximately _____ days, offer a small amount of dry food with each meal.**
_____ En aproximadamente _____ días, ofrezca una pequeña cantidad de alimento seco con cada comida.

_____ **Gradually increase the amount of dry food offered as you decrease the amount of soft food offered.**
_____ Aumente gradualmente la cantidad de alimento seco ofrecido a medida que disminuye la cantidad de alimento blando.

___In _____ (days / weeks) your pet should be eating
only dry food.
___En _____ (días / semanas) su mascota podría estar
comiendo sólo alimento seco.

Water
Agua

_____ **Offer your pet _____ (tablespoons / cups)
of water (daily / every _____ hours).**
_____ Ofrézcale a su mascota _____ (cucharadas /
tazas) de agua (diariamente / cada _____ horas).

_____ **Gradually increase the amount of water
offered as long as your pet is not vomiting.**
_____ Gradualmente aumente la cantidad de agua ofrecida
siempre y cuando su mascota no esté vomitando.

_____ **Always have fresh water available for your pet.**
_____ Siempre tenga disponible agua potable fresca para su
mascota.

Call us if your pet:
Llámenos si su mascota:

Vomits
Vomita

Will not eat
Deja de comer

Will not drink water
No quiere tomar agua

Maintaining Your Pet's Current Weight
Mantener el Peso Actual de Su Mascota

Your pet weighs _____ pounds.
Su mascota pesa _____ libras.

This is good.
Este peso está bien.

To maintain the current weight, feed _____ (cups / cans) of (dry / canned) food daily.
Para mantener el peso actual, alimente _____ (tazas / latas) de alimento (seco / enlatado) diariamente.

We recommend this food _____.
Le recomendamos este alimento _____.

Weight Loss Diet
Dieta para Perder Peso

Your pet weighs _____ pounds.
Su mascota pesa _____ libras.

Your pet should weigh approximately _____ to _____ pounds.
Su mascota debería pesar aproximadamente _____ a _____ libras.

To reach the desired weight, feed your pet _____ (cups / cans) of (dry / canned) food daily.
Para alcanzar el peso deseado, alimente su mascota con _____ (tazas / latas) de alimento (seco / enlatado) diariamente.

We recommend this food _____.
Le recomendamos este alimento _____.

Please call us if you have any questions. Our phone number is _____.
Por favor, llámenos si tiene alguna pregunta. Nuestro número de teléfono es _____.

Chapter 22
Patient Information Form

Capítulo 22
Formulario de Información General del Paciente

While you are waiting today, please take a few minutes to answer the questions below as accurately as possible so that our staff may provide appropriate care for your pet. Thank you for your cooperation.

Mientras usted espera hoy, por favor tome algunos minutos para responder las preguntas que aparecen a continuación tan acertadamente como sea posible, para que nuestro personal pueda proporcionarle el cuidado apropiado a su mascota. Gracias por su cooperación.

Client's name: _____   **Date:** _____
Nombre del Cliente: _____   Fecha: _____

Address: _____
Dirección: _____

Phone - Day: _____   **Evening:** _____
Teléfono - Mañanas: _____   Tardes: _____

PATIENT HISTORY
ANTECEDENTES DEL PACIENTE

Pet's name: _____
Nombre de la mascota: _____

Pet's age: _____ **(days / weeks / months / years / I don't know)**
Edad de la mascota: _____ (días / semanas / meses / años / no sé)

Is your pet male or female? _____ **Male**
_____**Female**
¿Su mascota es macho o hembra? _____Macho
_____Hembra

How long have you had your pet? _____ **(days /
weeks / months / years)**
¿Desde cuándo tiene a su mascota? _____ (días / semanas /
meses / años)

Is your pet neutered? Yes / No / I don't know
¿Su mascota está esterilizada? Sí / No / No sé

Is your pet pregnant? Yes / No / I don't know
¿Su mascota está preñada? Sí / No / No sé

Has your pet been seen here before? Yes / No
¿Su mascota ha sido atendida aquí antes? Sí / No

**Is there another veterinarian that you go to regularly?
Yes / No**
¿Hay algún otro veterinario al que usted visita regularmente?
Sí / No

Please provide the name of this veterinarian. _____
Por favor provea el nombre de este veterinario. _____

Is your pet vaccinated? Yes / No / I don't know
¿Su mascota está vacunada? Sí / No / No sé

How long ago was your pet vaccinated? _____ **days /
weeks / months / years ago**
¿Hace cuánto tiempo que su mascota fue vacunada? Hace
_____ días / semanas / meses / años

**Has your pet been dewormed? Yes / No / I don't
know**
¿Su mascota ha sido desparasitada? Sí / No / No sé

How long ago was your pet dewormed? _____ **days /
weeks / months / years ago**
¿Hace cuánto tiempo que su mascota fue desparasitada? Hace
_____ días / semanas / meses / años

**Do you give your pet heartworm prevention medicine?
Yes / No**
¿Usted le da medicina para prevenir la filariasis a su mascota?
Sí / No

**Do you give your pet medicine to prevent fleas and
ticks? Yes / No**
¿Usted le da medicina para prevenir las pulgas y garrapatas a su
mascota? Sí / No

Do you currently give your pet medicine? Yes / No
¿Usted le da medicina actualmente a su mascota? Sí / No

Why? _____
¿Por qué? _____

**Please list your pet's current medical conditions and
previous surgeries.**
Por favor liste las condiciones médicas actuales de su mascota y
las cirugías previas.

_____

_____

**Please circle all parts of your pet's body that are
affected.**
Por favor circule todas las partes del cuerpo de su mascota que
han sido afectadas.

**Please circle all of your pet's current clinical signs in
the following list.**
Por favor circule todas las señales clínicas actuales de su
mascota en la siguiente lista:

Bleeding   Sangrado
Blood in urine   Sangre en la orina

Blood in stools	Sangre en las heces
Broken bone	Huesos rotos
Coughing	Tos
Decreased appetite	Disminución del apetito
Depressed	Deprimid(o/a)
Diarrhea	Diarrea
Difficulty giving birth	Dificultad en el parto
Dizzy	Mareos
Drinks more water than usual	Toma más agua de lo usual
Fleas	Pulgas
Gaining weight	Aumento de peso
General weakness	Debilidad general
Hair loss	Pérdida del pelo
Hit by car	Atropellado por un auto
Itching	Comezón
Limping	Cojera
Losing weight	Pérdida de peso
Lumps	Abultamientos en la piel
Nervous / agitated	Nerviosismo / agitación
Painful	Dolor
Redness on skin	Enrojecimiento de la piel
Seizures	Convulsiones
Shaking	Temblores
Sneezing	Estornudos
Strained bowel movements	Dificultad para defecar
Straining to urinate	Dificultad para orinar
Ticks	Garrapatas
Trouble breathing	Problemas respiratorios
Aggressiveness	Agresividad
Urinating frequently	Micción frecuente
Vomiting	Vómitos

Has your pet bitten you or anyone else recently? Yes / No
¿Su mascota lo ha mordido a usted o a otra persona recientemente? Sí / No

Who? _____
¿A quién? _____

When? _____
¿Cuándo? _____

What action was taken?
¿Qué medidas se tomaron al respecto?

_____

_____

Thank you for taking the time to complete this form.
Gracias por tomarse el tiempo de completar este formulario.

Appendix

Apéndice

Box A-1. General procedures

Cuadro A-1. Procedimientos generales

• Your pet will be hospitalized for approximately _____ days.	Su mascota será hospitalizada por aproximadamente _____ días.
• We (will take / took) a blood sample.	(Tomaremos / tomamos) una muestra de sangre.
• We (will take / took) a urine sample.	(Tomaremos / tomamos) una muestra de orina.
• We (will take / took) X-rays.	(Tomaremos / tomamos) unas radiografías.
• We (will take / took) a fecal sample.	(Tomaremos / tomamos) una muestra fecal.
• We (will place / placed) a catheter in your pet's (leg / neck) in order to give (fluids / medicine).	(Colocaremos / colocamos) un catéter en (la pata / el cuello) de su mascota para administrar (fluidos / medicina).
• We (will give / gave) your pet a (blood / plasma) transfusion.	Le (daremos / dimos) una transfusión de (sangre / plasma) a su mascota.

Statements / Questions

Aseveraciones / Preguntas

• (This / these) procedure(s) cost(s) approximately $_____.	(Este / estos) procedimiento(s) cuesta(n) aproximadamente $_____.
• Do we have permission to perform (this / these) procedure(s)?	¿Tenemos su permiso para hacer (este / estos) procedimiento(s)?

Box A-2. Diagnostic procedures	Cuadro A-2. Procedimientos diagnósticos
We (will perform / performed) / (will measure / measured) (a / an):	*(Haremos / hicimos) / (mediremos / medimos) (un / una):*
• abdominocentesis	abdominocentesis
• activated clotting time (ACT) test	prueba del tiempo de coagulación (PTC)
• adrenocorticotropic hormone (ACTH) stimulation test	prueba de estimulación de la hormona adrenocorticotrópica (ACTH)
• adrenocorticotropic (ACTH) endogenous baseline test	prueba endógena basal de la hormona adrenocorti-cotrópica (ACTH)
• agglutination test	prueba de aglutinación
• amylase activity (serum)	prueba de actividad de la amilasa (suero)
• antibody titer(s)	titulación de anticuerpos
• arthroscopy	artroscopia
• aspiration of the (cerebrospinal fluid / joint / lymph node / tumor / fluid in the chest / abdomen).	aspiración de(l) líquido (cerebroespinal / la articulación / el nódulo linfático / del tumor / líquido en el pecho / abdomen)
• biopsy	biopsia
• blood clotting test	prueba de coagulación sanguínea
• blood culture	cultivo de sangre
• blood smear	frotis de sangre
• blood sugar (glucose) level	nivel de azúcar (glucosa) en la sangre
• blood tests	análisis de sangre
• blood typing	determinar el tipo de sangre
• blood urea nitrogen (BUN)	nitrógeno ureico sanguíneo
• bone marrow aspirate	aspirado de medula ósea
• bronchoscopy	broncoscopía

Continued

We (will perform / performed) / (will measure / measured) (a / an):	(Haremos / hicimos) / (mediremos / medimos) (un / una):
• calcium	calcio
• cerebrospinal fluid (CSF) analysis	análisis de líquido cerebroespinal
• chemistry panel	perfil químico
• colonoscopy	colonoscopía
• complete blood count (CBC)	conteo sanguíneo completo
• computed tomography (CT) scan	toma de imágenes por tomografía computarizada (TC)
• Coomb's test	prueba de Coombs
• creatinine	creatinina
• crossmatch	prueba de compatibilidad
• cystogram	cistograma
• cytology (to look at cells under the microscope)	citología (observación de las células con un microscopio)
• electrocardiogram (ECG)	electrocardiograma (ECG)
• electrolyte	electrolitos
• fecal (flotation / direct smear / tests)	(flotación / frotis directo / exámenes) fecal(es)
• (feline immunodeficiency virus / feline leukemia virus) (combination) test	prueba (combinada) para el (virus de la inmunodeficiencia felina / virus de la leucemia felina)
• fine needle aspirate	aspirado con aguja fina
• fluorescein stain	tinción con fluoresceína
• free T_3	T_3 libre
• free T_4	T_4 libre
• fungal culture	cultivo fungoideo
• glucose curve	curva de glucosa
• high dose dexamethasone suppression (HDDS) test	prueba de supresión alta con dexametasona (PSAD)
• histology	histología
• immune system tests	pruebas del sistema inmune
• impression smear	frotis por impresión
• insulin in the blood	insulina en la sangre
• intradermal skin test (IDST)	prueba de la piel intradérmica

We (will perform / performed) / (will measure / measured) (a / an):	(Haremos / hicimos) / (mediremos / medimos) (un / una):
• kidney function test	prueba de funcionamiento renal
• laryngoscopy (to examine the voice box)	laringoscopía (para examinar las cuerdas vocales)
• lipase activity (serum)	actividad de lipasa (suero)
• liver enzymes	enzimas hepáticas
• low dose dexamethasone suppression (LDDS)test	prueba de supresión baja con dexametasona (PSBD)
• magnesium	magnesio
• magnetic resonance imaging (MRI)	imágenes por resonancia magnética (IRM)
• mucosal bleeding time	tiempo de sangrado capilar
• myelogram	mielograma
• neurologic exam	examen neurológico
• orthopedic exam	examen ortopédico
• ophthalmoscopy	oftalmoscopia
• otoscopic exam	examen otoscópico
• oxygen content of the blood	contenido de oxígeno en la sangre
• parvovirus test on feces	prueba para parvovirus en heces
• potassium	potasio
• protein in the blood	proteínas sanguíneas
• qualitative assessment of fecal trypsin	evaluación cuantitativa de tripsina fecal
• radionuclide thyroid scanning	centellograma de tiroides
• rapid slide agglutination test (RAST)	prueba de la aglutinación rápida en laminilla
• rectal exam	examen rectal
• reverse T_3	T_3 reversa
• Schirmer tear test	prueba de Schirmer
• skin biopsy	biopsia de la piel
• skin scraping	raspado de la piel
• sodium	sodio
• sodium bicarbonate	bicarbonato de sodio
• splenic aspirate	aspirado esplénico

Continued

We (will perform / performed) / (will measure / measured) (a / an):	(Haremos / hicimos) / (mediremos / medimos) (un / una):
• T_3 in the blood	T_3 en la sangre
• T_3 suppression test	prueba de supresión de T_3
• T_4 in the blood	T_4 en la sangre
• thoracocentesis	toracocentesis
• thyroglobulin autoantibodies	anticuerpos contra tiroglobulinas
• thyroid hormone autoantibodies	anticuerpos contra la hormona tiroidea
• thyrotropin-releasing hormone (TRH) stimulation test	prueba de estimulación de la hormona liberadora de la tirotropina (TSH)
• thyrotropin-stimulating hormone (TSH) stimulation test	prueba de estimulación de la hormona estimuladora de la tirotropina (TSH)
• thyrotropin-stimulating hormone (TSH) endogenous hormone concentration stimulation test	concentración de la hormona endógena de la hormona estimuladora de la tirotropina (TSH)
• tonometry (to measure pressure in the eye)	tonometría (medición de presión intraocular)
• triglyceride challenge test	prueba de desafío para triglicéridos
• trypsin-like immunoreactivity (TLI)	inmunoreactividad de similitud a la tripsina
• ultrasonography	ultrasonografía (ultrasonido)
• urethrogram	uretrograma
• urine cortison / creatinine ratio	proporción cortisona a creatinina
• urine culture	cultivo de orina
• urine tests	pruebas de orina
• urine specific gravity	densidad de orina
• Wood's light examination	examen con lámpara de Wood
• x-rays	radiografías

Statements / Questions	Aseveraciones / Preguntas
(This / These) tests cost approximately $_____.	(Esta / estas) pruebas costará(n) aproximadamente $_____.
Do we have permission to perform (this / these) test(s)?	¿Tenemos su permiso para hacer esta(s) prueba(s)?
Do you have any questions?	¿Tiene alguna pregunta?
Results	**Resultados**
(See Reporting Results to the Client)	(Vea Reportar Resultados al Cliente)

Box A-3. Treatment options	**Cuadro A-3. Opciones de tratamiento**

We (will give / gave)
We (will place / placed)
We (will change / changed)
We (will perform / performed)
  (a / an / the):
	Le (daremos / dimos)
	Le (pondremos / pusimos)
	(Cambiaremos / cambiamos)
	(Haremos / hicimos)
	  (un / una / el / la):

• acemannan	acemannan
• activated charcoal	carbón activado
• alcohol	alcohol
• antibiotic(s)	antibiótico(s)
• antifungal(s)	antifungal(es)
• antiemetic	antiemético
• antithyroid medicine	medicina antitiroidea
• antitussive	antitusígeno
• antiviral medicine (AZT)	medicamento antiviral (AZT)
• antivomiting medicine	medicamento antivomitivo
• apomorphine	apomorfina
• bandage(s) / splint / cast	vendaje(s) / férula / enyesadura
• (blood / plasma / platelet) transfusion	transfusión de (sangre / plasma / plaquetas)

Continued

We (will give / gave) *We (will place / placed)* *We (will change / changed)* *We (will perform / performed)* *(a / an / the):*	*Le (daremos / dimos)* *Le (pondremos / pusimos)* *(Cambiaremos / cambiamos)* *(Haremos / hicimos)* *(un / una / el / la):*
• calcitonin	calcitonina
• calcium EDTA	calcio EDTA
• cardiopulmonary resuscitation (CPR)	resucitación cardiopulmonar (RCP)
• Cesarean section	cesárea
• chemotherapy	quimioterapia
• colonoscopy	colonoscopía
• cryotherapy	crioterapia
• decompress the stomach	descompresión del estómago
• dental prophylaxis (cleaning)	profilaxis dental (limpieza)
• diet	dieta
• diazoxide	diazoxido
• diuretic	diurético
• recommend a diet change	se recomienda un cambio de dieta
• drainage tube in the chest / abdomen	tubo de drenaje en el tórax / abdomen
• electrolytes (potassium / calcium / sodiuim / magnesium)	electrolitos (potasio / calcio / sodio / magnesio)
• endoscopy	endoscopía
• enema	enema
• enucleation	enucleación
• expectorant	expectorante
• food	alimento / comida
• fluids through the catheter to rehydrate your pet	proveer fluidos a través de un catéter para rehidratar a su mascota
• fluids under the skin to rehydrate your pet	proveer fluidos por vía subcutánea para rehidratar a su mascota
• gastric lavage	lavado gástrico
• glucocorticoid	glucocorticoide
• heparin	heparina
• hydrogen peroxide	peróxido de hidrógeno
• immunostimulators (interleukin-2 / α-interferon)	inmunoestimuladores (interleucina-2 / interferón-α)

injection (in the muscle / under the skin / into the IV catheter)	inyección (intramuscular / subcutánea / en el catéter intravenoso)
insulin therapy to regulate blood sugar	terapia con insulina para regular el azúcar en la sangre
intravenous (IV) catheter in the (leg / neck)	catéter intravenoso (IV) en (la pata / el cuello)
keratotomy	queratotomía
lamellar keratectomy	queratotomía laminar
(lance / drain / flush) the abscess	(incidir / drenar / evacuar) el absceso
laser therapy	terapia con láser
laxative	laxante
liquid diet	dieta líquida
medicine by mouth	medicina por boca
medicine on the wounds	medicina en las herida
medicine through the catheter	medicina por vía endovenosa
Lysodren®	Lysodren®
N-acetylcystine	N-acetilcistina
nebulize to provide (moisture / medicine deep into the airways	nebulizar para proveer (humedad / medicina profunda en las vías respiratorias)
ovariohysterectomy (spay)	ovariohisterectomía (esterilización)
oxygen (in a chamber / through a mask / through a small tube inserted in the nose)	oxígeno (en una cámara / a través de una mascarilla / vía intubación nasal)
pancreatic enzyme(s) supplementation	suplementación de enzima(s) pancreática(s)
partial parenteral nutrition	nutrición parcial vía parenteral
physical therapy	terapia física
pralidoxime chloride (2-PAM)	cloruro de pralidoxima (2-PAM)
radiation therapy	radioterapia
radioactive iodine treatment	tratamiento con yodo radiactivo
root canal surgery	cirugía del canal radicular
Soloxine®	Soloxine®
splenectomy	esplenectomía

Continued

We (will give / gave)	Le (daremos / dimos)
We (will place / placed)	Le (pondremos / pusimos)
We (will change / changed)	(Cambiaremos / cambiamos)
We (will perform / performed)	(Haremos / hicimos)
(a / an / the):	(un / una / el / la):

- Succimer (dimercaptosuccinic acid)
- sugar (glucose)
- syrup of ipecac
- (temporary) tarsorrhaphy (An operation to diminish the size of the opening between eyelids
- thyroidectomy

- tooth extraction
- total parenteral nutrition (TPN)
- urinary catheter in order to collect urine / monitor urine production

- vitamin C
- vitamin K
- xylazine

Succimer (ácido dimercaptosuccinico)
azúcar (glucosa)
jarabe de ipecacuana
tarsorrafía (temporal) (una operación para redicir el tamaño de la abertura entre los párpados)
tirodectomía (extracción de la tiroides)
extracción dental
nutrición parenteral total (NPT)
catéter urinario para (recolectarorina / monitorear la producción de orina)
vitamina C
vitamina K
xilazina

Statements / Questions

Aseveraciones / Preguntas

Your pet needs to be hospitalized for (this / these) treatments for about _____ (hours / days).

Your pet will wed follow-up treatment in _____ (days/months). (days/meses)

Treatment will cost approximately $_____.

Do we have permission to treat your pet?

Do you have any questions?

Su mascota necesita ser hospitalizada para (este / estos) tratamiento(s) por alrededor de _____ (horas / días).

Su mascota necesitará un tratamiento de seguimiento dentro de _____ (días / meses).

El tratamiento costará aproximadamente $ _____.

¿Tenemos su permiso para tratar a su mascota?

¿Tiene alguna pregunta?

Box A-4. Days of the week	Cuadro A-4. Días de la semana
Sunday	Domingo
Monday	Lunes
Tuesday	Martes
Wednesday	Miércoles
Thursday	Jueves
Friday	Viernes
Saturday	Sábado

Box A-5. Months of the year	Cuadro A-5. Meses del año
January	Enero
February	Febrero
March	Marzo
April	Abril
May	Mayo
June	Junio
July	Julio
August	Agosto
September	Septiembre
October	Octubre
November	Noviembre
December	Diciembre

Box A-6. Cardinal numbers	Cuadro A-6. Números cardinales
Zero	Cero
One	Uno
Two	Dos
Three	Tres
Four	Cuatro
Five	Cinco
Six	Seis

Continued

Seven	Siete
Eight	Ocho
Nine	Nueve
Ten	Diez
Eleven	Once
Twelve	Doce
Thirteen	Trece
Fourteen	Catorce
Fifteen	Quince
Sixteen	Dieciséis
Seventeen	Diecisiete
Eighteen	Dieciocho
Nineteen	Diecinueve
Twenty	Veinte
Twenty-one	Veintiuno
Twenty-two	Veintidos
Twenty-three	Veintitrés
Twenty-four	Veinticuatro
Twenty-five	Veinticinco
Twenty-six	Veintiséis
Twenty-seven	Veintisiete
Twenty-eight	Veintiocho
Twenty-nine	Veintinueve
Thirty	Treinta
Thirty-one	Treinta y uno
Thirty-two	Treinta y dos
Thirty-three	Treinta y tres
Thirty-four	Treinta y cuatro
Thirty-five	Treinta y cinco
Thirty-six	Treinta y seis
Thirty-seven	Treinta y siete
Thirty-eight	Treinta y ocho
Thirty-nine	Treinta y nueve
Forty	Cuarenta
Forty-one	Cuarenta y uno
Forty-two	Cuarenta y dos
Forty-three	Cuarenta y tres
Forty-four	Cuarenta y cuatro
Forty-five	Cuarenta y cinco
Forty-six	Cuarenta y seis
Forty-seven	Cuarenta y siete

Forty-eight	Cuarenta y ocho
Forty-nine	Cuarenta y nueve
Fifty	Cincuenta
Fifty-one	Cincuenta y uno
Fifty-two	Cincuenta y dos
Fifty-three	Cincuenta y tres
Fifty-four	Cincuenta y cuatro
Fifty-five	Cincuenta y cinco
Fifty-six	Cincuenta y seis
Fifty-seven	Cincuenta y siete
Fifty-eight	Cincuenta y ocho
Fifty-nine	Cincuenta y nueve
Sixty	Sesenta
Sixty-one	Sesenta y uno
Sixty-two	Sesenta y dos
Sixty-three	Sesenta y tres
Sixty-four	Sesenta y cuatro
Sixty-five	Sesenta y cinco
Sixty-six	Sesenta y seis
Sixty-seven	Sesenta y siete
Sixty-eight	Sesenta y ocho
Sixty-nine	Sesenta y nueve
Seventy	Setenta
Seventy-one	Setenta y uno
Seventy-two	Setenta y dos
Seventy-three	Setenta y tres
Seventy-four	Setenta y cuatro
Seventy-five	Setenta y cinco
Seventy-six	Setenta y seis
Seventy-seven	Setenta y siete
Seventy-eight	Setenta y ocho
Seventy-nine	Setenta y nueve
Eighty	Ochenta
Eighty-one	Ochenta y uno
Eighty-two	Ochenta y dos
Eighty-three	Ochenta y tres
Eighty-four	Ochenta y cuatro
Eighty-five	Ochenta y cinco
Eighty-six	Ochenta y seis
Eighty-seven	Ochenta y siete
Eighty-eight	Ochenta y ocho

Continued

Eighty-nine	Ochenta y nueve
Ninety	Noventa
Ninety-one	Noventa y uno
Ninety-two	Noventa y dos
Ninety-three	Noventa y tres
Ninety-four	Noventa y cuatro
Ninety-five	Noventa y cinco
Ninety-six	Noventa y seis
Ninety-seven	Noventa y siete
Ninety-eight	Noventa y ocho
Ninety-nine	Noventa y nueve
One hundred	Cien

Box A-7. Ordinal numbers	Cuadro A-7. Números ordinales
First	Primer(o)
Second	Segundo
Third	Tercer(o)
Fourth	Cuarto
Fifth	Quinto
Sixth	Sexto
Seventh	Séptimo
Eighth	Octavo
Ninth	Noveno
Tenth	Décimo
Eleventh	Undécimo
Twelfth	Decimosegundo
Thirteenth	Decimotercero
Fourteenth	Decimocuarto
Fifteenth	Decimoquinto
Sixteenth	Decimosexto
Seventeenth	Decimoséptimo
Eighteenth	Decimoctavo
Nineteenth	Decimonoveno
Twentieth	Vigésimo
Twenty-first	Vigésimo primero

Twenty-second	Vigésimo segundo
Twenty-third	Vigésimo tercero
Twenty-fourth	Vigésimo cuarto
Twenty-fifth	Vigésimo quinto
Twenty-sixth	Vigésimo sexto
Twenty-seventh	Vigésimo séptimo
Twenty-eighth	Vigésimo octavo
Twenty-ninth	Vigésimo noveno
Thirtieth	Trigésimo
Fortieth	Cuadragésimo
Fiftieth	Quincuagésimo
Sixtieth	Sexagésimo
Seventieth	Septuagésimo
Eightieth	Octogésimo
Ninetieth	Nonagésimo
One-hundredth	Centésimo

Box A-8. Fractions	Cuadro A-8. Fracciones
One-fifth	Un quinto
Two-fifths	Dos quintos
Three-fifths	Tres quintos
Four-fifths	Cuatro quintos
One-fourth	Un cuarto
Two-fourths	Dos cuartos
Three-fourths	Tres cuartos
One-third	Un tercio
Two-thirds	Dos tercios
One-half	La mitad

Box A-9. Colors	Cuadro A-9. Colores
(Light / Dark)	(Claro/Obscuro)
• black	negro
• blue	azul
• brown	café, pardo
• clear	claro

Continued

• gold	oro, dorado
• gray	gris
• green	verde
• opaque	opaco
• orange	anaranjado
• pink	rosa
• purple	morado
• red	rojo
• silver	plata
• tan	bronceado
• transparent	transparente
• white	blanco
• yellow	amarillo
The suffix -ish can be added to indicate "having the characteristic of".	Los sufijos -izo, -aseo, -oso, -ado pueden ser agregados e indican la apariencia.
Examples:	Ejemplos:
• brownish	cafesoso
• blueish	azuloso

Box A-10. Types of animals
Cuadro A-10. Tipos de animales

Small Animals
Animales Pequeños

Bird	Ave
Cat	Gato
Dog	Perro
Ferret	Hurón
Fish	Pez
Gerbil	Gerbo
Guinea pig	Conejillo de Indias
Hamster	Hámster
Iguana	Iguana
Lizard	Lagarto
Mouse	Ratón
Rabbit	Conejo
Rat	Rata
Snake	Serpiente
Sugarglider	Petauro
Turtle	Tortuga

Large Animals	Animales Grandes
Boar	Cerdo Macho
Bull	Toro
Colt	Potro
Cow	Vaca
Dam	Madre
Emu	Emu
Foal	Potrillo
Goat	Cabra
Heifer	Vaquilla
Horse	Caballo
Llama	Llama
Pig	Cerdo
Sheep	Oveja
Sow	Cerda
Stallion	Garañón/Padrillo
Stud	Semental

Box A-11. Bones	Cuadro A-12. Huesos
Calcaneus(nei) -heel bone(s)	Hueso(s) calcáneo(s) -hueso del talón
Carpal bone(s) -wrist bones	Hueso(s) del carpo -huesos de la muñeca
Caudal vertebra(e) -tail bone(s)	Vértebra(s) caudal(es) -hueso(s) de la cola
Clavicle(s) -collar bone(s)	Clavícula(s)
Femur (femora) -upper rear leg bone(s)	**Fémur(es) -hueso(s) de la pata trasera superior**
Fibula(e)-one of the lower back leg bones(s)	Peroné(s) -uno de los huesos de la pata trasera inferior
Humerus (humeri) -upper front arm bone(s)	Húmero -hueso(s) del brazo delantero superior
Mandible(s) -lower jaw bone(s)	Mandíbula(s) -hueso(s) inferiores de la quijada
Maxilla(s) -upper jaw bone(s)	Maxilar(es) -huesos superiores de la quijada

Continued

Metacarpal(s) -front foot bone(s)	Metacarpo(s) -hueso(s) del pie delantero
Metatarsal(s) -hind foot bone(s)	Metatarso(s) -hueso(s) del pie trasero
Patella (patellae) -knee cap(s)	Rótula(s)
Phalanx (phalanges) – toe(s)	Falange(s) -Dedos
Radius (radii) -one of the lower front leg bone(s)	Radio -uno de los huesos de la pata delantera inferior
Rib(s)	Costilla(s)
Scapula(e) -shoulder blade(s)	Escápula(s)
Calvarium (calvaria) – skull(s)	Bóveda craneal -cráneo
Sternum (sterna) -breast bone(s)	Esternón
Talus (tali) -back heel bone(s)	Tal(ón/ones) de Aquiles -hueso(s) del talón
Tarsal bone(s) -ankle or hock bone(s)	Hueso(s) tarsal(es) -huesos del tobillo
Tarsus (tarsi) – ankle(s)	Tarso(s) -tobillo(s)
Tibia (tibiae) -one of the lower back leg bones	Tibia -uno de los huesos de la pata trasera inferior
Ulna (ulnae) -one of the lower front leg bones	Cúbito(s) -uno de los huesos de la pata delantera inferior
Vertebra(s) -backbone(s)	Vértebra(s) -hueso(s) de la columna vertebral

Os Coxae (hip bones)	Huesos de la Cintura Pélvica
Ilium	-Ilion
Ischium	-Isquión
Pubis	-Pubis

Ossicles (middle ear bones)	Huesos del Oído Medio
Malleus	-Martillo
Incus	-Yunque
Stapes	-Estribo

Box A-12. Dog breeds | Cuadro A-12. Razas de perros

Box A-12. Dog breeds	Cuadro A-12. Razas de perros
Please note that this list is not inclusive of all dog breeds.	Por favor note que esta lista no incluye todas las razas de perros.
Afghan Hound	Afgano
Airedale Terrier	Airedale Terrier
Akita	Akita
American Staffordshire Terrier	Staffordshire Terrier Americano
Australian Cattle Dog	Boyero Australiano
Basenji	Basenji
Bassett Hound	Bassett Hound
Beagle	Beagle
Bearded Collie	Bearded Collie
Bernese Mountain Dog	Boyero de Berna
Bichon Frise	Bichon Francés
Bloodhound	Bloodhound (perro de San Huberto)
Border Collie	Border Collie
Border Terrier	Border Terrier
Borzoi	Borzoi
Bouvier de Flandres	Boyero de Flandes
Boxer	Bóxer
Brittany Spaniel	Brittany Spaniel
Bull Mastiff	Bull Mastiff
Bull Terrier	Bull Terrier
Bulldog	Buldog
Cairn Terrier	Cairn Terrier
Cardigan Welsh Corgi	Welsh Corgi
Cavalier King Charles Spaniel	Cavalier King Charles Spaniel
Chesapeake Bay Retriever	Chesapeake Bay Retriever
Chihuahua	Chihuahua
Chow Chow	Chow Chow
Cocker Spaniel	Cocker Spaniel
Dachshund	Dachshund (perro salchicha)
Dalmatian	Dálmata
Doberman Pinscher	Doberman Pinscher
Elkhound	Elkhound
English Pointer	Pointer Inglés
English Setter	Setter Inglés

Continued

English Springer Spaniel	Springer Spaniel Inglés
Fox Terrier	Fox Terrier
English Bulldog	Buldog Inglés
French Bulldog	Buldog Francés
German Shepherd	Pastor Alemán
German Shorthaired Pointer	Pointer Alemán de pelo corto
Golden Retriever	Golden Retriever
Gordon Setter	Gordon Setter
Great Dane	Gran Danés
Greyhound	Greyhound/Galgo
Irish Setter	Setter Irlandés
Irish Water-Spaniel	Water Spaniel Irlandés
Irish Wolfhound	Lobero Irlandés
Jack Russell Terrier	Jack Russell Terrier
Keeshound	Keeshound
Kerry Blue Terrier	Kerry Blue Terrier
Kuvasz	Kuvasz
Labrador Retriever	Labrador Retriever
Lhasa Apso	Lhasa Apso
Maltese	Maltés
Mastiff	Mastín
Miniature Dachshund	Dachshund miniatura
Miniature Pinscher	Pinscher miniatura
Miniature Poodle	Poodle miniatura
Newfoundland	Newfoundland
Norwegian Elkhound	Elkhound Noruego
Old English Sheepdog	Viejo Pastor Inglés
Papillon	Papillón
Pekingese	Pequinés
Pembroke Welsh Corgi	Pembroke Welsh Corgi
Pomeranian	Pomeranian
Portuguese Water Dog	Perro de Agua Portugués
Poodle	Poodle
Pug	Pug
Puli	Puli
Rhodesian Ridgeback	Ridgeback de Rodesia
Rottweiler	Rottweiler
Saluki	Saluki
Scottish Terrier	Terrier Escocés
Shar-Pei	Shar-Pei
Shetland Sheepdog	Pastor de Shetland

Siberian Husky	Husky Siberiano
Skye Terrier	Skye Terrier
Spitz	Spitz
St. Bernard	San Bernardo
Staffordshire Bull Terrier	Staffordshire Bull Terrier
Standard Poodle	Poodle Estándar
Vizsla	Vizsla
Weimaraner	Weimaraner
West Highland White Terrier	West Highland White Terrier
Wheaton Terrier	Wheaten Terrier
Whippet	Whippet
Wirehaired Fox Terrier	Fox Terrier de pelo de alambre
Yorkshire Terrier	Yorkshire Terrier

Box A-13. Cat breeds	**Cuadro A-13. Razas de gatos**
Please note that this list is not inclusive of all cat breeds.	Por favor note que esta lista no incluye todas las razas de gatos.
Longhaired breeds	***Razas de pelo largo***
Angora	Angora
Birman	Birmano
Balinese	Balinés
Persian	Persa
Himalayan	Himalayo
Maine Coon	Maine Coon
Manx (longhair or shorthair)	Manx (pelo largo o pelo corto)
Shorthaired breeds	***Razas de pelo corto***
Abyssinian	Abisinio
American Curl	American Curl
Bengal	Bengalí
Burmese	Burmés
Malayan	Malayo

Continued

Manx	Manx
Russian blue	Ruso azul
Siamese	Siamés
Hairless breed	Pelón
Sphinx	Sphinx

Box A-14. Birds | Cuadro A-14. Aves

Amazon	Loros
Budgerigar	Cotorra australiana
Cockatiel	Cacatuilla
Cockatoo	Cacatúa
Lovebird	Aves del Amor
Macaw	Guacamayo
Parakeet	Periquito
Rosella	Cacatúa Rosada

Box A-15. Cattle breeds | Cuadro A-15. Razas de ganado vacuno

European Type Cattle Breeds (Bos taurus) and its hybrid crosses.	*Ganado de Tipo Europeo (Bos taurus) y sus cruzas híbridas*
Dairy	*Producción de Leche*
Allmogekor	Allmogekor Suizo
Anatolian Black	Anatolez Negro Turco
Angeln	Angeln Alemán
Asturian Mountain	Asturiano de la Montaña
Aubrac	Aubrac Francés
Ayrshire	Ayrshire
Belarus Red	Beloruso Rojo
Braunvieh German	Pardo Alpino Alemán
Canadienne	Canadiense Negra
Caucasian	Caucásica de Georgia
Danish Red	Danés Rojo

Devon	Devón
Dutch Friesian	Frisón Holandés
European Brown Swiss	Pardo Suizo Europeo
Guernsey	Guernsey
Finnish	Finlandés
Holstein-Friesian	Holstein-Frisón
Jersey	Jersey
Milking Shorthorn	Shorthorn Lechero

Dual-Purpose	*Doble Propósito*
American Brown Swiss	Pardo Suizo Americano
American White Park	Americano Blanco
Argentine Criollo	Argentino Criollo
Asturian Valley	Asturiano del Valle
Belarus Red	Beloruso Rojo
Belgian Blue	Belga Rojo
Belgian Red	Belga Azul
Blonde d'Aquitaine	Rubio de Aquitania
British White Park	Britón Blanco
Charolais	Charolais
Dutch Belted	Holandés Franjado
Maine-Anjou	Maine-Anjou Francés
N'Dama	N'Dama Senegalés
Normande	Normanda Francesa
Philippine Native	Filipina
Romosinuano	Romosinuano Colombiano
Salers	Salers Francés
Shorthorn	Shorthorn
Simmental	Simmental
Swedish Red-and-White	Blanquirojo Sueco
Tarentaise	Tarentaise Francés
White Black-Eared	Blanco Orejinegro Colombiano

Beef Production	*Producción de Carne*
Aberdeen-Angus	Aberdeen-Angus
Barzona	Barzona
Bazadais	Bazadais Francés
Beefmaker	Beefmaker
Cachena	Cachena Galiciana
Chianina	Chianina
Chinampo Mexican Criollo	Chinampo Criollo Mexicano

Continued

Galloway	Galloway
English Longhorn	Inglés de Cuernos Largos
Hereford	Hereford
Limousin	Limousin Francés
Marchigiana	Marchigiana
Polled Hereford	Hereford Pelón
Romangnola	Romangnola
Salorn (Salers / Texas Longhorn)	Salorn (Salers / Tejano Cuernos Largos)
Texas Longhorn	Tejano Cuernos Largos
Texan (Texas Longhorn / Devon)	Texan (Tejano Cuernos Largos / Devón)

Zebu Cattle (Bos indicus) and its Hybrid Crosses with Bos taurus.

Ganado de Tipo Cebú (Bos indicus) y sus Cruzas Híbridas con Bos taurus.

Dairy

Producción de Leche

Australian Friesian Sahiwal	Australiano Frison Sahiwal
Australian Milking Zebu	Cebú Lechero Australiano
Gir	Gir
Kankrej	Kankrej Hindú-Bombay
Tharparkar	Tharparkar Indú-Pakistaní Milk

Dual-Purpose

Doble Propósito

Africander	Africano
Ankole	Ankolés
Ankole-Watusi	Ankolés-Watusi
Australian Brafort	Brafort Australiano
Barka	Barka Etíope-Sudanés
Bhagnari	Bhagnari Pakistaní
Boran	Boran Africano
Shorthorned Zebu	Cebú Somalí de Cuernos Cortos
Channi Short Ears	Channi Hindú-Pakistaní
Cholistani	Cholistani Pakistaní
Dhanni	Dhanni Pakistaní
Guzerat	Guzerat o Guzerá
Horro	Horro Etíope
Indubrasil	Indobrasil
Madagascar Zebu	Cebú de Madagascar
Masai	Masai

Nguni	Nguni Sudafricano
Beef Production	*Producción de Carne*
Beefmaster	Beefmaster
Belmont Red	Belmont Red Australiano
Bengali Dwarf Zebu	Cebú Miniatura Bengalí
Brahman	Brahman
Brahmousin (Brahman/ Limousin)	Brahmousin (Brahman/ Limousin)
Brangus (Brahman/Angus)	Brangus (Brahman/Angus)
Charbray (Charolais/ Brahman,)	Charbray (Charolais/Brahman)
Droughtmaster (Shorthorn/Brahman)	Droughtmaster Australiano (Shorthorn/ Brahman)
Nellore	Nellore o Nellor
Red Sindhi	Sindhi Rojo
Santa Cruz (Santa Gertrudis/Gelvieh/Red Angus)	Santa Cruz (Santa Gertrudis/Gelvieh/Angus Rojo)
Santa Gertrudis (Brahman/Shorthorn)	Santa Gertrudis (Brahaman/Shorthorn)
Simbrah (Simmental/ Brahman)	Simbrah (Simmental/Brahaman)

Bovine-Bison Hybrid Crosses

Cruzas Híbridas Bovino-Bisonte

American
Beefalo

Americano
Beefalo

Box A-16. Horse breeds / Cuadro A-16. Razas de caballos

Box A-16. Horse breeds	Cuadro A-16. Razas de caballos
Heavy Breeds	***Razas Pesadas***
American Cream Draft	Americano Crema Pesado
Ardennais	Ardennais
Boulonnais	Boulonés
Breton	Britano
Gypsy Vanner	Vanner Gitano
Comptois	Comptois Francés
Norman Cob	Cob Normando
Clydesdale	Clydesdale Escocés
Noriker	Noriker Austriaco
Percheron	Percherón
Shire	Shire
Suffolk Punch	Suffolk Pesado
Light Breeds	***Razas Ligeras***
Akal-Teke	Akal-Teke
American Saddlebred	Trotador Americano
American Standardbred	Estandard Americano
Andalucian	Andaluz Español
Anglo-Arab	Anglo-Arabe
Arab	Arabe
Appaloosa	Apalusa
Azteca	Azteca
Bavarian Warmblood	Bavario Alemán
Belgian Warmblood	Belga
Budenny	Budenny
Cleveland Bay	Cleveland Bay Inglés
Criollo	Criollo Argentino
Danish	Danés
Dutch	Holandés
Florida Craker	Floridano
French Trotter	Trotador Francés
Fresian	Frisón
Furioso-North Star	Furioso Húngaro
Hanoverian	Hanoveriano
Holsteiner	Holstein
Iris Draft	Irlandés

Knabstup	Knabstup Manchado
Lipizzaner	Lipizano
Lusitano	Lusitano Portugués
Mangalarga Brazilian Crioulo	Mangalarga Brasileño Criollo
Missouri Fox Trotter	Trotador de Missouri
Morgan	Morgan
Mustang	Mustang Salvaje
Pinto	Pinto
Palomino	Palomino
Peruvian Paso Fino	Paso Fino Peruano
Quarter Horse	Cuarto de Milla
Russian Trotter	Trotador Ruso
Swedish	Sueco
Tennessee Walking Horse	Tennessee Walker
Thoroughbred	Pura Sangre
Trakehner	Trakehner
Russian Trakehner	Trakehner Ruso
Westphalian	Westphalian

Pony Breeds	***Razas Poni***
Baskir Pony	Baskir Poni
Caspian Pony	Poni Caspiano
Chicoteague Pony	Poni de Chicoteague
Dales Pony	Poni Dalés
Exmoor Pony	Poni Exmoor
Galiceno Pony	Poni Galiceño
Haflinger Pony	Poni Haglinger
Highland Pony	Poni de Highland
Icelandic Horse	Poni Islándico
Norwegian Fjord Pony	Poni Fjord Noruego
Shetland Pony	Poni de Shetland
British Spotted Pony	Poni Británico Manchado
Welsh Mountain Pony	Poni de las Montañas de Welsh

Miniature Breeds	***Razas en Miniatura***
American Miniature	Miniatura Americano
British Miniature	Miniatura Británico
Falabella	Falabella

Box A-17. Common vocabulary	Cuadro A-17. Vocabulario común
Abdomen	Abdomen
Anal sac(s)	Saco(s) anal(es)
Ankle(s)	Tobillo(s)
Aorta	Aorta
Artery (arteries)	Arteria(s)
Backbone(s)	Columna vertebral
Blood	Sangre
Bone(s)	Hueso(s)
Brain	Cerebro(s)
Brainstem	Tallo cerebral
Cartilage	Cartílago
Cecum	Ciego
Cephalic vein(s)	Vena(s) cefálica(s)
Cerebrospinal fluid	Fluido cerebroespinal
Cerumen (ear wax)	Cerúmen
Chest	Pecho, tórax
Colon	Colon
Cornea(s)	Córnea(s)
Duodenum	Duodeno
Ear(s)	Oído(s)
Ear canal(s)	Canal(es) auditivo(s)
Eardrum(s)	Tímpano(s)
Ear margin vein(s)	Vena(s) marginal(es) de la oreja
Elbow(s)	Codo(s)
Esophagus	Esófago
Eye(s)	Ojo(s)
Eyeball(s)	Globo(s) ocular(es)
Eyelash(es)	Pestaña(s)
Eyelid(s)	Párpados
Front leg(s)	Pata(s) delanteras
Gallbladder	Vesícula biliar
Gums	Encías
Head	Cabeza
Heart	Corazón
Heartbeat(s)	Latido(s)
Hip(s)	Cadera(s)
Hypothalamus	Hipotálamo

Ilium	Ilion
Intervertebral disk(s)	Disco(s) intervertebral(es)
Intestines	Intestinos
Iris	Iris
Jejunum	Yeyuno
Joint(s)	Articulación(es)
Jugular vein(s)	Vena(s) Yugular(es)
Kidney(s)	Riñ(ón / ones)
Knee(s)	Rodilla(s)
Larynx	Laringe
Lateral saphenous vein(s)	Vena(s) safena(s) lateral(es)
Leg(s)	Pierna(s), pata(s)
Lens (lenses)	Lente(s) cristalino(s)
Ligament(s)	Ligamento(s)
Lip(s)	Labio(s)
Liver	Hígado
Lung(s)	Pulmón(es)
Lung lobe(s)	Lóbulo(s) pulmonar(es)
Lymph node(s)	Ganglio(s) linfático(s)
Mouth	Boca
Muscle(s)	Músculo(s)
Neck	Cuello
Nerve(s)	Nervio(s)
Nose	Nariz
Ovary (ovaries)	Ovario(s)
Pad(s)	Cojinete(s) Acolchonado(s)
Pancreas	Páncreas
Paw(s)	Mano(s) / Pata(s)
Penis	Pene
Pharynx	Faringe
Pupil(s)	Pupila(s)
Rear leg(s)	Pata(s) trasera(s)
Rectum	Recto
Retina(s)	Retina(s)
Shoulder(s)	Hombro(s)
Spinal cord	Médula espinal
Spleen	Bazo
Stomach	Estómago
Stools	Heces
Tail(s)	Cola(s)
Teat(s)	Teta(s)

Continued

Tendon(s)	Tendón(es)
Third eyelid(s)	Tercer párpado
Toe(s)	Dedo(s) de la pata(s)
Toenail(s)	Uña(s) de las pata(s)
Tongue	Lengua
Tooth (teeth)	Diente(s)
Tympanic membrane (eardrum)	Membrana timpánica (tímpano)
Ureter(s)	Uréter(es)
Urethra	Uretra
Urinary bladder	Vejiga urinaria
Urine	Orina
Uterus	Útero
Vein(s)	Vena(s)
Vertebra(s) or vertebrae	Vértebra(s)
Vulva	Vulva
Wrist(s)	Muñeca(s)

Box A-18. Glands / Cuadro A-18. Glándulas

This list is not inclusive of all known glands.	Esta lista no incluye todas las glándulas
Adrenal	Adrenales
Anal	Anales
Ceruminous	Ceruminosa
Endocrine	Endócrin(o/a)
Exocrine	Exócrin(o/a)
Lacrimal	Lacrimal
Pancreas	Páncreas
Parathyroid	Paratiroides
Pineal	Pineal
Pituitary	Pituitaria
Salivary	Salival
Scent	Odorífera(s)
Sebaceous	Sebáceas
Tarsal (meibomian)	De Meibomio/Sebáceas
Thymus	Timo
Thyroid	Tiroides
Uropygial	Uropigea

Box A-19.
Statements regarding prognoses

Cuadro A-19.
Aseveraciones acerca del pronóstico

Your pet's prognosis is (poor / fair / good / excellent).	El prónostico de su mascota es (pobre / regular / bueno / excelente).
Your pet's condition can be treated.	La condición de su mascota puede ser tratada.
Your pet's condition is too advanced; treatment is not advised.	La condición de su mascota está muy estado avanzada; no es recomendable el tratamiento.
Your pet (should / will) be fine (if you follow the instructions that we give you).	Su mascota (deberá estar / estará) bien (si usted sigue las instrucciones que le damos).
It is too soon to know (how your pet will do / if your pet will need more treatment / how your pet will respond to treatment / if your pet will survive).	Es muy pronto para saber (cómo su mascota reaccionará / si su mascota necesitará más tratamiento / cómo su mascota responderá al tratamiento / si su mascota sobrevivirá).
We will have a better idea of how your pet will do in approximately (_____ minutes / days / weeks / months).	Tendremos una mejor idea de cómo su mascota reaccionará en aproximadamente (_____ minutos / días / semanas / meses).
This condition (may / tends to) recur in approximately _____ (weeks / months / years).	Esta condición (puede / tiende a) recurrir en aproximadamente _____ (semanas / meses / años).
It is difficult to predict your pet's quality of life after (treatment / surgery).	Es muy difícil predecir la calidad de vida de su mascota después (del tratamiento / de la cirugía).

Continued

It is very difficult to estimate how long your pet has to live.	Es muy difícil el estimar el tiempo de vida que le queda a su mascota.
Your pet (has / may have) approximately _____ (days / weeks / months / years) to live.	Su mascota (tiene / puede tener) aproximadamente _____ (días / semanas / meses / años) de vida.

Box A-20 Vital signs

Cuadro A-20. Señales vitales

Heart Rate

Ritmo Cardiaco

Your pet's heart rate is _____ beats per minute.

Su mascota tiene un ritmo cardiaco de _____ latidos por minuto.

The normal heart rate is approximately _____ beats per minute.

El ritmo cardiaco normal es de aproximadamente _____ latidos por minuto.

The heart rate may vary depending on the time of day and situation.

El ritmo cardíaco puede variar dependiendo de la hora del día y de la situación.

Cat
100-140
Dog
80-120
Ferret
300
Guinea Pig
150-400
Rabbit
120-150

Gato
100-140
Perro
80-120
Hurón
300
Conejillo de Indias
150-400
Conejo
120-150

Respiratory Rate

Ritmo Respiratorio

Your pet's respiratory rate is _____ breaths per minute.

El ritmo respiratorio de su mascota es de _____ respiraciones por minuto.

The normal respiratory rate is approximately _____ breaths per minute in a healthy, resting state.

Cat
20-30
Dog
15-30
Ferret
33-36
Guinea Pig
40-130
Rabbit
50-60

Temperature

Your pet's temperature is _____ °F /(_____°C).
The normal body temperature is approximately _____ °F / (_____°C).

Cat
100-103 °F / (_____°C)
Dog
99.5-102.5 °F / (_____°C)
Ferret
100-103.5 °F / (_____°C)
Guinea Pig
98.6-104 °F / (_____°C)
Rabbit
100.4-105 °F / (_____°C)
Bird
105-109 °F / (_____°C)

Your pet's heart rate / respiratory rate / temperature is (low / high / normal).

El ritmo respiratorio normal es de _____ respiraciones por minuto en un estado saludable de descanso.

Gato
20-30
Perro
15-30
Hurón
33-36
Conejillo de Indias
40-130
Conejo
50-60

Temperatura

La temperatura de su mascota es de _____ °F / (_____°C).
La temperatura normal del cuerpo es de aproximadamente _____ °F / (_____°C).

Gato
100-103 °F
Perro
99.5-102.5 °F
Hurón
100-103.5 °F
Conejillo de Indias
98.6-104 °F
Conejo
100.4-105 °F
Ave
105-109 °F

(El / la) (ritmo cardíaco / ritmo respiratorio / temperatura) de su mascota está [baj(o/a) / alt(o/a) / normal].

Box A-21. Gestation periods	Cuadro A-21. Periodos gestacionales
The average length of pregnancy is:	El periodo de gestación promedio es de:
Cat	*Gato*
63 days	63 días
Dog	*Perro*
63 days	63 días
Ferret	*Hurón*
41-42 days	41-42 días
Guinea Pig	*Conejillo de Indias*
68 days	68 días
Rabbit	*Conejo*
30-33 days	30-33 días

Index

Índice